Das Buch

Hier ergänzen sich zwei Heilsysteme zu einem Handbuch der Selbstheilung. Louise Hay vermittelt dem Leser hilfreiche Gedankenmuster sowie neue Affirmationen, die sich speziell mit emotionalen Konflikten und Krankheiten befassen. Mona Lisa Schulz, die viele Jahre als Ärztin arbeitete, motiviert den Leser, auf die eigene, innere Stimme des Körpers zu hören und zeigt medizinische Lösungen auf.

Die Autorinnen

Louise Hay schrieb mit »Gesundheit für Körper und Seele« das meistverkaufte Lebenshilfe-Buch der Welt. Die inzwischen über achtzigjährige Autorin und Verlegerin lebt in Kalifornien. Über ihr Leben und ihr Werk entstand der inzwischen auch in Deutschland erschienene große Film You Can Heal Your Life.

Mona Lisa Schulz ist Ärztin und unterrichtet Psychiatrie an der University of Vermont School of Medicine

Von **Louise Hay** sind in unserem Hause folgende Titel erschienen:

Heile Dein Herz, mit David Kessler
(Allegria)
Gesundheit für Körper und Seele
(Allegria)
Meditation für Körper und Seele
(Allegria)
Licht für Körper und Seele
(Allegria)

Ist das Leben nicht wunderbar!,
mit Cheryl Richardson
Gesund sein mit Mona Lisa Schulz
Das Mädchen und der Maler
Finde Deine Lebenskraft
… und plötzlich war alles anders
Gesundheit für Körper und Seele A-Z
Meditation für Körper und Seele
Gesundheit für Körper und Seele
Liebe statt Angst
Alles wird gut!
Das Beste, was mir je passiert ist
Wahre Kraft kommt von innen
Aufbruch ins Licht
Balance für Körper und Seele
Gute Gedanken für jeden Tag
Die Kraft einer Frau
Du bist dein Heiler!

Das Leben lieben
Du selbst bist die Antwort
Die innere Ruhe finden
Das große Buch der heilenden Gedanken
Das große Buch der wahren Kraft

Balance für Körper und Seele (CD)
Gedanken der Kraft (CD)
Liebe statt Angst (CD)
Du bist dein Heiler! (CD)
*Heilende Gedanken für Körper
und Seele* (CD)
Verzeihen ist Leben (CD)

Das Mädchen und der Maler (DVD)
Ihr Weg zum erfüllten Leben (DVD)
You Can Heal Your Life – Der Film (DVD)
Grenzen überwinden (DVD)

Du bist dein Heiler! (Kartendeck)
Körper und Seele (Kartendeck)
Glück und Weisheit (Kartendeck)
Jeden Tag gut drauf (Kartendeck)
Du kannst es! (Kartendeck)

Ist das Leben nicht wunderbar!
(Kalenderaufsteller)
I CAN DO IT (Kalenderaufsteller))

LOUISE HAY
DR. MED. MONA LISA SCHULZ

GESUND SEIN

Das neue Programm zur Selbstheilung

Aus dem Amerikanischen übersetzt
von Angelika Hansen

Ullstein

Besuchen Sie uns im Internet:
www.ullstein-taschenbuch.de

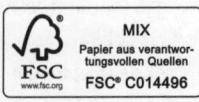

Neuausgabe im Ullstein Taschenbuch
Ullstein Taschenbuch ist ein Verlag der
Ullstein Buchverlage GmbH, Berlin.
1. Auflage Februar 2015
© für die deutsche Ausgabe by
Ullstein Buchverlage GmbH, Berlin 2013
© für die Originalausgabe ALL IS WELL
by Louise Hay and Mona Lisa Schulz 2013
Umschlaggestaltung: Ateet Frankl/frankldesign.de
Umschlagillustration: Hay House
Satz: Keller & Keller GmbH
Gesetzt aus der Minion
Papier: Pamo Super von
Arctic Paper Mochenwangen GmbH
Druck und Bindearbeiten:
GGP Media GmbH, Pößneck
Printed in Germany
ISBN 978-3-548-74619-7

Sobald es ein Problem gibt, wiederhole immer wieder:

Alles ist gut.
Alles entwickelt sich zu meinem Besten.
Nur Gutes resultiert aus dieser Situation.
Ich bin beschützt.

Freude und Segen
Louise Hay

INHALT

Ein Willkommensgruß von Louise

Es freut mich von Herzen, Ihnen, wertester Leser, dieses Buch präsentieren zu können – egal ob Sie hier zum ersten Mal von meiner Arbeit erfahren oder schon lange darüber Bescheid wissen.

»*Gesund sein*« geht mit einer frischen und aufregenden Sichtweise an meine Lehren heran. Meine Mitautorin, Mona Lisa Schulz, die ich liebe und verehre, hatte mir schon lange versprochen, dass sie wissenschaftliche Beweise aufspüren und sammeln würde, die das unterstützen, was ich seit Jahren gelehrt habe. Persönlich brauche ich keine Beweise, um zu wissen, dass diese Methoden funktionieren – ich verlasse mich auf das, was ich mein »inneres Klingeln« nenne, um Dinge einzuschätzen. Ich weiß aber, dass es viele Menschen gibt, die sich nur dann mit einer neuen Idee beschäftigen, wenn auch wissenschaftlich gesicherte Erkenntnisse dahinter stehen. Daher präsentieren wir Ihnen in diesem Buch die wissenschaftliche Seite. Ich bin mir sicher, dass sich dank dieser zusätzlichen Informationen ganz neue Personengruppen der ihnen innewohnenden Macht bewusst werden, mit der sie ihre Körper heilen können.

Also lassen Sie sich von unserem Buch führen. Mona Lisa zeigt Ihnen klar und deutlich Schritt für Schritt, wie Sie von Krankheit zu Gesundheit gelangen können, indem sie die Verbindungen zwischen emotionalem Wohlbefinden, Gesundheit und den Rezepten aufzeigt, die wir für Heilung anbieten. Dieses Buch kombiniert schulmedizinische Gesundheit, ganzheitliche Gesundheit, ernährungsbedingte Gesundheit und emotionale Gesundheit in einer schönen, übersichtlichen Form. Dieses Paket an Wissen und Ratschlägen kann von jedem jederzeit und überall angewendet werden.

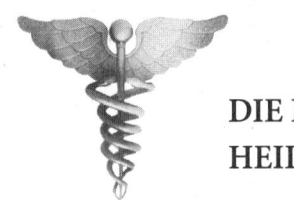

DIE INTEGRATION
HEILENDER METHODEN

Die Heilung von Geist und Körper mit Hilfe von Affirmationen, Schulmedizin und Intuition ist ein Gebiet, das im Laufe der letzten 30 Jahre immer mehr erforscht worden ist. Es gibt viele wunderbare und begabte Menschen, die geholfen haben, diesen Weg zu ebnen. Aber kaum jemand würde bestreiten, dass die Pionierin auf diesem Weg Louise L. Hay war. Tatsächlich begann diese Bewegung bereits in den 80er Jahren des vergangenen Jahrhunderts, als wir alle ihr »kleines blaues Buch« kauften – »*Gesundheit für Körper und Seele*« – und die Denkmuster entdeckten, die zu unseren gesundheitlichen Problemen führten.

Wer hätte gedacht, welche neue Richtung mein Leben aufgrund dieses kleinen blauen Buches nehmen würde ? Doch fest steht, dass es alles veränderte. Es half mir, meine eigene medizinische Arbeitsweise zu entwickeln und zeigte mir den Weg zu besserer Gesundheit für meine Patienten und für mich selbst. Ich war begeistert – tatsächlich mehr als begeistert! – als Hay House mir vorschlug, ein Buch mit Louise zu schreiben, das die heilende Kraft der Intuition, Affirmationen und Medizin zusammenbringen würde: sowohl die traditionelle westliche Schulmedizin als auch alternative Therapien. Zusammen ergeben sie das ultimative Heilungssystem! Mit diesem Material zu arbeiten … und mit Louise Hay! Wie hätte ich da »Nein« sagen können?!?

Ich hatte während meines Medizinstudiums *Gesundheit für Körper und Seele* immer bei mir, und auch in den Jahren danach, als ich an meiner Doktorarbeit im Bereich Gehirnforschung arbeitete. Ich benutzte Louises kleines blaues Buch, wenn mich das emotionale Auf und Ab meiner medizinischen und wissenschaftlichen Ausbildung in Tränen ausbrechen ließ – oder in Zeiten, wenn ich nicht weinen konnte und stattdessen mit Nebenhöhlenentzündung und laufender Nase reagierte. Dann schaute ich mir im Buch die damit assoziierten Gedankenmuster an: laufende Nase, auch als »inneres Weinen« bekannt. Wenn ich mir Sorgen machte wegen diverser Ausbildungskredite, die ich brauchte, um meine Studiengebühren zahlen zu können, bekam ich Rücken- und Ischiasprobleme. Wieder wandte ich mich an das kleine blaue Buch und stellte fest, dass Ischiasprobleme mit der »Angst vor Geldmangel und der Zukunft« zu tun hatten.

Wann immer ich das Büchlein zu Hilfe nahm, hatte es die richtige Antwort parat, wobei ich jedoch nie herausfinden konnte, woher Louise ihr Affirmations-System erhalten hatte. Was motivierte sie vor beinahe 35 Jahren, ihre »klinische Beobachtungsstudie« über die Verbindung zwischen menschlichem Denken und Gesundheit zu starten? Wie konnte jemand ohne wissenschaftlichen Hintergrund oder medizinische Ausbildung einen Klienten nach dem anderen unter die Lupe nehmen? Wie entdeckte sie eine immer wiederkehrende Korrelation zwischen bestimmten Gedankenmustern und den damit assoziierten Gesundheitsproblemen, um dann ein Buch zu schreiben, das so akkurat die Sorgen um unsere Gesundheit und unser Wohlergehen anspricht? Ihre Rezepte funktionierten, aber ich wusste nicht warum oder wie. Es machte mich schier wahnsinnig.

Da bekanntermaßen Not(wendigkeit) – oder Ärger – erfinderisch macht, beschloss ich, mich ausführlich mit der Wissenschaft hinter ihrem Affirmationssystem zu beschäftigen, um die emotionalen Aspekte von Krankheit im Gehirn und Körper aufzuzeigen. Und die Zusammenhänge, die ich fand, halfen mir, ein Behandlungssystem zu kreieren, das mich in mehr als 25 Jahren intuitiver Konsultationen und ebenso vieler Jahre als Ärztin und Wissenschaftlerin geleitet hat. Doch erst als Louise und ich gemeinsam begannen, dieses Buch zu schreiben, erkannte ich, wie machtvoll die Kombination der heilenden Methoden, die ich anwende, in Verbindung mit Louises Affirmationen sein können.

Der Nutzen von Intuition

Es war im Jahr 1991. Ich hatte zwei Jahre Medizinstudium plus drei Jahre Arbeit an meiner Dissertation hinter mir. Jetzt musste ich ein Praktikum als Assistenzärztin im Krankenhaus absolvieren. Ausgerüstet mit einem weißen Kittel, Stethoskop und einer Menge kluger Bücher betrat ich die langen Flure des Krankenhauses, das zu jener Zeit unter dem Namen »Boston City Hospital« bekannt war.

Am ersten Tag kam der diensthabende Arzt zu mir, nannte mir Namen und Alter meiner ersten Patientin und sagte einfach: »Machen Sie sich an die Arbeit.« Das war alles. Ich war entsetzt. Wie sollte ich herausfinden können, was mit der Patientin los war, wenn ich nichts anderes zur Verfügung hatte als ihren Namen und ihr Alter?

Im Lift auf dem Weg nach unten zur Notaufnahme zappelte ich vor Nervosität. Ich kannte nur ein paar einfache Grundlagen, anhand derer man feststellen konnte, was einem Patienten fehlte, und hatte keine Ahnung, was ich mit dem Stethoskop um meinen Hals anfangen sollte. Plötzlich blieb der Lift stecken, und ich stand dort, das Klemmbrett mit Namen und Alter der Patientin in der Hand. Und in diesem Lift, genau in dem Moment, sah ich vor meinem inneren Auge ein Bild der Patientin, die ich gleich untersuchen würde. Sie war ziemlich dick, trug eine lindgrüne Hose, hielt sich mit der Hand den rechten oberen Teil ihres Bauches und schrie: »Doktor, Doktor! Es ist meine Gallenblase!«

Wow, dachte ich. *Falls die Patientin, die ich gleich sehen werde, tatsächlich ein Gallenblasenproblem hat, wie kann ich das Problem richtig einschätzen?*

Während sich der Lift langsam von einer Etage zur nächsten nach unten bewegte, blätterte ich nervös die Seiten einiger Anleitungen durch, die ich mir in die Taschen meines Kittels gestopft hatte und sah schnell nach, wie ich einen Patienten mit Gallenblasenproblem am besten untersuchen und seinen Zustand richtig einschätzen konnte. Auf meinem Klemmbrett umriss ich die klassische Untersuchung, die man bei Problemen mit der Gallenblase vornimmt: Ultraschalluntersuchung der Leber; Untersuchung der Leberenzyme; darauf achten, ob das Weiße in den Augen des Patienten verfärbt ist.

Die Tür des Fahrstuhls öffnete sich. Ich rannte in die Notaufnahme und riss den Vorhang beiseite – und da, zu meiner Überraschung, lag eine Frau auf der Tragbahre, die tatsächlich lindgrüne Hosen trug und brüllte: »Doktor! Doktor! Es ist meine Gallenblase!«

Das musste ein Zufall sein, oder wie?

Am zweiten Tag bellte mir der diensthabende Arzt wieder nur den Namen und das Alter eines Patienten entgegen und forderte mich auf, sofort hinunter in die Notaufnahme zu gehen. Erneut kam mir ein Bild meines noch unbekannten Patienten in den Sinn, dieses Mal mit einer Blaseninfektion. Also ging ich noch einmal alle Schritte der Reihe nach durch: Wie würde ich einen Patienten mit einer Blaseninfektion behandeln? Und was soll ich sagen, es war tatsächlich ein Patient mit einer Blaseninfektion! Am dritten Tag wiederholte ich diesen Vorgang erneut, und wieder waren meine Eindrücke richtig. Nach drei Tagen wurde mir klar, dass irgendetwas Ungewöhnliches in meinem Gehirn vor sich ging und dass mein inneres Auge vorher sehen konnte, was mein trainiertes medizinisches Auge erst später im Krankenzimmer sehen würde.

Ich erkannte deutlich, wie nützlich Intuition war, wenn es darum ging, die Situation meiner Patienten richtig einzuschätzen. Doch es sollte mir bald klar werden, dass Intuition eine noch größere Rolle spielt, als ich ursprünglich dachte.

Die Intuition des Körpers

Der menschliche Körper ist eine erstaunliche Maschine, und wie eine Maschine braucht auch er regelmäßig Pflege, Instandhaltung und Vorsorge, damit er so effizient wie möglich funktionieren kann. Es gibt viele Gründe, warum Ihr Körper abbauen oder krank werden kann: genetische Faktoren, die Umwelt, Ernährung und vieles andere. Doch wie Louise in ihrer Arbeit herausgefunden – und in ihrem Buch *Gesundheit für Körper und Seele* dargelegt hat – wird jede Erkrankung in Ihrem Leben von emotionalen Faktoren beeinflusst. Und Jahrzehnte, nachdem Louise ihre Schlussfolgerungen präsentierte, wurden mittlerweile auch wissenschaftliche Studien veröffentlicht, die ihre Sichtweise bestätigen.

Die Forschung hat gezeigt, dass Angst, Wut, Traurigkeit, Liebe und Freude spezifische Auswirkungen auf den Körper haben. Wir wissen, dass Wut die Muskeln verkrampfen und die Blutgefäße verengen lässt, was zu Bluthochdruck und Behinderungen im Blutkreislauf führt. Die Behandlung von Herzerkrankungen zeigt uns, dass Freude und Liebe sich positiv auf das Herz auswirken. Wenn Sie in Louises kleinem blauen Buch nachschauen, sind ein Herzinfarkt und andere Herzprobleme darauf zurückzuführen, dass »jegliche Freude aus dem Herzen herausgepresst« wurde sowie eine »Verhärtung des Herzens« und ein »Mangel an Freude« die Ursachen sind. Und wie lauten ihre Affirmationen, um diese Probleme zu reversieren? »Ich bringe Freude in das Zentrum meines Herzens zurück«, und »Ich lasse voller Freude die Vergangenheit los. Ich bin im Frieden.«

Spezifische Gedankenmuster wirken sich in vorhersehbarer Weise auf unseren Körper aus, indem sie bestimmte chemische Stoffe als Reaktion auf jede Emotion freisetzen. Wenn über einen längeren Zeitraum Angst Ihre dominante Stimmung ist, regt die ständige Ausschüttung von Stresshormonen – insbesondere Cortisol – einen Dominoeffekt von chemischen Stoffen an, die zu Herzerkrankungen, Gewichtszunahme und Depression führen können. Genau wie Angst folgen auch andere Emotionen und Gedanken einem typischen Muster, das sich in Form von Erkrankungen auf den Körper projiziert. In meiner Arbeit als Ärztin habe ich außerdem festgestellt, dass Emotionen, während sie sich im ganzen Körper ausbreiten, die Organe unterschiedlich beeinflussen, je nachdem was in Ihrem Leben gerade passiert. Das ist der Moment, wo Intuition ins Spiel kommt.

Häufig, wenn wir uns einer emotionalen Situation in unserem Leben oder dem Leben eines geliebten Menschen nicht bewusst sind, erhalten wir diese Information durch Intuition. Wir haben fünf erdgebundene Sinne, die unsere Gefühle wecken können: Sehen, Hören, körperliche Empfindungen, Geruch und Geschmack.

Und wir haben fünf parallel verlaufende »intuitive Sinne« – Hellsehen (Sehen), Hellhören (Hören), Hellfühlen (körperliche Empfindungen), Klarriechen (Riechen), Klarschmecken (Schmecken) – mittels derer wir zusätzliche Informationen gewinnen können. Es kann zum Beispiel sein, dass Sie ängstlich ein intuitives Bild empfangen, einen hellsichtigen Blitz, dass ein Freund in Gefahr ist. Vielleicht erfüllt es Sie mit einer schlimmen Vorahnung, wenn in Ihrem Kopf das Telefon klingelt, fünf Minuten bevor es tatsächlich klingelt und Ihnen die schmerzliche Nachricht vom Tod eines lieben Menschen übermittelt wird. Oder Sie spüren den berühmten »schlechten Geschmack im Mund« oder fühlen sich, als hätten Sie »etwas Verdächtiges gerochen«, kurz bevor Ihnen jemand ein schlechtes Geschäft anbietet. Oder Sie haben irgendwo im Körper ein schlechtes Gefühl, egal ob es sich um ein »Gefühl im Bauch« oder einen »Herzschmerz« handelt, der Sie vor einem Problem warnt, dem Sie sich in Ihrer Beziehung stellen müssen.

Zusätzlich zu der »normalen« Intuition, die uns in Angelegenheiten und Situationen leitet, in denen uns nur unzureichende Informationen zur Verfügung stehen – wie die Intuition, die mir im Laufe meiner ärztlichen Tätigkeit geholfen hat – besitzt auch unser Körper eine ihm innewohnende Intuition. Unser Körper kann uns sagen, wenn etwas in unserem Leben aus dem Gleichgewicht geraten ist, auch wenn dieses Wissen unserem bewussten Verstand nicht klar ist.

Wenn wir wirklich in jeder Beziehung heilen wollen, müssen wir unsere Aufmerksamkeit auf die Botschaften richten, die unser Körper uns mittels Intuition weitergibt. Doch darüber hinaus brauchen wir unseren Verstand und Fakten, um zu verstehen, welche Ungleichmäßigkeiten in unserer Lebensweise sich auf unsere Gesundheit auswirken. Genau wie beide Reifen eines Fahrrads aufgepumpt sein müssen, müssen Sie Emotionen und Intuition mit logischem Verstand und Fakten ins Gleichgewicht bringen. Sowohl extreme Logik ohne Intuition als auch Intuition ohne Logik bringt Unheil. Wir müssen beide Werkzeuge benutzen, um Gesundheit zu kreieren. In diesem Buch werden wir diskutieren, wie das erreicht werden kann, indem wir uns auf vier Herangehensweisen fokussieren:

1. Wir werden uns unserer Emotionen und denen anderer Menschen in unserem Leben bewusst und achten auf die Warnzeichen, die Angst, Wut und Traurigkeit aussenden.

2. Wir finden heraus, von welchen Gedanken diese Gefühle begleitet werden, die in unsern Köpfen herumschwirren.

3. Wir werden Symptome von Leiden oder Verzweiflung identifizieren und herausfinden, wo sie sich in unserem Körper bemerkbar machen.

4. Wir entschlüsseln die intuitiven/emotionalen Gedankenmuster und Informationen, die den Symptomen zugrunde liegen und werden verstehen, dass jede Krankheit zum Teil auch auf Ernährung, Umweltbedingungen, genetische Faktoren und Verletzung zurückzuführen ist.

Das intuitive Notfall-Armaturenbrett

Wie können wir also die Intuition unseres Körpers anzapfen, um die Botschaften zu lesen und zu interpretieren, die er uns zu vermitteln sucht?

Betrachten Sie Ihren Körper als ein Armaturenbrett in einem Auto: Es ist mit einer Reihe von Not- und Warnlichtern ausgestattet – Bereiche, die automatisch aufleuchten, wenn etwas in Ihrem Leben Aufmerksamkeit braucht. Wer von uns hat nicht schon mal das irritierende Warnlicht gesehen, wenn der Tank fast leer ist? Dieses Warnlicht leuchtet immer im ungünstigsten Moment auf und nervt Sie, wenn Sie Ihr Auto so lange fahren, bis der Tank so leer ist, dass es nur noch mit Benzindampf zu fahren scheint. Ähnlich verhält es sich, wenn ein Bereich Ihres Lebens leer ist, keine Energie mehr vorhanden ist – oder »auf Reserve« läuft. Dann wird ein Teil Ihres Körpers Andeutungen machen, murmeln, oder sogar vor lauter Schmerz aufschreien.

Sie haben sieben Warnlichter, und jedes besteht aus einer Gruppe von Organen. Die Gesundheit der Organe in jeder Gruppe ist assoziiert mit spezifischen Arten von Denkmustern und Verhaltensweisen. Zum Beispiel sind die Knochen, das Blut, das Immunsystem und die Haut die Organe, die mit dem Gefühl der Sicherheit und Geborgenheit in der Welt assoziiert sind. Wenn Sie sich nicht sicher und geborgen fühlen, werden Sie wahrscheinlich eher Erkrankungen in einem dieser Organe erleben, als wenn dies nicht der Fall wäre. Wir bezeichnen diese Gruppe von Organen als ein *emotionales Zentrum*, weil ihre Gesundheit mit den gleichen emotionalen Problemen verbunden ist.

Jedes Kapitel in diesem Buch ist jeweils der Gesundheit der Organe *eines* emotionalen Zentrums gewidmet. Das Kapitel »Wir sind eine Familie« zum Beispiel befasst sich mit den Organen des ersten emotionalen Zentrums – Knochen, Blut, Organe des Immunsystems und Haut – und hilft Ihnen herauszufinden, was eine Erkrankung in jedem dieser Organe bedeutet. Es wirft einen Blick auf das Gleichgewicht in Ihrem Leben im Zusammenhang mit der zugrundeliegenden Emotion, die mit den Organen assoziiert wird. Im Wesentlichen kann man also sagen: Wenn Ihr Gefühl der Sicherheit und Geborgenheit aus dem Gleichgewicht geraten ist, werden wahrscheinlich die Organe in Ihrem ersten emotionalen Zentrum erkranken.

Ebenso wie wir uns ausgewogen ernähren müssen, um gesund zu sein, müssen wir auch dafür sorgen, gesunde Quellen von Liebe und Glück zu finden. Wenn wir daran arbeiten, unsere Energie in den verschiedenen Bereichen des Lebens zu investieren – Familie, Geld, Arbeit, Beziehungen, Kommunikation, Ausbildung und Spiritualität – können wir physische und emotionale Gesundheit schaffen.

Wie Sie dieses Buch nutzen

Louise und ich haben lange darüber diskutiert, wie wir Ihnen ein optimal nützliches Buch anbieten können. Wir kamen überein, es so zu strukturieren, damit Sie in einer Tabelle schnell zu Ihrem Krankheitsproblem nachschauen können und dies als Ausgangspunkt nehmen – genau wie schon in *Gesundheit für Körper und Seele*. Sie dürfen jedoch nicht vergessen, dass Menschen nicht nur individuelle, miteinander verbundene Organe sind. Das bedeutet, dass die Erkrankung eines Teils Ihres Körpers, eines Organs, sich in der Regel auf die Gesundheit eines anderen Bereiches auswirkt. Und Emotionen in Bezug auf Gefühle der Sicherheit und Geborgenheit in Ihrer Familie (erstes emotionales Zentrum) spielen ebenso eine Rolle bei Emotionen in Bezug auf Selbstachtung (drittes emotionales Zentrum). Um vollkommen gesund zu werden, müssen Sie Ihr Leben als ein Ganzes betrachten und den Organen oder Erkrankungen zusätzliche Aufmerksamkeit geben, die Ihnen die größten Schwierigkeiten bereiten. Wenn Sie möchten, gehen Sie direkt zu dem Teil des Buches über, der sich mit Ihrem persönlichen Problembereich befasst, doch vergessen Sie nicht, dass Sie unter Umständen weitere wichtige Informationen über andere Unausgewogenheiten in Ihrem Leben finden können, indem Sie das ganze Buch durchlesen. Wenn Sie sich ein klares Bild Ihrer Stärken und Schwächen bewusst verschaffen, kann es Ihnen helfen, einen Langzeitplan für ein gesundes Leben in allen emotionalen Zentren zu entwickeln.

Während Sie sich durch die Seiten dieses Buches arbeiten, werde ich Ihnen helfen, die Intuitionen Ihres Körpers anzuzapfen, die die Organe in jedem emotionalen Zentrum umgeben, damit Sie die Botschaften verstehen können, die Ihr Körper Ihnen sendet. Doch bedenken Sie, dass nur Sie allein beurteilen und entscheiden können, was Ihr Körper Ihnen wirklich sagt. Dieses Buch ist ein genereller Leitfaden, der mit dem übereinstimmt, was allgemein als zutreffend betrachtet und von der Wissenschaft generell unterstützt wird.

Nachdem Sie identifiziert haben, was Ihr Körper Ihnen sagt, werden wir Sie durch Heilungstechniken führen, die sich mit den zahlreichen Ursachen beschäftigen, warum wir krank werden. Wir werden in diesem Buch auch keine spezifischen medizinischen Ratschläge geben, weil guter medizinischer Rat spezifisch für jeden Menschen ist und nicht verallgemeinert werden kann. Aber wir bieten Patientenstudien an, die Ihnen eine Vorstellung von einigen grundlegenden medizinischen Interventionen geben, um sie in Betracht ziehen zu können. Und was noch wichtiger ist: Wir bieten Ihnen Affirmationen an, die Sie im Laufe des

Tages, so oft Sie wollen, wiederholen können. Außerdem gibt es Vorschläge für adäquate Verhaltensweisen, die Sie sofort in Ihr eigenes Leben integrieren können. All dies wird Ihnen helfen, Ihre Gedanken und Gewohnheiten zu ändern, um Gesundheit wiederherzustellen.

Im Zusammenhang mit den Patientenstudien beachten Sie bitte: Diese besonderen Fälle heben die extremen Situationen von Personen mit Problemen in einem bestimmten emotionalen Zentrum hervor. Es ist jedoch wichtig zu wissen, dass die meisten Menschen nicht nur ein Problem haben – es können viele verschiedene sein, ob es sich nun um Unfruchtbarkeit, Arthritis und Erschöpfung oder andere Kombinationen von Leiden handelt. In unseren Fallbeispielen fokussieren wir uns nur auf das vorherrschende Thema, das mit dem jeweiligen emotionalen Zentrum assoziiert ist. Um alle Unausgewogenheiten und Missverhältnisse im Leben eines jeden Menschen einzubeziehen, hätten wir eine Enzyklopädie schreiben müssen. Diese wäre jedoch den meisten der Menschen nicht so verständlich wie das vorliegende Buch. Seien Sie also nicht überrascht, wenn Sie sich in *vielen* der Beschreibungen, die wir Ihnen hier vorlegen, wiedererkennen.

Während Sie lesen, kann es sein, dass Ihre Intuition aufschreit – vielleicht wird sie auch nur einen leisen Laut von sich geben. Wichtig ist darauf zu hören, was hochkommt und damit zu arbeiten.

Im Laufe meiner Tätigkeit habe ich einige sehr wichtige Leitprinzipien gelernt: Zunächst einmal die Tatsache, dass jeder Einzelne von uns – egal wie einzigartig wir sind und ungeachtet unserer persönlichen Eigenarten oder vergangenen emotionalen oder physischen Schwierigkeiten – seine oder ihre Gesundheit verbessern kann. Darüber hinaus müssen wir für jede uns zur Verfügung stehende Heilungsmodalität offen sein, um Gesundheit und Glück zu schaffen. Ob es sich dabei um Vitamine und Nahrungsergänzungsmittel handelt, um Kräuter und Medikamente, Operation, Meditation, Affirmationen oder Psychotherapie – all dies kann hilfreich sein, wenn Sie die entsprechende Modalität unter der Führung eines erfahrenen Arztes oder Heilers benutzen, dem Sie vertrauen. Dieses Buch wird Ihnen helfen, die Kombination von Methoden zu finden, die für Sie optimal ist.

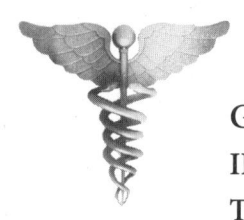

GESUND SEIN –
IHR SELBSTEINSCHÄTZUNGS-
TEST

Louise und ich haben mit Tausenden von Menschen gearbeitet. Zu den wichtigsten Aspekten unserer Arbeit gehören unsere ersten Eindrücke der jeweiligen Person – nennen wir es einen »Kennenlern-Prozess«. Dieser Prozess erlaubt uns zu bestimmen, wie es im Moment um ihre Gesundheit und ihre Emotionen steht und gibt uns beste Hinweise, wie wir ihr helfen können.

Der Test in diesem Kapitel wird Sie führen, damit Sie das Gleiche für sich selbst tun können. Und wenn Sie damit fertig sind, sollten Sie eine bessere Vorstellung davon haben, wo und wie Sie mit Ihrem eigenen Weg zur Heilung beginnen können.

Dieser Test besteht aus sieben Abschnitten. Jeder Abschnitt enthält Fragen zu Ihren physischen Gesundheitsproblemen sowie auch zu Lebensgewohnheiten. Beantworten Sie jede der Fragen mit »Ja« oder »Nein«. Am Ende des Tests finden Sie eine Punktebewertung, die Ihnen hilft, Ihre gegenwärtige emotionale und physische Gesundheit einzuschätzen. Dann bitten Sie einen guten Freund, den Test so zu beantworten, als wäre derjenige Sie. Dann vergleichen Sie die abschließenden Bewertungen. Es hilft, eine unabhängige Perspektive zu gewinnen, da wir zuweilen unser eigenes Leben nicht klar sehen können.

TEST

TEIL 1

Fragen zur körperlichen Gesundheit

1. Haben Sie Arthritis?

2. Haben Sie Probleme mit der Wirbelsäule, Bandscheiben oder Skoliose?

3. Haben Sie Osteoporose?

4. Neigen Sie zu Unfällen, Muskelkrämpfen oder chronischen Schmerzen?

5. Leiden Sie unter Anämie, Bluterkrankungen oder an einer Anfälligkeit für Viren und Erschöpfungszustände?

6. Haben Sie Schuppenflechte, Ekzeme, Akne oder andere Hautkrankheiten?

Fragen zum Lebensstil

1. Tendieren Sie dazu, mehr zu geben als zu nehmen?

2. Haben Sie Schwierigkeiten, sich von einer unabhängigen Person geliebt zu fühlen?

3. Wenn Sie sehen, dass jemand Schmerzen hat, glauben Sie, ihn retten zu müssen?

4. Haben Sie Probleme mit Gruppendynamik, oder fällt Ihnen sozialer Umgang generell schwer?

5. Wurden Sie als Kind und Heranwachsender von anderen schikaniert?

6. Werden Sie in Ihrem momentanen Leben schikaniert oder gemobbt?

7. Neigen Sie bei Wetter- und Jahreszeitenwechsel zu gesundheitlichen Problemen?

8. Macht Veränderung Sie nervös?

9. Wird die Grenze zwischen Ihren Stimmungen und denen einer anderen Person zu leicht durchdrungen?

10. Waren oder sind Sie das Schwarze Schaf Ihrer Familie?

11. Sind Sie die Person, an die sich jeder automatisch wendet, wenn er ein Problem hat?

12. Neigen Sie dazu, in Beziehungen nach einem Streit alle Brücken hinter sich abzubrechen?

TEIL 2

Fragen zur körperlichen Gesundheit

1. Haben Sie gesundheitliche Probleme, die mit Ihren weiblichen Fortpflanzungsorganen zu tun haben – zum Beispiel Ihrer Gebärmutter oder Ihren Eierstöcken?

2. Leiden Sie unter Vaginitis oder anderen vaginalen Problemen?

3. Haben Sie Probleme mit Ihren männlichen Fortpflanzungsorganen: Prostata, Hoden oder andere?

4. Erleben Sie Impotenz oder haben Sie Libidoprobleme?

Fragen zum Lebensstil

1. Wenn Sie einem geliebten Menschen Geld leihen, fällt es Ihnen schwer, Zinsen zu berechnen?

2. Machen Sie in der Regel während der Feiertage Schulden?

3. Lieben Sie Konkurrenz oder Rivalität, oder neigen andere zu der Ansicht, Sie seien ein wenig zu wettbewerbsorientiert?

4. Haben Sie jemals zugunsten Ihrer Karriere eine Beziehung beendet?

5. Haben Sie ein lebenslanges Muster, was besagt, dass Sie überqualifiziert und unterbeschäftigt bzw. nicht voll ausgelastet sind?

TEIL 3

Fragen zur körperlichen Gesundheit

1. Haben Sie Probleme mit der Verdauung, zum Beispiel ein Magengeschwür?

2. Haben Sie Suchtprobleme?

3. Sind Sie übergewichtig?

4. Leiden Sie unter Anorexie oder Bulimie?

Fragen zum Lebensstil

1. Glauben Sie, dass es eitel ist, sich eine Gesichtsbehandlung zu gönnen?

2. Neigen Sie dazu, Personen anzuziehen, die Probleme mit Suchtverhalten haben?

3. Wissen Sie genau, wie viel Fett sich in Ihrem Hüftspeck und Ihrer Hüftregion befindet?

4. Haben Sie zwanghafte Angewohnheiten – zum Beispiel Einkaufen oder Essen – die Sie zur Beruhigung Ihrer Nerven benutzen?

5. Ist Ihr persönlicher Stil – Ihre Art sich zu kleiden, Manierismen und sogar Ihre Art sich auszudrücken – anachronistisch, nicht der Zeit entsprechend?

TEIL 4

Fragen zur körperlichen Gesundheit

1. Haben Sie Probleme mit Ihren Arterien oder Blutgefäßen?

2. Haben Sie Arteriosklerose?

3. Leiden Sie unter Bluthochdruck?

4. Haben Sie einen hohen Cholesterinwert?

5. Hatten Sie schon einmal einen Herzinfarkt?

6. Haben Sie Asthma?

7. Haben Sie irgendwelche Brusterkrankungen?

Fragen zum Lebensstil

1. Sagen Ihnen andere oft, wie sie sich fühlen?

2. Hat man Ihnen gesagt, Sie seien zu sensitiv?

3. Reagiert Ihre Stimmung empfindlich auf Wetterveränderungen und Jahreszeitenwechsel?

4. Haben Sie bei der Arbeit schon mal geweint?

5. Brechen Sie schnell in Tränen aus?

6. Fällt es Ihnen schwer, sich über Familienmitglieder zu ärgern?

7. Neigen Sie zum Jähzorn?

8. Bleiben Sie zu Hause oder ziehen sich von anderen Menschen zurück, weil Sie sich von Emotionen überwältigt fühlen?

TEIL 5

Fragen zur körperlichen Gesundheit

1. Haben Sie Kieferprobleme?

2. Haben Sie Probleme mit der Schilddrüse?

3. Haben Sie Nackenprobleme?

4. Haben Sie häufig Halsschmerzen?

5. Haben Sie andere Probleme mit dem Hals?

Fragen zum Lebensstil

1. Hatten Sie Schwierigkeiten, als Kind und Jugendlicher Anweisungen zu befolgen?

2. Haben Sie heute Schwierigkeiten, Anweisungen zu befolgen?

3. Fällt es Ihnen schwer, sich auf Gespräche mit dem Handy oder Freisprecheinrichtungen zu konzentrieren?

4. Neigen Sie zu langen Auseinandersetzungen oder Missverständnissen mit Freunden oder Verwandten, wenn es um Emails geht?

5. Sagen Sie »Ja« zu allem, um einen Streit zu beenden?

6. Leiden Sie unter Legasthenie oder haben Sie Probleme, Sprachen zu erlernen oder Vorträge zu halten? Stottern Sie?

7. Kommunizieren Sie lieber mit Tieren als mit Menschen?

8. Wenden sich andere Personen häufig an Sie, damit Sie ihnen helfen, ihre Probleme zu lösen?

TEIL 6

Fragen zur körperlichen Gesundheit

1. Leiden Sie unter Schlaflosigkeit?

2. Neigen Sie zu Migräne-Attacken?

3. Machen Sie sich Sorgen darüber, älter zu werden oder älter auszusehen?

4. Sind Sie an Alzheimer erkrankt?

5. Hatten Sie schon einmal Grünen Star?

6. Haben Sie manchmal Anfälle von Schwindel, Benommenheit oder Taubheitsgefühlen?

Fragen zum Lebensstil

1. Fällt es Ihnen schwer, bei einem Essay das Wortlimit einzuhalten?

2. Haben Sie Probleme bei Tests mit mehreren Lösungsmöglichkeiten?

3. Schweben Sie immer in den Wolken?

4. Bleiben Sie hinter anderen zurück, wenn es darum geht, neue Techniken zu lernen?

5. Haben Sie jemals ein schlimmes Trauma oder Misshandlungen irgendeiner Art erlebt?

6. Können Sie »das Geistige« fühlen, wenn Sie sich in der Natur aufhalten?

TEIL 7

Fragen zur körperlichen Gesundheit

1. Haben Sie eine chronische Erkrankung?

2. Haben die Ärzte bei Ihnen eine unheilbare Krankheit diagnostiziert?

3. Haben Sie Krebs?

4. Sind Sie so kranke, dass Sie den Tod vor Augen haben?

Fragen zum Lebensstil:

1. Haben Sie einen getriebenen, unbezähmbaren Spirit?

2. Arbeiten Sie ständig –sind Sie niemals auch nur einen Tag krank?

3. Haben Sie nicht die geringste Ahnung, was Ihre wahre Lebensaufgabe ist?

4. Neigen Sie dazu, eine gesundheitliche Krise nach der anderen zu erleben?

5. Scheinen die meisten Ihrer Freunde oder Verwandten sich von Ihnen zu entfernen oder Sie auf andere Weise zu verlassen?

PUNKTEBEWERTUNG

Um den Test zu bewerten, addieren Sie einfach die Anzahl aller »Ja«- Antworten in jedem Abschnitt.

TEIL 1

Wir sind eine Familie – Das erste emotionale Zentrum: Knochen, Gelenke, Blut, Immunsystem und Haut

Wenn Sie die folgende Anzahl der Fragen mit »Ja« beantwortet haben:

0 bis 6 Fragen:

Sie fühlen sich in der Welt zu Hause, und Ihre gesunden Knochen, Gelenke, Blut und Immunsystem spiegeln diese Tatsache wieder. Ihre gesundheitlichen Probleme befinden sich aller Wahrscheinlichkeit nach in anderen Bereichen.

7 bis 11 Fragen:

Sie haben gelegentlich Familienprobleme. Manchmal auftretende stechende Schmerzen in den Gelenken, frustrierende Hautprobleme oder ein unzuverlässiges Immunsystem werden Sie das nicht vergessen lassen. Daher sorgen Sie dafür, die Warnzeichen nicht zu überhören und versuchen Sie, diese Dinge unter Kontrolle zu bringen, bevor sie schlimmer werden.

12 bis 8 Fragen:

Handeln Sie! Überlegen Sie, wie Sie Unterstützung von Ihrer Familie oder einer Gruppe bekommen können.

Sie müssen sich sofort auf die Gesundheit des ersten emotionalen Zentrums fokussieren, indem Sie dafür sorgen, Ihre Lebensumstände sicherer zu gestalten. Gehen Sie zu Seite 44 und erfahren Sie, welche Veränderungen Sie vornehmen können, um die Probleme mit Ihren Knochen, Gelenken, Blut, Immunsystem und Haut zu heilen.

Teil 2

Es gehören immer Zwei dazu – Das zweite emotionale Zentrum: Blase, Fortpflanzungsorgane, Lendenwirbelsäule (Kreuz) und Hüfte

Wenn Sie die folgende Anzahl der Fragen mit »Ja« beantwortet haben:

0 bis 2 Fragen:

Sie sind wirklich ein Kraftpaket, wenn es um Ihre Fähigkeit geht, sich in finanzieller und romantischer Hinsicht Ihren Weg durchs Leben zu bahnen. Mit Ihrer Fähigkeit, Liebe und Finanzen ins Gleichgewicht zu bringen, zeigen sich eventuelle gesundheitliche Probleme eher in anderen Körperbereichen.

3 bis 5 Fragen:

Was Liebe und Finanzen betrifft, erleben Sie ganz normale Höhen und Tiefen. Jedoch können die gelegentlichen hormonell bedingten Stimmungsschwankungen und Kreuzschmerzen ein Zeichen dafür sein, dass Sie irgendwo eine unstabile Beziehung oder finanzielle Probleme haben. Vergessen Sie nicht, bei Ihren Unternehmungen jedweder Art wachsam zu bleiben.

6 bis 9 Fragen:

Sie haben Ihr Leben lang damit gekämpft, sowohl
finanzielle Unabhängigkeit als auch intime Beziehungen
aufzubauen. Ihre gesundheitlichen Probleme, die sich
in Kreuz- und Hüftschmerzen, Hormonproblemen oder
Problemen mit Ihrer Blase und Fortpflanzungsorganen
zeigen, wollen Ihnen wahrscheinlich intuitive Warnungen
geben, dass Sie einen besseren Weg finden müssen, um
Finanzen und Liebe ins Gleichgewicht zu bringen. Gehen
Sie unverzüglich zu Kapitel »Es gehören immer Zwei dazu«,
Seite 74, um zu erfahren, wie Sie dieses Gleichgewicht
herstellen können.

Teil 3

**Eine neue Herangehensweise – Das dritte emotionale
Zentrum: Verdauungssystem, Gewicht, Nebennierendrüsen,
Bauchspeicheldrüse und Suchtverhalten**

*Wenn Sie die folgende Anzahl der Fragen mit »Ja«
beantwortet haben:*

0 bis 2 Fragen:

Sie haben ein Gespür dafür, dass Sie liebenswert sind
und sich auf Ihre eigenen Bedürfnisse fokussieren können.
Dennoch besitzen Sie genügend Disziplin und
Verantwortungsgefühl, Aufgaben zu erledigen und
Ihre Verpflichtungen gegenüber anderen zu erfüllen.
Das ist selten. Sie dürfen stolz auf sich sein. Mit Ihrer
Fähigkeit, Ihre eigene Identität im Gleichgewicht zu halten,
werden sich eventuelle Schwierigkeiten eher in anderen
Bereichen Ihres Körpers manifestieren.

3 bis 5 Fragen:

Ihre gelegentlichen Kämpfe im Bereich Arbeit und Selbstachtung zeigen sich wahrscheinlich nur in gelegentlich auftretenden Problemen bei Verdauung, Verstopfung, unregelmäßigem Stuhlgang oder Sorgen um Ihr Gewicht. Daher achten Sie auf jegliche zunehmende Unausgewogenheit in diesen Bereichen.

6 bis 9 Fragen:

Sie wissen, dass Sie Probleme mit Ihrer Selbstachtung haben. Ihr lebenslanger Kampf, sich dank Ihres Berufes stärker zu fühlen und sich gleichzeitig selbst zu lieben, resultierte wahrscheinlich in einer Erkrankung Ihres Verdauungstraktes und der Nieren oder in Problemen mit dem Gewicht oder Suchtverhalten. In Kapitel »Eine neue Herangehensweise«, Seite 99, können Sie mehr über wichtige Möglichkeiten erfahren, wie Sie Ihre Gedanken und Verhaltensweise ändern können, damit dieses emotionale Zentrum wieder gesund wird.

Teil 4

Süße Gefühle – Das vierte emotionale Zentrum: Herz, Lunge und Brüste

Wenn Sie die folgende Anzahl der Fragen mit »Ja« beantwortet haben:

0 bis 4 Fragen:

Sie sind eines jener seltenen Menschen, die ein Kind versorgen können, einen alternden Elternteil oder überhaupt jeden, der Fürsorge braucht – und es dennoch fertigbringen, nicht den Kopf zu verlieren. Sie sind mit einer starken geistigen und emotionalen Konstitution auf die Welt gekommen.

5 bis 10 Fragen:

Ihr Herz, Ihre Atemwege oder Brustprobleme können Traurigkeit, Angst oder Frustration mit einem Kind oder Partner signalisieren, doch diese Ablenkung wird nicht lange dauern. Sie sind belastbar und widerstandsfähig, und irgendwie gelingt es Ihnen immer, schnell wieder auf die Beine zu kommen!

11 bis 15 Fragen:

Vorsicht! Ihr lebenslanger Kampf bei dem Versuch, mit Ihren Emotionen in Ihren Beziehungen umzugehen, kann den Eindruck erwecken, als sei das Leben eine Seifenoper oder eine schlechte Reality-Show. Manchmal möchten Sie einfach nur weglaufen und in einem Kloster leben, nur um all diese Probleme ein für allemal hinter sich zu lassen. Doch Sie können Ihre Gesundheit schnell wiedererlangen: Prüfen Sie in Kapitel »Süße Gefühle«, Seite 134, nach, was Sie tun können, um sich selbst zu heilen.

Teil 5

Etwas zu besprechen – Das fünfte emotionale Zentrum: Mund, Nacken, Hals und Schilddrüse

Wenn Sie die folgende Anzahl der Fragen mit »Ja« beantwortet haben:

0 bis 4 Fragen:

Glückwunsch zu Ihren beeindruckenden Kommunikationsfähigkeiten. Sie wissen, wie Sie Ihre Bedürfnisse zum
Ausdruck bringen können und sind dabei in der Lage,
die Ansichten der Menschen in Ihrer Umgebung
wahrzunehmen und zu berücksichtigen. Sie kennen sich
selbst und wissen, wie Sie gleichzeitig stark und mitfühlend
sein können. Gut für Sie.

5 bis 8 Fragen:

Sie erleben nur gelegentlich Auseinandersetzungen oder
Missverständnisse mit Freunden, Kindern, Eltern, Partnern
oder Kollegen. Und selbst wenn Sie aneinander geraten,
ist der Konflikt kurzzeitig. Genau wie die gesundheitlichen
Probleme, die sich eventuell in Ihrem Halsbereich,
Schilddrüse, Kiefer oder Mund entwickeln. Wenn ein
Kommunikationsstil nicht funktioniert, werden vorüber-
gehend Verspannungen im Nacken, Kiefer oder auch
Zahnprobleme auftreten. Diese werden Ihnen schnell dazu
verhelfen, eine bessere Art der Kommunikation zu finden.

9 bis 13 Fragen:

Wahrscheinlich sind wir nicht die Ersten, die es Ihnen
sagen: Sie haben Ihr Leben lang darum gekämpft, von
anderen gehört und sich verstanden zu fühlen. Auch
haben Sie Probleme, auf die Menschen in Ihrem Umfeld
zu hören. Es ist wichtig, dass Sie lernen zu kommunizieren
und sich dabei aller Seiten einer Situation bewusst zu sein –
auf friedliche Weise eine Stimme zu haben und gleichzeitig
hinzuhören. Die Ausführungen in Kapitel »Es gibt etwas
zu bereden«, Seite 162, werden Sie auf den richtigen Weg
bringen.

Teil 6

Plötzlich sehe ich klar – Das sechste emotionale Zentrum: Gehirn, Augen und Ohren

Wenn Sie die folgende Anzahl der Fragen mit »Ja« beantwortet haben:

0 bis 3 Fragen:

Wie machen Sie es nur? Sie sind einer jener einzigartigen Menschen, die mit einer stabilen Denkart auf die Welt gekommen sind und nicht dazu neigen, mit dem Unbekannten zu kämpfen. Nennen Sie es Glauben. Oder nennen Sie es »auf Autopilot« durchs Leben gehen. Es spielt keine Rolle. Sie haben gelernt, nicht unnötig zu kämpfen, und Sie akzeptieren die Veränderungen in Ihrem Leben mit Gleichmut. Wenn Sie gesundheitliche Probleme haben, werden sich diese wahrscheinlich nicht in Ihrem Gehirn, Ihren Augen oder Ohren manifestieren.

4 bis 8 Fragen:

Sie sind nur manchmal pessimistisch und engstirnig im Hinblick auf die Zukunft. Doch eine innere Stimme sagt Ihnen bald, dass Sie sich lieber nicht auf Ihren Verstand verlassen sollten. Und die Kopfschmerzen, trockenen Augen oder Schwindelanfälle, die im Zuge einer Ihrer pessimistischen Anwandlungen auftreten, werden schnell Ihre Aufmerksamkeit wecken und Sie veranlassen, Ihre Welt aus einer positiveren Perspektive zu sehen.

9 bis 12 Fragen:

Atmen Sie tief durch. Die Ursache Ihres Problems liegt in Ihrem lebenslangen Kampf, die Welt so klar zu sehen und zu hören, wie sie wirklich ist. Sie müssen Ihren Wahrnehmungsbereich erweitern und Ihre Denkart anpassungsfähiger und flexibler gestalten. Seien Sie offen für den Fluss des Lebens. Wenn Sie Ihre Erwartungen hinsichtlich dessen loslassen, wie das Leben Ihrer Meinung nach sein sollte, können Sie Ihrem Gehirn, Ihren Augen und Ohren zu besserer Gesundheit verhelfen. In Kapitel »Plötzlich sehe ich klar«, Seite 187, lernen Sie mehr darüber.

Teil 7

Veränderungen – Das siebte emotionale Zentrum: Chronische und degenerative Störungen und lebensbedrohliche Erkrankungen

Wenn Sie die folgende Anzahl der Fragen mit »Ja« beantwortet haben:

0 bis 2 Fragen:

Sie befinden sich an einem stabilen Punkt in Ihrem Leben. Sie haben schlimme Krankheiten anderer Menschen miterlebt, sind jedoch selbst gesund geblieben. Herzlichen Glückwunsch! Machen Sie weiter so.

3 bis 5 Fragen:

Sie haben nur hin und wieder Probleme mit Ihrer Gesundheit. Unter Umständen wurde Ihr Glaube in diesen seltenen Momenten, in denen Ihr Arzt Ihnen die schmerzlichen Untersuchungsergebnisse mitgeteilt hat, erschüttert. Da Sie diese Erfahrungen schon kennen, achten Sie auf alles, was Ihr Körper Ihnen vielleicht zu sagen versucht, bevor die Lage so brenzlig geworden ist, dass Sie sich erneut diesen dramatischen Situationen stellen müssen.

6 bis 9 Fragen:

Keine Sorge, Sie sind nicht allein, anderen geht es häufig genauso. Sie wissen schon seit einer Weile, dass Sie Hilfe brauchen. Sie meditieren, beten und haben eine ganze Reihe von medizinischen Helfern an Ihrer Seite, die Sie durch die Krisen begleiten. Dennoch fühlen Sie sich ermattet und zermürbt. Um Ihr Leben zu verbessern, müssen Sie überlegen, wie Sie sich in Partnerschaft mit dem Göttlichen Geist verändern und wachsen können. Lassen Sie sich gemeinsam mit uns in Kapitel »Veränderungen«, Seite 214, auf dieses Abenteuer ein.

Nachdem Sie Ihre gegenwärtige Situation eingeschätzt haben, wollen wir die nächsten Schritte machen, um gemeinsam Gesundheit zu erreichen.

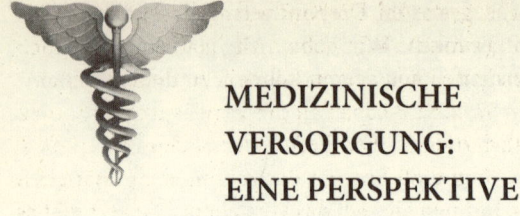

MEDIZINISCHE VERSORGUNG: EINE PERSPEKTIVE

Einige Leser, die sich zu diesem Buch hingezogen fühlen, werden vielleicht die Heilungsmöglichkeiten ablehnen, die die moderne Medizin anbietet. Der Grund könnte sein, dass sie einen gewissen Grad von Misstrauen gegenüber dem modernen System hegen. Doch nach meiner Erfahrung – sowohl in Bezug auf meine eigene Gesundheit als auch auf die meiner Patienten – habe ich festgestellt, dass Medizin (und Medikamente) ein essentieller Teil der Heilungsmöglichkeiten sind, die zur Gesundheit führen.

Überall auf der Welt hat die Gesundheitsfürsorge im Laufe weniger Jahre seismische Veränderungen erlebt. Jahrhunderte- oder sogar jahrtausendelang haben die Menschen, wenn es um ihre Gesundheit ging, erfahrene Heiler aufgesucht, die zum Beispiel Trauminterpretation und Intuition angewendet haben. Weil sie nicht die technischen Möglichkeiten hatten, die uns heute zur Verfügung stehen, vertrauten die Patienten diesen mystischen Fertigkeiten, um die Ursache und Heilung ihrer Erkrankung zu finden. Im antiken Griechenland versetzten sich die Ärzte in einen veränderten, traumähnlichen Zustand und gewannen auf diese Weise intuitiv Informationen über die Erkrankungen ihrer Patienten. Eine Heilung erforderte, sich den ganzen Menschen anzuschauen und zu versuchen, das Gleichgewicht und damit die Gesundheit des Betreffenden wiederherzustellen.

In jüngster Zeit hat die Wissenschaft diese Perspektive des ganzen/ganzheitlichen Menschen mit Fokus auf die Wiederherstellung des seelischen und körperlichen Gleichgewichts in Bezug auf Gesundheit verändert. Diagnostische Tests, Spezialisten und viele medizintechnische Errungenschaften haben dafür gesorgt, dass die Menschen heute generell gesünder sind. Die durchschnittliche

Lebenserwartung ist gestiegen. Die Kindbettsterblichkeit bei Müttern ist deutlich gesunken. Wir haben Medikamente, die auch schlimmste Krankheiten ausmerzen können. In diesem Zusammenhang denken Sie zum Beispiel an die Verwüstung in Europa Mitte des 14. Jahrhunderts. Die Pest – der »Schwarze Tod« – löschte zwischen 30 und 60 Prozent der gesamten europäischen Bevölkerung aus. Können Sie sich das vorstellen? Die Pest gibt es bis heute, doch ihre Auswirkungen wurden durch die Behandlung mit Antibiotika minimalisiert. Ohne Frage: Die moderne Medizin hat fantastische Wunder vollbracht.

Als Ärztin und Heilerin kann ich nicht genug die wichtige Rolle der Medizin und Medikamente für eine Heilung betonen. Wenn Sie krank sind, sollten Sie einen Arzt oder Heilpraktiker aufsuchen. Diese professionellen Helfer besitzen das Wissen und die Fertigkeit, Heilverfahren zu Ihrem Vorteil anzuwenden. Sie können einzigartige, auf Sie abgestimmte Praktiken und Medikamente verschreiben, entsprechend Ihrer jeweiligen Symptome und Beschwerden.

Doch ebenso wichtig ist es zu wissen, dass die Schulmedizin ihre Grenzen hat. Das ist der Grund, warum wir dieses Buch schreiben.

Durch die modernen, hochtechnisierten Diagnose- und Therapieverfahren haben viele Menschen die Interaktion mit dem Mystischen verloren. Die wundersamen Heilungen, die diese neuen Behandlungsverfahren möglich gemacht haben, scheinen modernere und sauberere Lösungen zu sein. Doch vergessen Sie nicht, dass es auch bei den modernen Verfahren zu Fehlern kommen kann. Bei Blutuntersuchungen und Schwangerschaftstests gibt es häufig falsche Ergebnisse. Medikamente haben Nebenwirkungen. Dinge können schiefgehen.

Was will ich also damit sagen? Medizinisches Hightech ohne Limits ist Torheit. Und Intuition alleine ist ebenso töricht. Wir müssen eine Kombination von Heilverfahren anwenden – und eine Kombination von Heilexperten finden – um wahre Gesundheit zu erreichen. Tatsächlich ist mein eigenes Leben ein perfektes Beispiel dafür, wie Schulmedizin, Intuition und Affirmationen auch Ihr Leben heilen können.

Im Jahr 1972, ich war 12 Jahre alt, hatte meine Familie große finanzielle Sorgen. Gespräche über Geld waren bei uns an der Tagesordnung. Innerhalb von drei Monaten verkrümmte sich meine Wirbelsäule so stark, dass ich operiert werden musste. Die Operation war dramatisch und lebensrettend – ich musste komplett mit Schrauben und Stäben versorgt werden.

Ich weiß noch, wie ich vor der Operation die Lexington Avenue in Boston entlanggegangen bin, zu den riesigen Ärztehäusern hochgeschaut und zu jedem, der bereit war zuzuhören, gesagt habe: »Eines Tages werde ich hierher zurückkommen, und ich werde Medizin und Wissenschaft studieren.«

Diese Operation veränderte meine Zukunft. Die Ärzte retteten mir durch ihr medizinisches Können das Leben. Und ich wurde Ärztin und Wissenschaftlerin, damit auch ich das Leben anderer Menschen retten konnte.

Doch das Leben verläuft meist nicht genauso, wie wir es erwarten. Während meines Medizinstudiums entwickelte ich eine Narkolepsie, die mein Bewusstsein – und meinen Intellekt – von einer Sekunde auf die nächste ausschaltete. Es war mir unmöglich, während der Vorlesungen wach zu bleiben. Es sah aus, als würde sich mein Traum, Ärztin und Wissenschaftlerin zu werden, in Luft auflösen. Er würde sich einfach nicht verwirklichen, weil ich nicht genug lernen und meine Benotungen nicht halten konnte, wenn mir ständig die Augen zufielen.

Also wandte ich mich erneut an die Schulmedizin. Und wieder halfen die Ärzte; sie verschrieben mir ein Medikament, das mich wachhalten würde. Doch schon bald musste ich es aufgrund seiner lebensgefährlichen Nebenwirkungen absetzen. Leider hatte meine zuverlässige Welt der Medizin nichts anderes anzubieten, was mir helfen konnte.

Diese Entwicklung war für mich der Auslöser, andere Heilmethoden kennen zu lernen. Ich probierte eine nach der anderen aus: alternativ, komplementär, integrativ – was immer ich fand. Ich probierte es mit chinesischen Kräutern, mit Akupunktur und sogar drei Jahre lang mit einer makrobiotischen Heilungsdiät. Alle diese Methoden halfen mir bis zu einem gewissen Grad, doch keine funktionierte hundertprozentig – meine Schlafkrankheit ging einfach nicht weg.

Diese forschenden Versuche hatten jedoch etwas Wunderbares zur Folge: Durch die Hilfe eines medizinisch intuitiven Heilers lernte ich die intuitive Fähigkeit meines Gehirns kennen. Aus schierer Verzweiflung ging ich außerdem zu einem Medizinmann (Schamanen). Auch er sagte mir, dass in dem Moment, wo ich lernte, meine Intuition anzuzapfen, sich meine gesundheitlichen Probleme bessern würden.

Doch all diese Berater und Helfer konnten mich auch nur bis zu einem bestimmten Punkt begleiten. Es gab ein Element meiner Gesundheit, das nie angesprochen wurde – meine Emotionen! Im Laufe der Zeit hatte ich bemerkt, wie sich ein Muster bei mir entwickelte. Ich erkannte, dass ich mich sehr lange über irgendetwas ärgern konnte, oder dass meine Narkolepsie auftrat und ich gegen meinen Willen einschlief, wenn ich mich in der Gesellschaft von irritierenden, aufgebrachten Personen befand. Und ich fand heraus, dass ich schnell schläfrig und müde wurde, wenn mich irgendetwas nervös machte oder ich von ängstlichen, angespannten oder neurotischen Menschen umgeben war. Dann hieß es nur noch: Licht aus! Das Gleiche passierte mir bei Menschen, die traurig oder depressiv waren.

Eines Tages ging ich in einen Buchladen und fand Louises kleines blaues Buch. Ich hatte ja auch bemerkt, dass bestimmte Denkmuster mit Krankheit assoziiert waren, aber ich wusste nicht, wie ich dieses Wissen anwenden konnte, um gesund zu werden – außer dass ich gewisse Menschen oder Situationen meiden musste, was auf lange Sicht eher unpraktisch wäre. Doch das Buch von Louise bot mir »Werkzeuge« an, um die negativen Gedankenmuster zu neutralisieren, von denen ich wusste, dass sie zu meinen gesundheitlichen Problemen beitrugen. Diese »Werkzeuge« sind Affirmationen!

Ein Versuch konnte sicher nicht schaden. Konventionelle, alternative und komplementäre Medizin waren zwar alle bis zu einem gewissen Punkt hilfreich, jedoch nicht hundertprozentig. Es wurde auch immer anstrengender, den Emotionen eines anderen Menschen oder auch meinen eigenen aus dem Weg zu gehen.

Also nahm ich ein Notizheft, ein paar Buntstifte und begann, spezifische Affirmationen aufzuschreiben, bei denen ich das Gefühl hatte, dass sie mit meinen gesundheitlichen Problemen zusammenhingen:

Ich, Mona Lisa, entscheide mich, das Leben als etwas Ewiges und Freudiges zu sehen. Ich liebe mich genauso, wie ich bin. Ich liebe mich genauso, wie ich bin.

Ich, Mona Lisa, verlasse mich auf göttliche Weisheit und Führung, die mich jederzeit beschützt. Ich bin in Sicherheit.

Ich, Mona Lisa, verlasse mich auf göttliche Weisheit und Führung, die mich jederzeit beschützt. Ich bin in Sicherheit.

Dies sind klassische Louise-Hay-Affirmationen. Ich habe sie immer und immer wieder gesagt, und langsam aber sicher reduzierten sich meine Schlafanfälle. Ich nahm mein Studium wieder auf und schloss es mit einem M.D. und Ph.D. ab. Ohne Affirmationen wäre ich nie in der Lage gewesen, mein Ziel zu erreichen und Ärztin zu werden.

Im Laufe der Jahre erhielt ich meinen Anteil an gesundheitlichen Höhen und Tiefen (geht es uns nicht allen so?). Wann immer ich ein Tief hatte, wandte ich mich der konventionellen und integrativen Medizin zu. Außerdem holte ich Louise Hays Buch hervor und wandte medizinische Intuition an, um das Ungleichgewicht in meinem Leben zu finden. Diese Kombination brachte stets den gewünschten Erfolg.

Auf diese Art bleibe ich gesund: Medizin, Intuition und Affirmationen. Es ist auch die Art, wie ich anderen Menschen helfe.

Im letzten Jahr wurden die Rückenprobleme, worunter ich seit meinem zwölften Lebensjahr leide, zusehends schlimmer. Ich fing an, mich beim Gehen so weit nach vorne zu lehnen wie der schiefe Turm von Pisa – ich gewöhnte mir an, in einem 70-Grad-Winkel zu stehen, die Augen immer auf den Boden gerichtet. Nach Ansicht des Chirurgen, den ich in Phoenix, Arizona, aufsuchte, handelte es sich um ein »straight back syndrome« – eine

Komplikation in Folge der komplizierten Skoliose-Operation, der ich mich fast 40 Jahre zuvor unterzogen hatte. Ich konnte weder lange gehen noch meine Arme hochheben. Meine Intuition empfahl mir, die Struktur und Unterstützung in meinem Leben neu zu überdenken. Was ich auch tat. Mit Hilfe spiritueller Ratgeber und guter Freunde schaute ich mir meine Lebensaufgabe an. Auch arbeitete ich mit einem chinesischen Akupunkteur und Qigong-Meister, doch alle diese Heilmittel halfen mir nur bis zu einem gewissen Grad.

Ich wollte nach wie vor in der Lage sein, aufrecht und unbeschwert gehen zu können. Der Chirurg meinte, dass ich unbedingt noch einmal operiert werden müsste, sonst würde ich irgendwann im Rollstuhl sitzen. Also begab ich mich am 13. Februar 2012 erneut unters Messer – und wäre beinahe gestorben, als während der Operation eine verengte Vene riss. Und auch dieses Mal rettete mir die Medizin das Leben. Der Chirurg stoppte die Blutung, reanimierte mich und reparierte meinen Rücken, indem er mich sechs Zentimeter größer machte. Und er gab mir somit mein Leben zurück.

Ich würde Ihnen liebend gern erzählen, dass alleine die Medizin – so exakt, so sauber, so rational – meine Rettung war. Ich lag mehr als zwei Wochen auf der Intensivstation und weitere vier Wochen im Krankenhaus: Sagen wir mal, die Genesung war kompliziert. Doch heute geht es mir besser denn je. Was war es also, das mich ins Leben zurückgeholt hat? Natürlich wurde ich im Krankenhaus medizinisch versorgt. Doch zusätzlich benutzte ich meine Intuition, um herauszufinden, wie ich meinen Körper stärken und ein Gleichgewicht in meinem Leben schaffen konnte. Ich verließ mich vollständig auf Affirmationen, um meine Gedanken zu verändern. Und glauben Sie mir, sie mussten dringend verändert werden! Nur so heilen Sie den ganzen Menschen. Nur so kreieren Sie dauernde Gesundheit. Die Medizin *alleine* ist dazu nicht fähig, und das Gleiche gilt für Intuition und Affirmationen. Nur eine ausgeglichene und komplexe Herangehensweise enthält das umfassende Versprechen ganzheitlicher Heilung.

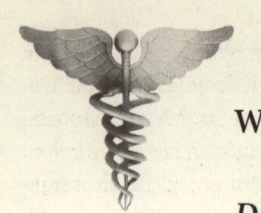

WIR SIND EINE FAMILIE

Das erste emotionale Zentrum: Knochen, Gelenke, Blut, Immunsystem und Haut

Die Gesundheit des ersten emotionalen Zentrums hängt davon ab, wie sicher Sie sich in der Welt fühlen. Wenn Ihnen die Unterstützung von Familie und Freunden fehlt, die Sie brauchen, um zu wachsen und sich wohl zu fühlen, werden Sie merken, wie sich diese Unsicherheit in Ihrem Blut, Ihrem Immunsystem, Knochen, Gelenken und Haut manifestiert. Der Schlüssel zu strahlender Gesundheit in diesem Zentrum besteht darin, Ihre eigenen Bedürfnisse mit denen sinnvoller sozialer Kontakte in Ihrem Leben ins Gleichgewicht zu bringen. Familie und Freunde, Beruf oder eine Organisation, der Sie einen Großteil Ihrer Tatkraft widmen, erfordern allesamt Zeit und Energie. Doch sie geben auch etwas zurück: Freundschaft, Sicherheit und das Gefühl, gebraucht zu werden, verleihen ein Gefühl von Zugehörigkeit. Dies alles sind Gründe, warum Menschen sich anderen Menschen und Gruppen anschließen. Jedoch sollten die Bedürfnisse der Gruppe niemals Ihre eigenen Bedürfnisse überschatten – insbesondere in Bezug auf Ihre Gesundheit.

Wenn Sie von einer Beziehung oder Aktivität, der Sie einen beträchtlichen Teil Ihrer Zeit widmen, nicht das bekommen, was Sie brauchen, wird Ihr Körper und Ihre Seele Sie bald davon in Kenntnis setzen. Zunächst mögen die Zeichen so »ungefährlich« sein wie Müdigkeit, Erschöpfung, Hautausschläge oder Gelenkschmerzen. Leichte Probleme im ersten emotionalen Zentrum können als Frühwarnsystem dienen und Sie wissen lassen, wann Sie vom Weg abgekommen sind. Das Ignorieren der Warnsignale

Ihres Körpers kann zu einer Vielzahl von Beschwerden führen: Chronisches Müdigkeitssyndrom, Weichteilrheumatismus, Osteoarthritis, Rheumatische Arthritis, Epstein-Barr-Virus, Hepatitis (A, B oder C), Pfeiffersches Drüsenfieber, Borreliose, Allergien, Hautausschlag, Schuppenflechte, Gelenkschmerzen, Erschöpfung und Autoimmunerkrankungen wie Lupus erythematodes. All diese Beschwerden sind auf ein Ungleichgewicht im ersten emotionalen Zentrum zurückzuführen.

Die Krankheit wird sich in dem Bereich des Körpers manifestieren, worauf das Gefühl von Unsicherheit zurückzuführen ist. Wenn Sie sich zum Beispiel so sehr von Familienpflichten überfordert fühlen, dass Sie Ihre eigenen Bedürfnisse hintenanstellen, wird die Unsicherheit, die Sie empfinden, zu einer Erkrankung Ihrer Knochen führen. Gefühle von Hoffnungs- und Hilflosigkeit werden sich in Ihrem Blut zeigen. Das Gefühl, total allein und aus Ihrer Familie ausgestoßen zu sein, wird Ihr Immunsystem krank machen. Und wenn Sie nicht in der Lage sind, den Personen in Ihrer Umgebung klare Grenzen zu setzen, wird sich dies in Hauterkrankungen äußern. Wir werden uns etwas später detaillierter mit diesem Thema befassen, wenn wir uns einzeln mit jedem Organsystem beschäftigen. Für den Moment vergessen Sie bitte nicht: Es ist wichtig, auf die Warnungen Ihres Körpers zu hören und entsprechend aktiv zu werden. Indem Sie sich darauf fokussieren, *warum* Sie sich nicht sicher und gut aufgehoben fühlen, können Sie die Denk- und Verhaltensmuster ändern, die vielleicht zu Ihrer Erkrankung beitragen.

Erstes Emotionales Zentrum:
Affirmationen und Wissenschaft

Was hat es also mit der Bedeutung von Affirmationen auf sich? Wenn Sie grundlegend nicht daran glauben, dass Sie fähig oder es wert sind, Unterstützung und Sicherheit zu verdienen, wird die Schulmedizin alleine nicht in der Lage sein, Ihre Beschwerden zu heilen. Sie müssen sich mit den zugrundeliegenden Glaubenssätzen beschäftigen, die diese gesundheitlichen Probleme überhaupt erst hervorgerufen haben. Wenn Sie an Erkrankungen des Blutes, des Immunsystems, der Knochen, der Gelenke oder der Haut leiden, haben Sie wahrscheinlich auch negative Gedanken wie beispielsweise:

- Ich kann nicht unabhängig für mich selbst sorgen.

- Ich habe niemanden, der mir hilft zurechtzukommen.

- Ich fühle mich depressiv, freudlos und hilflos.

- Ich bin ungeliebt und alleine auf der Welt.

Dies ist der Punkt, wo Affirmationen ins Spiel kommen. Sie helfen Ihnen, diese Kernüberzeugungen zu ändern. Wenn Sie Affirmationen benutzen, um die negativen Denkmuster und Glaubenssätze anzugehen – Ihre Zweifel und Ängste – *und* die zur Verfügung stehende medizinische Wissenschaft benutzen, werden Sie bald große Veränderungen in Ihrer Gesundheit und in Ihrem emotionalen Leben erfahren.

Wenn Sie sich die Affirmationen anschauen, die sich mit Erkrankungen in den Organen des ersten emotionalen Zentrums beschäftigen, werden Sie sehen, dass sie mit der Entwicklung von Unterstützung, Fundament, Sicherheit, Struktur, Familie, Bewegung und Flexibilität zu tun haben. Die Gesundheit Ihrer Knochen reflektiert generell die Struktur Ihres Lebens und wie Sie sich bei anderen Menschen Hilfe holen und die Unterstützung nutzen können, die sie Ihnen anbieten. Wenn Sie sich geliebt und unterstützt fühlen, wird sich Ihre Wirbelsäule von der Struktur her stark und flexibel anfühlen. Wenn Sie umgekehrt einen Mangel an Unterstützung und Sicherheit in Ihrem Leben empfinden, kann es sein, dass Sie unter Osteoporose leiden und sich unter Umständen irgendwann Knochenbrüche zuziehen.

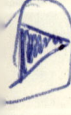

Ein Mangel an Sicherheit ist nicht unbedingt nur auf Ihre äußeren Beziehungen zurückzuführen. Er kann auch das Resultat einer schwachen Beziehung mit sich selbst sein. Louises Affirmationen besagen, dass eine Unfähigkeit, sich selbst unabhängig in der Welt zu behaupten, mit einem geschwächten Immunsystem und einer Anfälligkeit für Viren zusammenhängt, die unter anderem in Krankheiten wie Epstein-Barr und Pfeifferschem Drüsenfieber resultieren können. Sie nennt dies »Austrocknung der inneren Unterstützung«. Wenn Sie sich die biologische Basis dieses Zustandes anschauen, werden Sie feststellen, dass ein geschwächtes Immunsystem häufig auf Probleme im Knochenmark zurückzuführen ist. Seine Aufgabe darin besteht, neue Blutzellen zu produzieren und ist damit ein entscheidender Teil des lymphatischen Systems, welches das Immunsystem unterstützt.

Was kann die Wissenschaft uns über die Beziehung zwischen geistiger und körperlicher Gesundheit und dem Affirmationssystem sagen?

Familie – ein Gefühl der Zugehörigkeit – ist wichtig für die Gesundheit unseres Körpers.[1] Zwischenmenschliche Interaktion spielt eine große Rolle bei der täglichen Regulierung unseres Körpersystems. Wenn Sie sich isolieren, beseitigen Sie die metabolischen Regulatoren, die gegeben sind, wenn Sie mit einer Gruppe interagieren. Als Folge geraten Ihre Rhythmen – Ihr Leben, so scheint es – durcheinander, was sich negativ auf die Gesundheit Ihres ersten emotionalen Zentrums auswirkt.[2]

Untersuchungen haben gezeigt, dass es eine Biologie der Zugehörigkeit gibt – ein tatsächlich existierender biologischer Nährstoff, der sich bei Menschen, die zusammenleben, von einem auf den anderen überträgt. Es ist ein Nährstoff, der physische und metabolische Konsequenzen hat.[3] Alle Körperrhythmen, die mit Schlafen, Essen, Träumen, Hormonen, Immunkraft, Cortisolspiegel, Herzfrequenz und den endokrinen Systemen zu tun haben, werden von diesen metabolischen Regulatoren beeinflusst. Sind Menschen in einer kommunalen Situation zusammen, werden ihre Körperrhythmen synchronisiert und verlaufen gleichmäßig. Das vertraute und konstante Zusammensein, wie wir es beispielsweise in unserer Familie erfahren – wo wir gemeinsam essen, schlafen, reden, spielen, arbeiten und beten – führt dazu, dass unsere biologischen Uhren synchron laufen.

So stellte man zum Beispiel in einer Studie fest, dass alle Mitglieder der Besatzung eines B-52-Bombers eine ähnliche Menge von Stresshormonen im Blut hatten, während sie zusammen arbeiteten.[4]

Wenn Sie diesen Nährstoff der Zugehörigkeit verlieren, führen Gefühle von Isolation und Mangel an sinnvollen Beziehungen zu einem Gefühl von Hoffnungslosigkeit, Hilflosigkeit und Verzweiflung. Und diese Emotionen können Probleme mit Ihrer physischen Gesundheit verursachen. Man kann sagen, dass sich das Immunsystem sprichwörtlich »entzündet«, wenn Sie depressiv sind. Lange anhaltende Verzweiflung, Verlust und Trauer, die sich in chronische Depression verwandeln, veranlassen Ihr Immunsystem, entzündliche Substanzen wie zum Beispiel Cortisol oder körpereigene Botenstoffe wie IL1, IL6 und TNF-alpha auszuschütten. Diese können dazu führen, dass Sie Schmerzen in den Gelenken haben; sich müde und erschöpft fühlen, so als wären Sie erkältet und Ihr Risiko erhöhen für eine Reihe von Erkrankungen im Bereich Knochen, Gelenke, Blut und Immunsystem einschließlich Osteoporose.[5]

Ein anderes Beispiel angegriffener Gesundheit durch den Verlust des Gefühls der Zusammengehörigkeit zeigte sich bei Personen, die zu früh von ihren Eltern getrennt wurden oder mit Müttern aufwuchsen, die depressiv oder psychisch unerreichbar waren. Diese Menschen hatten eine Tendenz zu Depression und Fehlverhalten des Immunsystems. Aufgrund dieser frühen und schmerzhaften Trennung waren sie nicht in der Lage, mit ihrem Gefühl des Alleinseins in der Welt umzugehen.[6] Sie fanden sich häufig in Situationen wieder, die – sowohl emotional als auch ernährungsmäßig und biologisch – ihr ursprüngliches Gefühl des Verlassenseins erneut kreierten. Sie führten karge, genügsame und einsame Leben, die in einem Gefühl der Entbehrung und des Mangels resultierten. Die Hoffnungslosigkeit, die sie im Laufe ihres Lebens erfuhren, machte sie letzten Endes anfälliger für alle Arten von Krebserkrankungen.[7]

Ein Mangel an Sicherheit kann sich auch nach einem großen Schock einstellen: der Verlust eines geliebten Menschen; ein plötzlicher und ungewollter Umzug; oder irgendetwas anderes, das Ihnen ein Gefühl der Orientierungslosigkeit gibt – wie eine Pflanze, die mit ihren Wurzeln aus dem Boden gerissen wurde, oder als würden Sie auf traumatische Weise aus Ihrem Zuhause gezerrt und in ein fremdes Land geschickt. Und die Wissenschaft

zeigt uns, dass wir in solchen Momenten auch unsere biologischen
»Wurzeln« verlieren können – unsere Haare. Wenn zwischen Fa-
milienmitgliedern Chaos herrscht, führt dies zu einem verstärkten Risiko von Haarausfall (Alopezie), ganz zu schweigen von
Schuppenflechte und anderen Hautproblemen.[8]

Wie Sie also sehen können, sind solide zwischenmenschliche
Beziehungen essentiell für unsere Gesundheit. Die Wissenschaft
untermauert diese Beobachtung, indem sie zeigt, dass »soziale
Integration« – ein umfassendes soziales Netzwerk und entsprechende Unterstützung durch andere Menschen – ein widerstands-
fähigeres Immunsystem entwickelt. Tatsächlich belegen Untersuchungen, dass mehr und bessere Beziehungen mehr und bessere
weiße Blutkörperchen bedeuten. Sie helfen uns, Infektionen zu
widerstehen und beschützen uns vor einer Vielzahl gesundheitlicher Gefahren, einschließlich Arthritis, Depression und den pro-
gressiv schlimmer werdenden Symptomen von Krankheiten wie
HIV oder Tuberkulose. Zudem reduziert zwischenmenschliche
Interaktion die Menge der Medikamente, die ein kranker Mensch
braucht und beschleunigt seine Genesung von Krankheiten jeder
Art.[9]

Andere Studien belegen, dass Menschen, die drei oder weniger
Beziehungen in ihrem Leben hatten, anfälliger waren für Erkältungen und Viren als Personen mit mehr Beziehungen. Alle, die
sechs oder mehr Beziehungen hatten, erkrankten am seltensten,
und wenn sie tatsächlich mal eine Erkältung bekamen, zeigten sie
die leichtesten Symptome.[10]

Das haben Sie sicher nicht erwartet, oder? Man sollte glauben,
dass mehr Freunde mehr Bazillen bedeuten, denen wir ausgesetzt
sind, und daher mehr Erkältungen. Doch offensichtlich bietet die
Bazillen-Theorie nicht die letzte Antwort auf die Frage, warum
wir uns Erkältungen und Infektionen zuziehen. Der Grund, warum Personen mit weniger Freunden und daher weniger zwischenmenschlichen Interaktionen gestresster sind, mag darin
liegen, dass sie die meiste Zeit alleine und ohne Unterstützung
zurechtkommen müssen. Dieser Stress veranlasst die Nebennieren, Noradrenalin auszuschütten und das Immunsystem zu unterdrücken. Tatsächlich zeigte sich, dass Menschen, die weniger

Freunde haben, eher zu gesundheitlichen Problemen neigen als Raucher oder Fettleibige. Außerdem weisen sie einen höheren Spiegel an Corticosteroiden auf, ein Immunosuppresivum, dass sie anfälliger macht für Erschöpfung, Fibromyalgie, Rheumatische Arthritis, Lupus, HIV, häufige Erkältungen und Infektionen sowie Osteoporose.[11]

Auch depressive Denkmuster sind in diesen Fällen ausgeprägt. Depression kann das Risiko einer Osteoporose im gleichen Maße verstärken wie Rauchen oder eine ungenügende Kalziumaufnahme.[12] Wenn Sie also das nächste Mal eine weitere Fernseh- oder Zeitschriftenwerbung für Kalziumtabletten sehen, um Knochenschwund zu verhüten, sollten Sie auch über Veränderungen Ihrer Lebensweise und Affirmationen nachdenken, um Ihre Gesundheit zu unterstützen.

Wenn Sie anderen Menschen nicht liebenswert erscheinen – indem Sie Angst vor zwischenmenschlichen Kontakten haben oder trauern, was dazu führt, dass Sie sich abkapseln – müssen Sie mit allen Mitteln versuchen, die Denkmuster zu ändern, die Sie in Ihrem selbstauferlegten Exil gefangen halten. Ihre Knochen, Gelenke, Blut, Haut und Immunsystem werden sie sonst bald wissen lassen, dass Ihre Einsamkeit schlecht für Ihre Gesundheit ist.

Doch genug jetzt mit all diesen wissenschaftlichen, medizinischen Dingen. Was können wir tatsächlich tun, um uns selbst zu heilen?

Knochen- und Gelenkprobleme

Menschen, die zu Knochen- oder Gelenkproblemen wie Arthritis, Knochenbrüchen, Osteoporose, Rückenschmerzen, Gelenkschmerzen oder Bandscheibenvorfällen neigen, fühlen sich von der Verantwortung überfordert, sich um das Wohlergehen ihrer Familie und Freunde kümmern zu müssen und immer die Bedürfnisse anderer vor ihre eigenen zu stellen. Sie sind so besessen von der Idee, für andere da sein zu müssen, dass sie nicht in der Lage sind, für sich selbst einzustehen. Wenn Sie einer der Millionen Menschen sind, die Probleme mit den Knochen und Gelenken haben, hören Sie jetzt gut zu. Es ist von größter Wichtigkeit für Sie, genau zu identifizieren, was in Ihren Interaktionen mit Familie und Freunden dafür sorgt, dass Sie sich unsicher und unbeschützt fühlen. Sie müssen sich diese Verhaltensmuster und Glaubenssätze genau ansehen, wenn Sie wieder ganz gesund werden wollen.

Für Personen mit einer Erkrankung im ersten emotionalen Zentrum gibt es Hoffnung. Wenn Sie Medizin und Affirmationen benutzen, um sich mit den intuitiven Zeichen zu beschäftigen, die Ihr Körper Ihnen sendet, können Sie einen starken, gesunden Körper bekommen. Ihr Arzt kann Ihnen spezifische Anweisungen geben, wie Sie Ihre medizinischen Probleme angehen können. Es gibt aber kein Rezept für langfristige Gesundheit ohne eine Veränderung der negativen Denkmuster, die den Weg für die Krankheit geebnet haben. Eine gute generelle Affirmation für Knochen- und Gelenkprobleme lautet: »Ich lasse die Vergangenheit liebevoll los. Die anderen sind frei, und ich bin frei. Ich bin meine eigene Autorität. Ich liebe und akzeptiere mich. Das Leben ist gut. Alles ist jetzt friedlich in meinem Herzen.«

Während das übergreifende Thema der Affirmationen, die sich mit der Gesundheit im ersten emotionalen Zentrum beschäftigen, damit zu tun hat, innerhalb Ihrer Familie und anderen sozialen Gruppen ein Gefühl der Sicherheit zu schaffen, variiert Ihre Affirmation je nach dem Körperbereich, in dem sich Ihre Knochen- und Gelenkprobleme manifestieren (sehen Sie hierzu die Tabelle ab Seite 233). Verursacht Ihnen zum Beispiel Ihr gesamter Rücken Probleme, haben Sie wahrscheinlich generell Probleme bezüglich Hilfe und Unterstützung. Wenn Sie jedoch nur in einem bestimmten Abschnitt Ihres Rückens Schmerzen haben, wird Ihre Affirmation spezifischer. Leiden Sie unter chronischen Schmerzen im unteren Rückenbereich, plagen Sie höchstwahrscheinlich finanzielle Ängste, während Schmerzen im oberen Rücken mit ausgeprägten Einsamkeitsgefühlen zu tun haben, ohne ausreichende emotionale Unterstützung.

Louise beschäftigt sich außerdem mit Krankheiten, die *zwischen* Knochen und Gelenken auftreten können. Auch diese werden mit unterschiedlichen Affirmationen behandelt. Menschen mit Arthritis sind in ihren Familien ständiger Kritik ausgesetzt. Daher würde die Affirmation für Menschen, die in schwierigen Familienverhältnissen leben und unter Arthritis leiden, lauten: »Ich bin Liebe. Ich beschließe jetzt, mich zu lieben und zu akzeptieren, so wie ich bin. Ich sehe andere mit den Augen der Liebe.«

Und indem Sie Ihr Denken positiver gestalten, richten Sie Ihre Aufmerksamkeit nach außen. Schauen Sie sich das Gleichgewicht zwischen Ihren Bedürfnissen und den Bedürfnissen Ihrer Familie oder sonstigen gesellschaftlichen Gruppen an. Lassen Sie zu, dass diese Personen Sie ausnutzen? Stehen Sie nicht für sich selbst ein? Hat es den Anschein, als würden Sie Ihrer Familie und Ihren Freunden mehr geben, als Sie empfangen? Vergessen Sie nicht: Um sich sicher und beschützt zu fühlen, müssen Sie lernen, sich selbst zu beschützen und zu unterstützen, womit Sie gleichzeitig die Sicherheit und den Schutz dieser anderen Menschen stärken. Erinnern Sie sich immer daran, dass Sie nicht die einzige Quelle der Hilfe für die anderen sind – es gibt genug Personen, die diese um Rat und Hilfe bitten können. Wenn Sie ein Problem damit haben, hin und wieder einen Schritt zurückzutreten und andere machen zu lassen, gibt es Hilfsgruppen, an die Sie sich wenden können. Schauen Sie sich Co-Dependants Anonymous (CoDA) oder andere Gruppen an, die Ihnen helfen können zu lernen, wie Sie Ihre eigenen Bedürfnisse mit denen anderer ins Gleichgewicht bringen können.

Also vergessen Sie nicht: Lieben Sie Ihre Familie, aber lieben Sie auch sich selbst. Kümmern Sie sich liebevoll um Ihre Freunde, aber nehmen Sie sich auch die Zeit, Ihr eigenes Leben anzuschauen und positive Veränderungen vorzunehmen. Denken Sie in der gleichen Weise an sich, wie Sie an einen guten Freund denken würden und vernachlässigen Sie diese Beziehung nicht. Wir alle haben Zeiten, wenn wir unsere eigenen Bedürfnisse aus den Augen verlieren. Der Schlüssel besteht darin, dieses Verhalten zu erkennen und zu korrigieren, bevor ernstere gesundheitliche Probleme auftreten.

Aus den Krankenakten:
Probleme des Immunsystems – Patientenstudie

Bereits im Alter von acht Jahren war Andrea, mittlerweile 17, die Betreuerin ihrer fünf jüngeren Brüder und Schwestern. Ihre Eltern waren für die Kinder nicht verfügbar, also übernahm Andrea die Verantwortung für die Schaffung einer stabileren häuslichen Umgebung. Doch das Wohlergehen ihrer Geschwister forderte einen hohen persönlichen Preis von Andrea. Sie opferte immer wieder ihre eigenen Bedürfnisse, sogar ihre Sicherheit, und hatte nie die Chance, eine sorgenfreie Kindheit zu genießen oder eine eigenständige Identität zu entwickeln.

Zu jung, um mit der Rolle einer Ersatzmutter fertig zu werden, entwickelte Andrea schon in frühen Jahren eine Reihe gesundheitlicher Probleme – unter anderem eine leichte Krümmung ihrer Wirbelsäule, die mit einem Korsett behandelt wurde. Wenn der Stress in ihrer Familie unerträglich wurde, reagierte sie oft mit Gelenk- und Rückenschmerzen. Nach dem Tod ihrer Eltern wurden ihre Schmerzen immer qualvoller, außerdem bekam sie einen bösen Hautausschlag. Mit diesen Doppelsymptomen ging sie zum Arzt, der schließlich einen Systemischen Lupus erythematodes (SLE) bei ihr diagnostizierte. Sie hatte seit Jahren Warnzeichen in Form von Knochen- und Gelenkproblemen erhalten, sie jedoch nicht beachtet, weil sie sich für das turbulente Leben ihrer Geschwister verantwortlich fühlte und sich keine Zeit nahm für ihre eigenen Bedürfnisse.

Als Erstes empfahlen wir Andrea einen spezifischen Test, um bestätigen zu lassen, dass sie wirklich Lupus hatte. Sie ging zu einem Internisten, der diesen Test vornahm, um herauszufinden, ob der Antikörper ANA DS (antinuklearer Antikörper Double Strand) präsent war.

Bei Lupus kreiert der Körper diese Zellen, die beinahe jedes Organ im Körper »attackieren« können – egal ob es sich um seine leichteste Form (Fieber oder Erkrankungen der Knochen, Gelenke, Haut oder Schilddrüse) handelt oder seine ernsteren Formen (Lunge-, Nieren- und Gehirnerkrankungen).

Der Test kam positiv zurück. Nun wussten wir, dass Lupus tatsächlich die Ursache ihrer Schmerzen war. Falls dieser und andere Blutuntersuchungen wiederholt negativ gewesen wären, hätte es sich bei Andreas Schmerzen nicht um Lupus gehandelt. Zuzüglich zu dem ANA DS-Test untersuchte der Arzt die Zahl ihrer Blutkörperchen, wobei er die Anzahl der gesamten weißen und roten Blutkörperchen und Blutplättchen prüfte – Lupus hat die Tendenz, diese Zahlen zu verringern.

Wie bei den meisten »Autoimmunerkrankungen«, gibt es bei Lupus Perioden mit schmerzhaften Gelenk-, Haut-, Erschöpfungs- und anderen Symptomen und dann wieder symptomfreie Intervalle der Besserung. Wir richteten unsere Therapie darauf aus, ihr Immunsystem in Remission zu bringen. Dazu gehörte, dass wir die Zellen unter Kontrolle brachten, die für die Antikörper verantwortlich waren, die das Gewebe attackierten. Ziel unseres Behandlungsplans war es, diese Zellen »einschlafen zu lassen« oder zu beruhigen.

Als Team, einschließlich Andrea und anderer Ärzte, arbeiteten wir daran, eine Behandlungsstrategie zu entwickeln, die sämtliche zur Verfügung stehenden Möglichkeiten berücksichtigte. Dazu gehörte alles, angefangen bei starken Medikamenten bis zu Nahrungsergänzungsmitteln und Qigong – eine alte chinesische Praktik, die sich aus einer Kombination von Atemübungen, Körperhaltungen und mentalem Fokus auf Heilung zusammensetzt. Da Andreas Lupus nicht lebensbedrohlich war, konnte sie mit oder ohne Medikamente an ihrer Genesung arbeiten. Nachdem wir mit ihrem Internisten über das Für und Wider diskutiert hatten, begann Andrea mit der Einnahme des Steroids Prednison, um die Entzündung in ihrem Autoimmunsystem zu reduzieren. Prednison ist ein starkes Medikament und kann viele Nebenwirkungen haben, unter anderem bezüglich Knochendichte, Gewicht, Blutdruck, Haut, Haare, Blutzucker, Stimmung, Schlaf, Augen und Verdauungstrakt. Obwohl zum Zeitpunkt unserer

Arbeit mit Andrea solche aggressiven Mittel nicht erforderlich waren, bestand die Möglichkeit, dass – falls ihre Symptome sich in der Zukunft verschlechtern würden – sie darüber nachdenken musste, ob sie Immunabwehr unterdrückende
Medikamente wie zum Beispiel Methotrexat, Azathioprin
oder Clorambucil nehmen sollte, die wiederum ihre eigene
Liste von Nebenwirkungen haben.

Um den möglichen Nebenwirkungen der von ihr genom-
menen Medikamente entgegenzuwirken, schlugen wir Andrea
vor, einen Akupunkteur und Kräuterheiler aufzusuchen. Darüber hinaus empfahlen wir ihr, eine zusätzliche Kalzium-
Magnesium-Kombination, Vitamin D und ein gutes Multivitamin zu nehmen. Außerdem nahm sie DHA, um verletzte
Körperzellen zu reparieren, und täglich die Wurzel und Stiele
der Pflanze Tripterygium wilfordii (TW), um das Immunsystem zu regulieren und die Symptome ihres Lupus zu mindern. Wie alle starken Medikamente haben auch Kräuter
ihre Nebenwirkungen. TW kann reversible Veränderungen
in Hormonspiegeln, Amenorrhoe und Unfruchtbarkeit verursachen, daher sollten Sie es nur unter Aufsicht ihres Ärzteteams anwenden.

Zudem baten wir Andrea, bestimmte Dinge nicht mehr
zu essen. Besonders Alfalfa-Sprossen führen zu einer Verschlechterung von Lupus-Symptomen. Und wir schlugen ihr
vor, mit einer Ernährungsberaterin zu arbeiten, um zu sehen,
ob sie andere Nahrungsmittel identifizieren konnte, die vielleicht dazu führen könnten, dass sich ihre Symptome verschlimmern. Zum Glück fanden sie nichts weiter.

Und schließlich begannen wir, uns Andreas Denkmuster
und Verhaltensweisen anzuschauen, die eventuell zu ihrer
Krankheit beitrugen.

Wir gaben ihr spezifische Affirmationen für Lupus (»Ich
spreche leicht und frei für mich. Ich nehme meine eigene
Kraft an. Ich liebe und schätze mich. Ich bin frei und sicher.«), die Gesundheit der Knochen (»In meiner Welt bin
ich die alleinige Autorität, denn ich bin der einzige, der in
meinem Kopf denkt. Ich habe eine stabile Struktur und bin

im Gleichgewicht.«), Skoliose (»Ich lasse alle Ängste los. Ich vertraue jetzt dem Prozess des Lebens. Ich weiß, dass mein Leben mir gehört. Ich stehe in Liebe aufrecht und gerade.«), Rückenschmerzen (»Ich weiß, dass das Leben mich immer unterstützt. Ich habe immer alles, was ich brauche. Ich bin in Sicherheit und beschützt.«), Gelenkschmerzen (»Ich fließe leicht mit den Veränderungen in meinem Leben. Mein Leben ist göttlich geführt, und ich gehe immer in die optimale Richtung.«), Hautausschläge (»Ich beschütze mich liebevoll mit Gedanken der Freude und des Friedens. Die Vergangenheit ist vergeben und vergessen. Jetzt in diesem Moment bin ich frei. Ich fühle mich sicher, ich selbst zu sein.«)

Außerdem folgte Andrea dem Rat, der an einer früheren Stelle in diesem Kapitel beschrieben wurde, und lernte, ihre persönlichen Bedürfnisse mit denen ihrer Familie in Einklang zu bringen. Sie ging regelmäßig zu Treffen der Dependants Anonymous und fing an, Tagebuch zu schreiben, um ihre Emotionen zu erforschen. Zusätzlich übte sie, ihre Bedürfnisse den Personen gegenüber zum Ausdruck zu bringen, die ihr nahestanden.

Innerhalb von Monaten fühlte Andrea sich besser – emotional und physisch – und wir wussten, dass sie jetzt in der Lage war, mit den Herausforderungen ihrer Krankheit umzugehen.

Erkrankungen des Blutes

Personen mit Anämie, Blutungen, Prellungen und anderen blutassoziierten Problemen neigen schnell zu dem Gefühl, am Boden zerstört zu sein. Sie denken, dass sie völlig alleine dastehen, ohne die Hilfe von Freunden und Familie. Ihr Zustand hat sich so destabilisiert, dass sie niemandem vertrauen. Sie leben in einer Welt von scheinbar nie endendem Chaos. Wenn Ihnen dies vertraut vorkommt, hängt Ihre Gesundheit von Ihrer Fähigkeit ab, sich aus dem Abgrund von Hoffnungslosigkeit hochzuarbeiten und eine gewisse Ordnung und Balance in Ihr Leben zu bringen.

Der Bereich Bluterkrankungen erstreckt sich über ein weites Spektrum und reicht von leichter Anämie bis zu akuter Leukämie. Einige dieser Krankheiten sind gutartig, was bedeutet, dass sie bei entsprechender Behandlung vollständig verschwinden, oder keine Symptome verursachen, oder nicht lebensbedrohlich sind. Andere, so wie Sichelzellenanämie, akute Leukämie oder bestimmte Lymphome, sind ernsthafter, weil sie chronische Erkrankungen verursachen oder zum Tod führen können.

Die genaue Identifizierung der Ursache von Bluterkrankungen kann verwirrend sein, da viele dieser Erkrankungen mit Unausgewogenheiten entweder im ersten oder vierten emotionalen Zentrum assoziiert werden können. Mangel an emotionaler Zuwendung, ein Problem des vierten emotionalen Zentrums, wirkt sich negativ auf die Organe aus, die das Blut in Bewegung halten, einschließlich Herz, Arterien und Venen, was bedeutet, dass das Problem mit den Organen des vierten emotionalen Zentrums anstatt mit dem Blut selbst zu tun hat. Für Erkrankungen des Herzens wie beispielsweise hoher Blutdruck und verstopfte Arterien, schauen Sie bitte im Kapitel »Süße Gefühle« nach. Ziel dieses Abschnittes ist es zu helfen, negative Denkmuster und Verhaltensweisen zu verändern, die mit Blutproblemen des ersten emotionalen Zentrums assoziiert sind.

Der erste Schritt auf dieser Reise besteht darin, die Botschaften zu identifizieren, die Ihr Körper Ihnen bezüglich der Emotionen sendet, die Ihrer Erkrankung zu Grunde liegen, und mit Hilfe von Affirmationen Gesundheit wiederherzustellen. Zum Beispiel lässt sich eine Anämie sowohl auf einen Mangel an Freude als auch auf Angst vor dem Leben zurückführen, plus der tief verwurzelten Überzeugung, dass Sie nicht gut genug sind. Um also diese Freudlosigkeit und Unsicherheit anzugehen, benutzen Sie die Affirmation: »Es ist sicher für mich, Freude in jedem Bereich meines Lebens zu erfahren. Ich liebe das Leben.« Prellungen und blaue Flecken haben damit zu tun, mit den kleinen Hindernissen im Leben umzugehen und sich selbst zu bestrafen, anstatt sich zu vergeben. Erinnern Sie sich selbst mit folgender Affirmation daran, dass Sie der Vergebung und Liebe wert sind: »Ich liebe und schätze mich. Ich gehe sanft und liebevoll mit mir um. Alles ist gut.« Probleme, die mit dem Blut assoziiert sind, können als allmählicher Verlust von Freude in Ihrem Leben betrachtet werden. Hämorrhagische Symptome haben oft mit Wut und Ärger zu tun. Wenn Sie sich in dieser Beschreibung wiedererkennen, versuchen Sie, die Wut zu besänftigen und die Freude in Ihrem Leben wiederzufinden, indem Sie diese Affirmation benutzen: »Ich bin die Freude des Lebens und zeige und empfange sie in perfektem Gleichmaß.«

Blutgerinnsel haben mit dem totalen Verlust von Freude zu tun. Wenn Sie sich emotional blockiert fühlen, versuchen Sie zu wiederholen: »Ich erwecke neues Leben in mir. Ich fließe.«

Im Bereich des Blutes sind gesundheitliche Probleme nicht nur eine Reflexion Ihrer Gefühle, sondern auch des Chaos um Sie herum – dabei spielt es keine Rolle, ob es sich um schmerzhafte Familienverhältnisse oder einen anstrengenden Chef handelt. Intuitiv lässt Ihr Körper und speziell Ihr Blut Sie wissen, dass Sie mehr Unterstützung brauchen. Sie müssen alles in Ihren Kräften Stehende tun, um sichere Wurzeln zu schaffen. Selbst wenn es Ihnen unangenehm ist, bitten Sie die Menschen in Ihrer Umgebung verstärkt um Hilfe. Sich auf seine Familie, Freunde und Gemeinschaft zu verlassen, ist eine wichtige Voraussetzung, um Gesundheit im ersten emotionalen Zentrum zu erlangen.

Das ist ein Prozess. Beginnen Sie mit kleinen Schritten. Fragen Sie zunächst bei den eher unwichtigen Dingen um Hilfe anstatt jemanden zu bitten, Ihnen einen großen Gefallen zu tun. Mit den so gesammelten Erfolgen werden Sie langsam ein wenig mehr Vertrauen in Ihre bestehenden Beziehungen gewinnen. Und falls jemand Sie immer wieder enttäuscht, werden Sie besser in der Lage sein, die stabilen Beziehungen in Ihrem Leben klar zu erkennen und die unstabilen loszulassen. Ihr Ziel ist es, die zuverlässigen Personen zu identifizieren und eine Balance zu finden, wenn es darum geht, sich selbst zu helfen und Hilfe von anderen anzunehmen.

Aus den Krankenakten:
Blutprobleme – Patientenstudie

In ihrer Kindheit ist Denise aufgrund der Spielsucht Ihres Vaters häufig umgezogen. Immer wieder wurde die Familie entwurzelt, um vor den Gläubigern ihres Vaters zu fliehen. Nie war genug Geld für Essen da, und Denise und ihre Geschwister gingen fast jeden Tag hungrig zur Schule.

Als sie in ihren Zwanzigern war, begann ihr Freund, sie zu schlagen. Sie erlitt mehrfach Verletzungen, die sie vor ihrer Familie und ihren Freunden verbarg. Eines Morgens wachte Denise auf und stellte fest, dass sie kaum gehen konnte. Sie war so erschöpft, dass sie es kaum bis zum Telefon schaffte und um Hilfe zu bitten. Kurz danach diagnostizierte der Arzt bei ihr eine schwere Anämie.

Als wir mit Denise sprachen, wurde uns klar, dass sie ihren physischen und emotionalen Tiefpunkt erreicht hatte. Wonach sie sich sehnte, war die Hilfe durch ihre Familie, doch die bekam sie nicht. Und da sie ihr nie zuteil geworden war, wusste sie nicht, wo sie sonst Hilfe finden konnte. Für Denise war die Welt ein gefährlicher und einsamer Ort, und sie war nicht fähig zu vertrauen, nicht einmal ihren engsten Freunden. Sie war emphatisch und verständnisvoll in Bezug auf Ihre Freunde und Familie und stets diejenige, zu der die anderen mit ihren Problemen kamen. Jedoch reagierte sie so sensitiv auf die Bedürfnisse anderer, dass sie dazu neigte, die emotionalen und physischen Schmerzen der Menschen in ihrer Umgebung zu absorbieren. Und da sie dies jahrelang ohne einen emotionalen Outlet für ihre eigenen Ängste getan hatte, begann ihr Körper schließlich auf den Stress zu reagieren.

Denise war emotional und physisch anämisch, daher war es wichtig, sowohl die hämatologischen als auch die energetischen »Lecks« zu identifizieren, die sie erlebte. Ein medizinisches intuitives Reading half uns genau festzustellen, in welchem Bereich sie zu viel von ihrer Lebenskraft gab – nämlich in der ungesunden Beziehung mit ihrem Freund und

ihrer Familie. Der nächste Schritt bestand darin herauszufinden, wo in ihrem Körper das physische »Leck« war. Wir
mussten die Ursache für den starken Verlust von roten Blutkörperchen herausfinden, der zu ihrer schweren Anämie geführt hatte. Ich empfahl Denise, zu ihrem Arzt zu gehen und
ein großes Blutbild mit Zählung der Blutkörperchen machen
zu lassen. Dieser Test würde all die verschiedenen Komponenten ihres Blutes analysieren und uns wissen lassen, woher
die Anämie kam.

Viele Ärzte versuchen, alle Fälle von Anämie zu heilen, indem sie den Patienten einfach Eisenpräparate geben. Doch
wenn die jeweils zugrundeliegenden Ursachen für eine Blut-
armut nicht in Betracht gezogen werden, kann die Anämie
zu einem ernsteren Problem werden.

Es gibt drei Gründe, warum Menschen anämisch werden:

1. Verlust roter Blutkörperchen: Dies könnte die Folge eines
   Traumas sein (Denise wurde von ihrem Freund geschla-
   gen, wie sehr, wissen wir nicht), ein Magengeschwür, extremer Blutverlust bei der Menstruation, Blut im Urin
   oder innere Verletzungen.

2. Ungenügende Produktion roter Blutkörperchen: Die Ursache könnte Eisenmangel sein (der Grund, warum Ärzte
   in der Regel Eisenpräparate verschreiben), Vererbung
   einschließlich Thalassämie, Drogen- und Alkoholkonsum,
   chronische Erkrankungen wie Schilddrüsenunterfunktion, geringe Produktion von Nebennierenhormon, Chronische Hepatitis und Vitamin B12- und Folsäure-Mangel
   (Megaloblastische Anämie).

3. Zerstörung der roten Blutkörperchen: Dies kann Folge
   einer vergrößerten Milz sein, Lupus, eine Nebenwirkung
   von Medikamenten wie Penizillin oder Sulfonamiden,
   Pfeiffersches Drüsenfieber oder andere Virusinfektionen.

Wenn man nur das Alter von Denise in Betracht zieht (noch nicht klimakterisch), könnte man davon ausgehen, dass ihre Anämie ein Resultat heftiger Menstruationsblutungen war. Entspräche dies der Wahrheit, wäre die Eisenkur genau das Richtige für sie. Bei der genauen Betrachtung der Ergebnisse ihrer Blutbilduntersuchung sahen wir jedoch, dass die Anzahl der Retikulozyten (noch nicht fertig entwickelte rote Blutkörperchen) sehr gering war. Sie entwickelte nicht genug rote Blutzellen. Eisenmangel, Blutverlust und schwere Menstruationsblutungen waren nicht das Problem. Als wir uns die Größe ihrer roten Blutkörperchen anschauten – Denises Zellen waren größer als üblich – stellten wir fest, dass sie eine sehr seltene Erkrankung hatte, die makrozytische Anämie genannt wird. Sie wird hervorgerufen sowohl durch einen Mangel als auch durch eine geringe Absorption von Vitamin B12 aufgrund von lange währendem Stress und Einnahme von Magensäureblockern (Antaziden). Wir bestätigten unseren Verdacht mit Hilfe einer weiteren Blutuntersuchung, um ihren Vitamin B12-Level zu messen und stellten fest, dass wir richtig lagen.

Von da an bekam Denise regelmäßige Injektionen mit Vitamin B12, bis ihre Werte sich normalisierten. Sie begann mit der Einnahme eines pharmazeutischen Multivitaminpräparates und unterzog sich regelmäßigen Vitamin B12-Untersuchungen, um zu bestätigen, dass sie das Vitamin absorbierte.

Um ihre Angst und ihr Sodbrennen zu behandeln, die in der Vergangenheit die Absorption von Vitamin B behindert hatten, empfahl ich Denise, einen chinesischen Akupunkteur und Kräuterheiler aufzusuchen. Zusätzlich zur Beziehungsberatung wegen der Stressfaktoren mit ihrem Freund begann Denise mit der Einnahme einer Kräutermischung, die Rhizoma, Atractylodis macrocephalea, Radix, Codonopsis pilosulae und andere Kräuter enthielt.

Denise begann außerdem mit Affirmationen für die generelle Gesundheit des Blutes zu arbeiten (»Ich bin die Freude des Lebens und gebe und empfange in perfektem Gleichmaß.«), für Anämie (»Es ist sicher für mich, in jedem Bereich meines Lebens Freude zu empfinden. Ich liebe das Leben.«) und Erschöpfung (»Ich bin begeistert über das Leben und voller Energie und Enthusiasmus.«).

Das Bemühen, ihre Denkweise zu ändern, half ihr, Freude in ihr Leben zurückzubringen. Sie erkannte ihren Selbstwert und lernte, ihre Ängste loszulassen. Innerhalb von sechs Monaten war ihre Anämie geheilt.

Erkrankungen des Immunsystems

Menschen, die unter Problemen des Immunsystems leiden – wie beispielsweise Allergien auf bestimmte Nahrungsmittel oder Umwelt, häufige Erkältungen oder Grippe und schwere Autoimmun-Erkrankungen – haben oft das Gefühl, nirgendwo hin zu passen, und entwickeln sich zum Einzelgänger. Die Betreffenden ziehen sich total zurück, weil sie häufig glauben, dass ihre Bedürfnisse nicht mit denen der Menschen in ihrer Umgebung übereinstimmen – daher fühlen sie sich in Gesellschaft von anderen schnell überfordert. Selbst bei persönlichen Begegnungen sind diese überaus sensitiven Personen nicht in der Lage, einen echten Kontakt herzustellen. Was bedeutet, dass sie keine Beziehungen eingehen und aufrechthalten können, die ihnen ein Gefühl von Sicherheit und Geborgenheit bieten würden. Diese Entfremdung gibt ihnen das Gefühl, als sei die ganze Welt gegen sie.

Wenn Sie unter Allergien und Erkrankungen des Immunsystems leiden, fassen Sie Mut! Es stehen Ihnen diverse medizinische Optionen zur Verfügung. Immun- und Allergieprobleme können häufig mit einer Auswahl an pharmazeutischen und Kräuter-Heilmitteln wirksam behandelt werden. Wir ermutigen die Betreffenden, Wege zu finden, den Stress zu reduzieren, der in vielen Fällen den Erkrankungen des Immunsystems zugrunde liegt. Der erste Schritt dabei sind die Identifizierung der emotionalen Komponente ihrer gesundheitlichen Probleme und die regelmäßige Wiederholung heilender Affirmationen als tägliche Übung. Dies ist für die Erlangung und Beibehaltung von Gesundheit unerlässlich.

Das übergreifende Thema bei dieser Art von Problemen und Erkrankungen ist Vertrauen, Sicherheit und Selbstliebe.

So wie in allen anderen Bereichen werden Ihre Affirmationen individuell variieren, je nach Denkweise oder Verhaltensweisen und der jeweiligen Erkrankung. Zum Beispiel sagen sich vielleicht Menschen, die zu Allergien neigen, dass sie auf alles und jeden allergisch sind oder dass sie keine Kontrolle über ihr Leben haben. Diese Art negativer Gedanken kann durch die folgende Affirmation ersetzt werden: »Die Welt ist sicher und freundlich. Ich bin sicher. Ich lebe in Frieden.«

Wenn Sie andererseits anfällig für Erkrankungen wie beispielsweise Epstein Barr-Virus (EBV) sind, haben Ihre Ängste unter Umständen damit zu tun, nicht gut genug zu sein. Vielleicht haben Sie das Gefühl, Ihre innere Unterstützung ist aufgebraucht, oder dass sie von den Menschen in Ihrer Umgebung keine Liebe oder Wertschätzung bekommen. Um diese Denkweise zu transformieren, empfiehlt Louise die heilende Affirmation: »Ich entspanne mich und erkenne meinen Selbstwert. Ich bin gut genug. Das Leben ist leicht und voller Freude.«

Personen, die häufig an Erkältungen erkranken, haben die Tendenz, negativ zu reagieren. Sie können diese Negativität mit der Affirmation zerstreuen:« Ich bin jenseits von Gruppen-Glaubenssätzen oder Kalender. Ich bin frei von jeder Art Verstopfung und negativem Einfluss.« Bei Menschen mit Pfeifferschem Drüsenfieber sind negative Gedanken mit Wut und dem Gefühl assoziiert, nicht geliebt zu werden. In diesem Fall könnte eine heilende Affirmation lauten: »Ich liebe und schätze mich und sorge gut für mich. Ich bin genug.«

Darüber hinaus müssen Sie sich Ihr Verhalten im alltäglichen Leben anschauen. Verschließen Sie sich vor anderen Menschen? Haben Sie das Gefühl, niemand versteht Sie? Zuerst müssen Sie identifizieren, welche Ereignisse oder Menschen Ihnen das Gefühl geben, abgelehnt, kritisiert oder verurteilt zu werden. Wenn es auch den Anschein haben mag, als würden manche Menschen ohne jedwedes Taktgefühl Dinge tun und ausdrücken, ist es in Wahrheit so, dass sie in den meisten Fällen ein berechtigtes Bedürfnis zum Ausdruck bringen. Versuchen Sie, die Emotion von diesen Forderungen zu trennen und richten Sie Ihr Augenmerk auf das zugrundeliegende Bedürfnis. Das kann Ihnen helfen, den schmerzhaften Stich über das, was passiert oder gesagt wird, zu mindern. Hilfreich ist außerdem, wenn Sie sowohl in Ihrer äußeren als auch Ihrer inneren Welt toleranter werden. Diese Einstellung ist vergleichbar mit der Aktivität Ihrer weißen Blutkörperchen, die fremde Objekte einkreisen und attackieren; daher führt die Erlangung emotionaler Toleranz häufig zu physischer Toleranz – durch die Schaffung eines stärkeren Immunsystems.

Die andere wichtige Änderung im Verhalten besteht einfach darin sich zu zwingen, unter Menschen zu gehen. So wie ich bereits an früherer Stelle gesagt habe, fangen Sie mit kleinen Schritten an. Versuchen Sie, einmal in der Woche an einer Aktivität teilzunehmen, bei der sie nicht alleine sind. Wenn Sie sich allmählich auf Beziehungen einlassen, werden sich die Dinge unkomplizierter entwickeln. Sie können es mit einer Vielzahl von Aktivitäten versuchen – Spielclubs, Kirchengruppen, selbst Familientreffen werden Ihnen helfen zu sehen, dass die Welt nicht Ihr Feind ist.

Gehen Sie diese beiden Aspekte von Gesundheit an – den physischen und emotionalen – und bald werden Sie die Welt mit neuen Augen sehen. Ihre Stimmung und Laune wird stabiler sein, und Sie werden sich zufriedener fühlen. Sie werden anfangen, sowohl die Bedürfnisse der Gruppe als auch Ihre eigenen zu berücksichtigen. Anstatt ständig davon auszugehen, betrogen, hintergangen und angegriffen zu werden, reagieren Sie auf Herausforderungen ruhig und mit der passenden Emotion.

Es wird nicht lange dauern, und Sie werden sehen, welchen Wert es hat, mit anderen Menschen zusammen zu sein und welches Gefühl von Sicherheit Ihnen das vermittelt. Und schließlich werden Sie eine Balance zwischen Ihrer Verantwortung für sich selbst und Ihre Familie, Freunde und Kollegen finden. Diese Balance ist der Schlüssel zur Gesundheit im ersten emotionalen Zentrum.

Aus den Krankenakten:
Probleme des Immunsystems – Patientenstudie

Larry, heute 32, war in seiner Jugend furchtbar scheu und linkisch und verbrachte einen großen Teil seiner Zeit alleine. Selbst seine Brüder empfanden ihn als seltsam, und er fühlte sich wie ein Ausgestoßener in seiner eigenen Familie. Die Dinge wurden auch nicht besser, als er erwachsen war und seine eigenen Wege ging. Bei der Arbeit zog er sich zurück und wurde schnell als unnahbar verschrien.

Er hatte sein Leben lang Probleme mit Allergien. Aber sie wurden im Laufe der Jahre immer schlimmer, und schließlich litt er unter komplizierteren Erkrankungen seines Immunsystems. Eines Tages bekam Larry Fieber, das nicht mehr verschwand. Ständig war er erschöpft, fiebrig, und alles tat ihm weh. Schließlich wurde Pfeiffersches Drüsenfieber und Epstein Barr-Virus (EBV) bei ihm diagnostiziert.

Larry hatte Schwierigkeiten, sich in der Welt sicher und beschützt zu fühlen, und seine soziale Phobie spiegelte sich im Verteidigungsmechanismus seines Körpers wider – in den weißen Blutkörperchen des Immunsystems. Wenn Allergien sich auch auf verschiedene Weise zeigen können – Hautausschläge, laufende Nase, juckende Augen, Reizdarm und so weiter – fallen sie alle unter die Kategorie der Erkrankungen des Immunsystems, weil die Symptome eine Folge der Reaktion Ihrer weißen Blutkörperchen auf einen Fremdkörper darstellen. Im Wesentlichen ist es so, dass der Körper ein fremdes Objekt spürt, es als Bedrohung erklärt und die weißen Blutkörperchen schickt, um es zu vernichten. Diese Zellen schütten irritierende Substanzen wie Histamine, Leukotriene und Prostaglandine aus, um die Allergene zu attackieren. Und diese Flut von Substanzen ruft die entzündliche Reaktion hervor, die tränende Augen, laufende Nase, Husten und Nießen, Jucken, Muskelzucken und Verdauungsprobleme zur Folge hat.

Mit einem gesunden Immunsystem kann der Körper die Allergene tolerieren, ohne eine solch gigantische Attacke einzuleiten. Der Mensch hat weniger und nicht so ausgeprägte Symptome.

Da Larry unter vielen dieser Allergien litt, standen ihm einige übliche medizinische Möglichkeiten zur Verfügung:

1. Restriktion: Das Ziel bei dieser Methode ist es, sich von Allergenen fernzuhalten, die Symptome hervorrufen können. Dazu kann ich nur sagen: Viel Glück! Diese Herangehensweise ist für die meisten Menschen im besten Fall eine temporäre Lösung. Vielleicht werden ihre Symptome ein oder zwei Monate lang besser, doch bald kehren Husten, Niesen und Jucken zurück. Auch wenn der Betreffende nicht mehr regelmäßig mit den allergieauslösenden Substanzen in Kontakt ist, wird das Immunsystem weiter geschwächt, was zu einer größeren Intoleranz im Körper führt. Auf diesem Weg weiterzugehen bedeutet ein Leben zu führen, das zunehmend eingeschränkter und kontrollierter wird.

2. Medikation: Es gibt viele Medikamente auf dem Markt, die einer allergischen Reaktion entgegenwirken. Genau wie bei Restriktionen werden bei dieser Methode nicht die zugrundeliegenden Ursachen von Allergien, sondern lediglich die Symptome behandelt. Bei leichteren Allergien sind Antihistamine wie Benadryl, Clarinex, Atarax, Allegra eine gute Option. Diese Mittel zielen auf die Histamine, die von den weißen Blutzellen ausgeschüttet werden. Vergessen Sie jedoch nicht, dass Antihistamine nur für Personen unter 70 Jahren empfohlen werden, weil sie bei älteren Menschen zu Problemen mit der Erinnerungsfähigkeit und beim Harnlassen führen können. Außer Antihistaminen gibt es Medikamente, unter anderem Singulair und Accolate, die die Leukotrien-Produktion beeinflussen. Bei schwersten Allergien sind oral eingenommene, örtlich verabreichte und inhalierte Steroide das meistverbreitete Medikament. Während die anderen Medikamente gegen Entzündungen wirken, indem sie die Produktion von Histaminen und Leukotrienen verhindern, haben Steroide eine intensivere Wirkung. Sie blockieren sowohl die Ausschüttung als auch die Akzeptanz des Körpers für diese chemischen Substanzen. Aufgrund der drastischen Wirkung von Steroiden kann man sie nicht über einen langen Zeitraum einnehmen, ohne ernste langfristige Nebenwirkungen zu riskieren, unter anderem Osteoporose, Magengeschwüre und Schwächung des Immunsystems. Das ist wahrscheinlich der Grund, warum Larry an EBV und Mononukleose erkrankte – sein Immunsystem war geschwächt worden.

3. Immuntherapie: Bei diesem Prozess werden Ihnen geringe Mengen der Stoffe injiziert, auf die Sie allergisch regieren. Dadurch wird versucht, Ihre weißen Blutkörperchen zu trainieren, diese Allergene zu tolerieren. Die Injektionen werden über einen Zeitraum von mehreren Monaten ein- oder zweimal wöchentlich verabreicht, meistens in den Arm. Diese Behandlungsmethode ist besonders geeignet für Menschen mit schweren Allergien oder jenen, die länger als drei Monate im Jahr symptomatisch sind.

Da Larry jahrelang Steroide genommen hatte, reduzierten wir zunächst allmählich seine Anwendung dieser Medikamente. Außerdem schickten wir Larry zu einem Akupunkteur und chinesischen Kräuterheiler, um die Fähigkeit seines Immunsystems zu stärken, Viren zu bekämpfen und gleichzeitig entspannt genug zu sein, um seine Umgebung zu tolerieren. Ein Heilkraut unter vielen, das der Heiler ihm empfahl, ist unter der Bezeichnung Wu Cha Seng bekannt. Es soll die Funktion der weißen Blutkörperchen verbessern, vor allem nach langen Chemotherapie-Behandlungen. Außerdem zog Larry eine Ernährungsberaterin zu Rate, die ihm zu einer guten, ausgewogenen Ernährungsweise mit viel dunkelgrünem Blattgemüse verhalf. Darüber hinaus empfahlen wir ihm, ein gutes pharmazeutisches Multivitaminmittel zu nehmen, das Vitamin C, Magnesium, Zink und den gesamten Vitamin B-Komplex enthielt. Und er fing mit der Einnahme von Astralagus-Wurzel, DHA, Gelbwurz und Ingwer ein, weil diese Nahrungsergänzungsmittel dafür bekannt sind, die Symptome von EBV zu mildern.

Neben den Behandlungen, die Larrys Ärzte für ihn auswählten, begann er mit Affirmationen für Fieber zu arbeiten (»Ich bin der kühle, ruhige Ausdruck von Frieden und von Liebe.«), für Mononukleose (»Ich liebe und schätze mich und sorge gut für mich. Ich bin mir genug.«), EBV (»Ich entspanne mich und erkenne meinen Selbstwert. Ich bin gut genug. Das Leben ist leicht und voller Freude.«) und Muskelschmerzen (»Ich erfahre das Leben als einen freudigen Tanz.«). Diese Affirmationen halfen ihm, die negativen Gedanken zu ändern, die ihn in seiner Krankheit gefangen hielten.

Außerdem arbeitete er intensiv daran, sich in Situationen zu begeben, wo er gezwungen war, mit anderen Menschen zu interagieren. Dieses geballte Heilungspaket von Medizin, Änderungen in seinem Verhalten und Affirmationen half, Larrys Gesundheit wieder in die richtigen Bahnen zu leiten.

Hautprobleme

Haben Sie Hautprobleme wie beispielsweise Schuppenflechte, Ekzeme, Dermatitis, Nesselsucht oder Akne? Wenn ja, sollten Sie sich vielleicht mit dem Gedanken an Veränderung bezüglich Ihrer Beziehungen fokussieren.

Personen mit Hautproblemen scheinen oft ein gut funktionierendes Leben zu führen, aber dies ist ihnen nur durch extreme Kontrolle möglich. Diese Menschen sind grundsolide und zuverlässig – so lange sich nichts verändert. Ihr Leben ist auf Routine, Routine, Routine fokussiert, weil dies sicher und vertraut ist. Doch das wirkliche Leben ist nicht immer sicher und vorhersehbar, und das ist der Moment, wo diese Menschen sich plötzlich mit Problemen konfrontiert sehen. Das natürliche Auf und Ab des Lebens verursacht ihnen große Angst, was sich wiederum als Hautproblem manifestiert. Interessanterweise spielen die Emotionen und Tendenzen, die mit Hautkrankheiten assoziiert werden – wie zum Beispiel Inflexibilität und Starrheit im Leben – häufig auch eine Rolle bei Problemen mit den Knochen. Menschen, die zu einer dieser Erkrankungen neigen, leiden häufig auch unter der anderen.

Daher wollen wir unser Rezept für Gesundheit näher ansehen. Zunächst werden wir die Botschaften identifizieren, die Ihr Körper Ihnen sendet und dann Affirmationen benutzen, um gesunde Denkmuster zu fördern, die zu einer klaren und strahlend reinen Haut führen. Eine gute allgemeine Affirmation für Hautprobleme, die auf Angst und Sorge bezüglich einer Veränderung zurückzuführen sind, lautet: »Ich beschütze mich liebevoll selbst mit Gedanken der Freude und des Friedens. Die Vergangenheit ist vergeben und vergessen. Jetzt bin ich frei.«

Hauterkrankungen können viele Formen annehmen, daher variieren die Affirmationen, die Ihnen helfen werden, von Fall zu Fall. Wenn Sie zum Beispiel Akne haben, ist dies auf negative Denkmuster zurückzuführen, indem Sie sich selbst nicht akzeptieren, daher lautet die Affirmation: »Ich liebe und akzeptiere mich so, wie ich jetzt bin.«

Dermatitis geht mit Antagonismus und verdrängten Emotionen einher, die an die Oberfläche drängen. Um die Auswirkungen dieser Emotionen abzuwenden, lautet die heilende Affirmation: »Harmonie und Frieden, Liebe und Freude umgeben und erfüllen mich. Ich bin sicher und geborgen.«

Nesselsucht wird mit kleinen, versteckten Ängsten und der Tendenz assoziiert, kleine Probleme in große zu verwandeln, aus einer Maus einen Elefanten zu machen, wie es so schön heißt. In diesem Fall lautet die heilende Affirmation: »Ich bringe Frieden in jeden Bereich meines Lebens.«

Hautausschläge generell haben mit Irritation zu tun, weil sich die Dinge nicht genau nach Plan entwickelt haben. Bei der Affirmation dafür geht es um Geduld: »Ich liebe und akzeptiere mich so, wie ich bin. Ich bin im Frieden mit dem Lauf des Leben.« Wenn Sie unter Schuppenflechte leiden, fürchten Sie, verletzt zu werden und weigern sich vielleicht, die Verantwortung für Ihre eigenen Gefühle zu übernehmen. In diesem Fall würde die Affirmation lauten: »Ich bin offen für die Freuden des Lebens. Ich verdiene und akzeptiere das Beste im Leben. Ich liebe und schätze mich.« Versuchen Sie einige der hier vorgeschlagenen Affirmationen oder schauen Sie in der Tabelle ab Seite 233 nach, um eine Affirmation für Ihr spezielles Problem zu finden.

Um einige der anderen emotionalen Probleme anzugehen, die zu Hautproblemen führen, ist es nötig, dass Sie an Ihrer Fähigkeit arbeiten, mit Veränderungen umzugehen. Bekanntermaßen ist das einzig Konstante im Leben die Veränderung. Was können Sie also tun? Wahrscheinlich ist der einfachste Weg, diese Veränderung herbeizuführen, Ihre Routine, Routine, Routine durcheinanderzubringen. Wenn dies scheinbar auch kontraintuitiv ist, planen Sie ein bisschen Spontanität in Ihr Leben ein. Halten Sie sich hin und wieder ein wenig Zeit frei, um sich einfach vom Leben dahin führen zu lassen, wo es hin will. Zum Beispiel könnten Sie eine Stunde in Ihrem täglichen To-do-Plan frei halten und einfach mal losgehen. Und lassen Sie sich überraschen, welche Kontakte dabei zustande kommen. Auf diese Weise werden Sie ein wenig Abwechslung in Ihr Leben bringen. Das kann Ihnen helfen zu sehen, dass eine Welt ohne nahtlos aufeinanderfolgende Pläne nicht unbedingt erschreckend ist.

Außerdem können Sie einen mutigen Schritt machen, indem Sie in eine bestimmte Rolle schlüpfen, gerade *weil* sie mit Chaos einhergeht. Bringen Sie sich in eine Situation, wo es unmöglich ist, alles zu kontrollieren –Sie können zum Beispiel als Freiwilliger in einem Obdachlosenheim arbeiten oder in einem Kindergarten. Wer weiß, was dort alles passieren kann?

Vielleicht schauen Sie sich Ihren Terminplan mal genauer an und sehen, ob es bestimmte Bereiche in Ihrem Leben gibt, wo Sie Ihre Kontrolle ein wenig lockern könnten. Die Kontrolle im Sitzungszimmer möchten Sie nicht aufgeben, aber vielleicht können Sie Ihrem Kind mehr Zeit lassen, um einfach nur zu spielen. Das Ziel all dieser Vorschläge ist, Flexibilität zu entwickeln. Wenn Sie flexibler sind, werden Sie besser in der Lage sein, mit Veränderungen umzugehen. Das Selbstvertrauen, dass Sie auf diese Weise im Hinblick auf Ihre Fähigkeit erlangen, *mit* der Welt zu arbeiten anstatt gegen sie, wird die tägliche Angst spürbar mindern.

Aus den Krankenakten:
Hautprobleme – Patientenstudie

Carl, 52 Jahre, ist ein echter Familienmensch. Außerdem ist er ein erfolgreicher Unternehmer, der sich in seiner Gemeinde engagiert, ehrenamtlich für örtliche Wohltätigkeitsorganisationen tätig ist und sowohl an öffentlichen als auch Familien-Ereignissen teilnimmt. Außenstehende, seine Familie und Freunde kennen ihn als jemanden, der zuverlässig ist und mit beiden Beinen fest auf dem Boden steht – eine Stütze der Gesellschaft.

Doch innerlich ist Carl unbeugsam, streng und obsessiv bei allem, was er tut, und er hasst Veränderungen. Solange die Dinge seiner Kontrolle unterliegen und er sich sicher fühlt, ist Carl in der Lage, ein Unternehmen zu führen und für seine Familie, Freunde und Gemeinde da zu sein.

Nachdem er viele Jahre lang penibel darauf geachtet hatte, stets die Kontrolle zu haben, bekam Carl eines Tages einen juckenden Ausschlag und stellte fest, dass die Haut in den Falten seiner Gelenke schuppig wurde. Der Hautarzt, den er konsultierte, diagnostizierte bei Larry einen schweren Fall von Schuppenflechte (Psoriasis).

Während Schuppenflechte eine Erkrankung der Haut ist, weist sie jedoch häufig auf ein Problem mit dem Immunsystem hin, das mit anderen ernsten gesundheitlichen Problemen zusammenhängen kann, einschließlich Diabetes, Herzerkrankungen, Depression, entzündliche Darmerkrankungen, Arthritis, Hautkrebs und Lymphom. Bei Fällen von Schuppenflechte sehen wir häufig die Überproduktion eines Proteins bekannt als Tumornekrosefaktor (TNF), das ein beschleunigtes Zellwachstum verursacht. Warum? Niemand kann es mit Sicherheit sagen, doch wir wollten dafür sorgen, dass Carl zu einem guten Internisten ging, der den Zustand seines Herzens, Verdauungstraktes und seiner Gelenke regelmäßig überprüfen würde. Also forderte ich Carl zuerst auf, jedes dieser Organe und Körperteile vor Behandlungsbeginn gründlich untersuchen zu lassen.

Als Nächstes brauchte Carl regelmäßige Hautbehandlungen, um das Jucken zu mindern und zu verhindern. Es gibt verschiedene Behandlungsmöglichkeiten:

- lokal aufgetragene Hautcremes;
- Lichttherapie, bei der die Haut regelmäßig UV-Licht ausgesetzt wird, was das Wachstum von Zellen hemmt, die mit der Erkrankung assoziiert sind;
- systemische orale Medikamente wie zum Beispiel Cyclosporin, Methotrexat und Acitretin;
- injizierte IV-Medikamente, um die TNF-Produktion zu blockieren;
- chinesische Medizin und ernährungsbasierte Behandlung.

Carl hatte alle nicht verschreibungspflichtigen Mittel zur Behandlung der Schuppenflechte ausprobiert, ohne Erfolg. Lokal angewandte Steroide halfen ein wenig, doch bald ging das Schuppen und Jucken wieder los, schlimmer als zuvor. Also schlugen wir vor, er solle unter der Aufsicht eines kompetenten Dermatologen mit einer leichten Lichttherapie beginnen. Außerdem überwiesen wir Carl an einen Akupunkteur und Heiler, der mit chinesischen Kräutern arbeitet und ihm neben andern Kräutern auch Gypsum, Imperatae, Scrophulariae, Paenae, Rehmanniae, Flos japonica, Artemisiae und Forsythiae gab. Und eine Ernährungsberaterin half Carl zu identifizieren, welche Nahrungsmittel seine Schuppenflechte verstärkten – eines davon waren Tomaten. Darüber hinaus begann Carl mit der Einnahme von DHA.

Zudem fing er an, nach und nach kleine Momente von Spontanität und kontrolliertem Chaos in seinem Leben zuzulassen. Und er arbeitete daran, seine Gedanken mit den Affirmationen für generelle Hautgesundheit zu verändern (»Ich fühle mich sicher, ich selbst zu sein.«), für allgemeine Hautprobleme (»Ich beschütze mich selbst liebevoll mit Gedanken der Freude und des Friedens. Die Vergangenheit ist vergeben und vergessen. Ich bin jetzt frei.«), für Ausschlag (»Ich beschütze mich selbst liebevoll mit Gedanken der Freude und des Friedens. Die Vergangenheit ist vergeben und vergessen. Ich bin jetzt frei. Ich fühle mich sicher, ich selbst zu sein.«) und Schuppenflechte (»Ich bin für die Freuden des Lebens empfänglich. Ich verdiene und akzeptiere das Allerbeste im Leben. Ich liebe und schätze mich.«).

Dank all dieser Veränderungen, die Carl vorgenommen hatte, verschwand die Schuppenflechte vollständig ... und er war total begeistert.

Alles ist gut im ersten emotionalen Zentrum

Sie haben die Macht, Ihr Immunsystem und Ihr Muskel-Knochen-System zu stärken und Hauterkrankungen zu heilen, indem Sie Medizin, Intuition und Affirmationen benutzen.

Wenn Sie lernen, die negativen Gedanken und Verhaltensweisen zu erkennen, die Ihren physischen Problemen zu Grunde liegen und die Botschaften befolgen, die Ihr Körper Ihnen in Form von gesundheitlichen Problemen des ersten emotionalen Zentrums sendet, können Sie endlich beginnen, den Weg zu wahrer Heilung einzuschlagen.

Das Etablieren neuer Denkmuster mit Hilfe von Louises Affirmationen wird Ihnen das Fundament und die Kraft geben, die Verhaltensmuster, die zu Erkrankungen des ersten emotionalen Zentrums beitragen, zu ändern. Sie werden lernen, Ihre individuellen Bedürfnisse mit denen von Familie, Freunden und Gemeinschaft ins Gleichgewicht zu bringen.

Die Welt ist ein sicherer und freundlicher Ort. Alles ist gut.

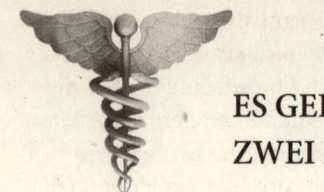

ES GEHÖREN IMMER ZWEI DAZU

Das zweite emotionale Zentrum: Blase, Fortpflanzungsorgane, Kreuz und Hüften

Das zweite emotionale Zentrum hat mit Liebe und Geld zu tun. Wenn es Ihnen nicht gelingt, ein Gleichgewicht zwischen diesen beiden Bereichen des Lebens zu schaffen, werden Sie anfällig sein für Erkrankungen der Blase, Fortpflanzungsorgane, Kreuz und Hüften. Daher müssen Sie für die Wiederherstellung von Gesundheit in diesem emotionalen Zentrum lernen, wie Sie Ihre Finanzen managen können, ohne dafür Ihr Liebesleben zu opfern und umgekehrt. Einfach, oder? Leider nicht. Es gibt nur sehr wenige Menschen, denen das von Natur aus gut gelingt, also wollen wir mal loslegen. Genau wie bei allen anderen emotionalen Zentren hängt die Erkrankung der betroffenen Organe davon ab, welche Denk- oder Verhaltensmuster das Ungleichgewicht in diesem Bereich Ihres Lebens (Liebe/Geld) verursacht.

Bei Problemen des zweiten emotionalen Zentrums finden wir drei Arten von Menschen: jene, deren Fokus eher auf Liebe als auf Geld gerichtet ist, Personen, die den ungezügelten Drang verspüren, sowohl in Geld- als auch in Liebesdingen nach vorne zu preschen, und Personen, die weder mit Liebe noch mit Geld verantwortungsvoll umgehen können. Wir werden detaillierter darauf eingehen, wenn wir uns mit den einzelnen Körperbereichen beschäftigen, doch in all diesen Fällen ist es wichtig, dass Sie auf Ihren Körper hören. Vergessen Sie nicht, Ihr Körper reagiert intuitiv. Er macht Sie auf Probleme in Ihrer emotionalen Gesundheit aufmerksam, indem er physisch laut aufschreit.

Zu den negativen Gedankenmustern, die mit dem zweiten emotionalen Zentrum einhergehen, gehören Angst, Wut oder Trauer sowohl im Hinblick auf Geschlechtsidentität und Sexualität als auch Beziehungskämpfe und finanzielle Sorgen. Wenn wir die Sicherheit unserer Familie verlassen (das erste emotionale Zentrum), um uns alleine in der Welt zurechtzufinden, haben die ersten Herausforderungen, mit denen wir alleine fertig werden müssen, mit Liebe und Geld, Beziehungen und Finanzen zu tun.

Was also hindert *Sie* daran, wichtige Veränderungen in Ihren Finanzen und Beziehungen vorzunehmen, um Ihre Gesundheit zu verbessern? Sind Sie wütend auf Ihren Partner und können das Gefühl nicht loslassen? Geben Sie bei Geldproblemen mit anderen zu schnell auf? Gehen Sie unverantwortlich mit Ihrem Geld um? Fühlen Sie sich, als würden Sie ersticken?

Dies sind nur einige der Emotionen und Verhaltensweisen, die zu gesundheitlichen Problemen im zweiten emotionalen Zentrum führen. Wenn Sie die Denkmuster identifizieren können, die Ihren Problemen zugrunde liegen, können Sie anfangen, die erforderlichen emotionalen, verhaltensorientierten und physischen Veränderungen vorzunehmen, um die Gesundheit Ihrer Blase, Fortpflanzungsorgane, Kreuz und Hüften zu verbessern. Das Identifizieren der Grundursache ist der erste Schritt. Der nächste Schritt besteht darin, diese negativen Gedanken und Verhaltensweisen in neue Arten des Denkens zu verwandeln, um Gesundheit zu ermöglichen.

Zweites emotionales Zentrum – Affirmation: Theorie und Wissenschaft

So wie bei allen anderen Krankheiten beschäftigt sich auch hier Louises Theorie mit der emotionalen Nuance hinter dem gesundheitlichen Problem des zweiten emotionalen Zentrums. Zum Beispiel hängt ein gesunder Menstruationszyklus, frei von Zyklusstörungen (Amenorrhoe, Dysmenorrhoe) oder fibrösen Tumoren, davon ab, ob die Frau ein gesundes Gefühl ihrer Weiblichkeit hat oder nicht. Die Ablehnung von Weiblichkeit ist ein negatives

Gedankenmuster, das mit typisch weiblichen Problemen generell assoziiert ist. Sexuelle Schuldgefühle und Wut auf einen Partner werden mit Vaginitis und Blaseninfektionen in Verbindung gebracht.

Im Gegensatz dazu repräsentiert die Prostata die männliche Seite dieses Prinzips. Sowohl sexueller Druck und Schuldgefühle als auch die Einstellung des Mannes in Bezug aufs Älterwerden sind mit Prostataproblemen assoziiert.

Machtkämpfe in Beziehungen stellen die Weichen für sexuell übertragbare Krankheiten. Egal ob es sich dabei um Gonorrhoe, Herpes oder Syphilis handelt oder um Glaubenssätze, die besagen, dass Genitalien generell »sündhaft und schmutzig« sind, um sexuelle Schuldgefühle oder das Gefühl, bestraft werden zu müssen – all dies sind Denkmuster, die mit Geschlechtskrankheiten verbunden sind. Die Überzeugung, dass Sex oder sexuelle Bedürfnisse etwas Schlechtes sind, kreiert Denkmuster, die mit Impotenz verbunden sind.

Wenn wir das Thema Fruchtbarkeit durch die Brille der Affirmationstheorie betrachten, sehen wir, dass Sie sich bei Empfängnisschwierigkeiten Sorgen machen über das richtige Timing oder über das generelle Bedürfnis, Eltern zu werden.

Und wer hat nicht schon mal Probleme mit dem Kreuz gehabt, wenn es um das Thema Geld ging? Die Angst vor Geldproblemen und Zukunft sind negative Gedankenmuster, die mit Kreuzschmerzen und Ischias assoziiert sind.

Und was sagt uns die Wissenschaft über die Körper-Geist-Verbindung von negativen Gedanken und Emotionen, die sich auf die Organe des zweiten emotionalen Zentrums auswirken?

Studien haben gezeigt, dass die Rate der Unfruchtbarkeit und Unregelmäßigkeiten im Menstruationszyklus höher ist bei Frauen, die von inneren Konflikten im Hinblick auf das Muttersein geplagt sind und sich Sorgen machen über die damit einhergehenden Veränderungen in ihrem Körper.[1] Während sie einerseits den gesellschaftlichen Druck spüren, Kinder zu bekommen, passt Mutterschaft vielleicht nicht zu ihren langfristigen Zielen. Der emotionale Stress, der mit diesen Konflikten einhergeht, führt zu vermehrter Cortisol- und verminderter Progesteron-Ausschüttung, was die erfolgreiche Implantation des Embryos in der Gebärmutter erschwert. Außerdem reduziert er Oxytocin und verstärkt Noradrenalin und Adrenalin. All dies zusammen sorgt dafür, dass die Sexualhormone unterdrückt und die Mechanismen abgestellt werden, die eine Befruchtung ermöglichen.[2]

Wenn ein Mann unter hohem Druck steht, führt die Angst, die er empfindet, zu einer Produktion von Antikörpern, die den Samen sozusagen »impotent« machen. Stress führt zudem dazu, dass die Hoden und die Nebennieren mehr Cortisol und weniger Testosteron produzieren. Die Folge ist eine Reduzierung der Samenzellen. Stress kann demnach zu Unfruchtbarkeit führen.[3]

Es gibt umfangreiche wissenschaftliche Literatur zu dem Thema, wie sich die Gesundheit der Fortpflanzungsorgane auf Beziehungen auswirkt. Es ist bewiesen, dass Depression und Angstgefühle durch ein Beziehungstrauma die Gesundheit der weiblichen Fortpflanzungsorgane beeinflusst, weil die Nebennieren zu viel Steroide produzieren. Dies wiederum verändert die Menge von Cortisol, Östradiol und Testosteron im Körper. Das Ungleichgewicht zwischen diesen drei Hormonen kann diverse Probleme hervorrufen, von Gereiztheit über Schmerzen bis zu gutartigen Tumoren und Eierstockzysten, ganz zu schweigen von Gewichtszunahme.[4] Tatsächlich zeigte eine der Studien die Verbindung zwischen chronischen Unterleibsschmerzen und sexuellem Missbrauch. Es ist bekannt, dass ein sexuelles Trauma, vor allem in der Kindheit, die Weichen stellt sowohl für Schmerzen im Genitalbereich und Urintrakt als auch für Probleme des dritten emotionalen Zentrums wie Essstörungen oder Fettleibigkeit.[5]

Frauen mit Fehlbildung des Gebärmutterhalses und Gebärmutterhalskrebs hatten häufig bereits in sehr jungen Jahren verschiedene sexuelle Beziehungen, vielen vorehelichen sexuellen Verkehr, außereheliche Affären oder mehrere Ehen und Scheidungen. Über die Hälfte dieser Frauen wuchs in Familien heran, wo der Vater jung gestorben war oder die Familie verlassen hatte.[6] Im Wesentlichen kann man sagen, dass diese Frauen als Kind nie die adäquate Liebe eines väterlichen Mannes erfahren haben. Ihr späteres sexuelles Verhalten ist ein Schrei nach Liebe, das Bemühen zu finden, was sie zu Hause nicht finden konnten. Ohne eine innere

Entsprechung von Liebe versuchen sie ständig, die Leere in ihrem Inneren durch eine Fülle von unausgewogenen Beziehungen zu füllen. Sehr häufig genießen diese Frauen ihre sexuellen Begegnungen, neigen jedoch dazu, selbstlos zu sein und alles zu tun, was dem Mann gefällt, physisch und emotional.[7]

Die Auswirkungen von finanziellen Sorgen und einer schlechten wirtschaftlichen Lage können als Last auf den Schultern der arbeitenden Bevölkerung des Landes gesehen werden – im wahrsten Sinne des Wortes. Eine Anzahl von Untersuchungen hat ergeben, dass Rückenschmerzen und verstärkte Muskelspannungen auftreten, wenn Menschen depressiv werden oder unglücklich sind bezüglich ihrer finanziellen Situation, vor allem wenn sie ihren Job hassen.[8]

Eine Studie zum Beispiel kam zu dem Ergebnis, dass bei beruflicher Unzufriedenheit das Risiko für Rückenschmerzen beinahe sieben Mal größer ist.[9] In den USA sind Kreuzschmerzen die Hauptursache für Arbeitsunfähigkeit, nicht nur bei Möbelpackern oder Werftarbeitern, sondern auch bei Menschen mit sitzenden Tätigkeiten. Und die Erkrankungen mit Schmerzen im unteren Rückenbereich verringern sich auch nicht unter ergonomisch richtigen Bedingungen. Sie wissen, was ich meine … all diese Kissen und Geräte, die OSHA und andere Firmen entwickelt haben, um unsere Wirbelsäulen zu schützen. Eine vor Kurzem durchgeführte Untersuchung zeigte, dass die Bemühungen der Schulaufsichtsbehörde, ergonomisch adäquates Mobiliar zur Verfügung zu stellen, die Anzahl der Kreuzschmerzpatienten und Arbeitsunfähigkeit nicht signifikant reduzieren konnte.[10] Eine Arbeit, die Ihnen Spaß macht, kann jedoch hilfreich sein. Es werden dabei Opiate freigesetzt, die chronische Schmerzen erwiesenermaßen mindern.

Interessanterweise werden Kreuzschmerzen schon länger mit problematischen Beziehungen assoziiert. Zum Beispiel können verbesserte Ehebeziehungen helfen, chronische Schmerzen zu erleichtern, vor allem im unteren Rückenbereich. Wenn jemand, der Kreuzschmerzen und Eheprobleme hat, zusammen mit seinem Partner eine Paartherapie macht, nehmen die Kreuzschmerzen häufig erstaunlich schnell ab oder verschwinden ganz. Der Betref-

fende muss sich weder operieren lassen noch Medikamente nehmen – und gleichzeitig verbessert sich die Beziehung .[11]

Jetzt, wo Sie die wissenschaftlichen Fakten kennen, die Louises
Affirmationstheorie unterstützen – wie heilen Sie denn nun tatsächlich Ihre gesundheitlichen Probleme?

Blasenprobleme

Personen mit Blasenproblemen sind in der Regel emotional sehr
empfindsam, wenn es um Beziehungen geht. Finanzielle Unabhängigkeit kann dadurch schwierig werden, sie sind so darauf fokussiert, liebevolle Beziehungen zu pflegen und aufrechtzuhalten.
Diese Menschen neigen dazu, ihre finanziellen Angelegenheiten
zu vernachlässigen oder die Kontrolle darüber an den Partner ab-
zugeben. Doch ziehen solche Aktionen häufig Blasenerkrankun-
gen nach sich, weil sie Gefühle von Wut und Ablehnung hervorrufen – entweder weil totale Abhängigkeit von einem Lebensgefährten
vorliegt oder aufgrund der Notwendigkeit, zumindest teilweise
finanzielle Verantwortung übernehmen zu müssen.

Also lassen Sie uns ein Rezept finden, um ein wenig mehr
Gleichgewicht in Ihre Liebes- und Geldangelegenheiten zu bringen. Verlieren wir keine Zeit und schauen uns die Affirmationen
an, die Ihnen helfen können, negative Denkmuster zu verändern,
die eventuell die Ursache Ihrer Blasenprobleme sind. Entzündungen des Urintraktes – egal ob es sich dabei um einen Blasenkat-
arrh oder eine ernsthaftere Nierenentzündung handelt – korrelieren mit einem Gefühl der Wut, des »Angepisstseins«, in der
Regel auf das andere Geschlecht oder einen Partner, und der An-
gewohnheit, anderen Vorwürfe zu machen. Also müssen wir die
Wut loswerden. Eine gute Heilungsaffirmation für Infektionen
des Urintraktes lautet: »Ich lasse das Muster in meinem Bewusstsein los, das diesen Zustand kreiert hat. Ich bin bereit, mich zu
ändern. Ich liebe und schätze mich.« Inkontinenz (ein nicht kon-
trollierbares Ausrinnen von Urin) wird mit dem langfristigen
Unterdrücken von Emotionen assoziiert; die Heilungsaffirmation

dafür ist: »Ich bin bereit zu fühlen. Es ist sicher für mich, meine Emotionen auszudrücken. Ich liebe mich.« Affirmationen werden variieren, abhängig vom jeweiligen Krankheitsbild. Für spezifischere Affirmationen suchen Sie Ihre individuelle Erkrankung in der Tabelle ab Seite 233.

Schauen Sie sich Ihren bisherigen Umgang mit Geld an. Waren Sie jemals so total auf einen anderen Menschen fixiert, dass Sie nicht mehr auf Ihre Finanzen geachtet haben? Wenn Sie in einer Beziehung waren, überließen Sie in Gelddingen alle Kontrolle Ihrem Partner? Glauben Sie, keine Kontrolle zu haben, wenn es um Geld geht? Wenn Sie irgendeine dieser Fragen mit »Ja« beantworten, laufen Sie Gefahr, Blasenprobleme zu bekommen.

Wenn Sie sich in dieser Beschreibung wiedererkennen, müssen Sie sich als Erstes Ihre Sicht in Bezug auf Geld ansehen und die wichtige Rolle, die es im Leben spielt. Das wird nicht einfach sein. Um diese Balance zwischen Liebe und Geld herbeizuführen, sollten Sie mit kleinen Schritten anfangen.

Falls Sie momentan finanziell abhängig sind, finden Sie einen Weg, wenigstens ein wenig unabhängig zu werden. Zum Beispiel könnten Sie für einige regelmäßige Haushaltsausgaben die Kontrolle übernehmen: Erledigen Sie einfach einige der nötigen Überweisungen. Wenn Sie sich echt stark und abenteuerlustig fühlen, schauen Sie sich Ihre persönlichen Leidenschaften an und überlegen Sie, ob Sie vielleicht einen Teilzeitjob finden wollen, der mit diesen Interessen zu tun hat. Wichtig hierbei ist, finanziell für etwas verantwortlich zu sein. Sie müssen sich mit der Sprache und segensreichen Macht des Geldes vertraut machen. Dies verringert die Abhängigkeit von Ihrem Partner und hilft Ihnen, den Widerwillen und die Angst einzudämmen, die daher rührt, in einer total kontrollierten Beziehung zu leben oder gezwungen zu sein, eine wichtige finanzielle Rolle zu übernehmen. Egal wie sehr Sie jemanden lieben oder ihm vertrauen: Sie sollten im Hinblick auf Ihre finanzielle Perspektive immer ein Wörtchen mitreden.

Wenn es schwierig scheint, sich in Gelddingen zu involvieren, könnte es unter anderem an dem Problem liegen, dass in Ihren Augen Geld nicht spirituell ist – vielleicht sogar die Wurzel allen Übels – und dass der Gefallen daran oder die Beschäftigung damit

Sie automatisch zu einem oberflächlichen oder materialistisch denkenden Menschen macht. Dazu sage ich nur: Genug jetzt! Angesichts der Struktur unserer heutigen Gesellschaft ist Geld nötig, um leben zu können, genau wie Essen und Trinken. Wenn es auch Menschen gibt, die diese Dinge missbrauchen können (und es auch tun), ist deren negatives Verhalten kein Beweis dafür, dass Geld und Macht schlecht sind. Sie müssen erkennen, dass finanzielle Verantwortung zu übernehmen bedeutet, sich einer gesunden Unabhängigkeit zu erfreuen. Nicht mehr. Nicht weniger.

Daher besteht das Ziel darin, Geld und Liebe ins Gleichgewicht zu bringen. Opfern Sie Ihr finanzielles Wohlergehen nicht einer wichtigen Beziehung. Denn indem Sie die Kontrolle über Ihre eigene finanzielle Situation übernehmen, zeigen Sie Respekt für sich selbst und die Menschen in Ihrer Umgebung.

Aus den Krankenakten:
Blasenprobleme – Patientenstudie

Elise, 55, berichtete, dass sie nie wirklich glücklich gewesen war, bis sie ihren Ehemann kennenlernte. Da war sie Mitte zwanzig. Sie hatte sich total auf ihre Karriere fokussiert – sie absolvierte eine Wirtschaftsschule und arbeitete als Buchhalterin – fühlte jedoch die ganze Zeit, dass etwas Wichtiges fehlte. All das änderte sich, als Elise Gerald kennenlernte. Sie verliebten sich auf der Stelle und heirateten kurz darauf, und endlich fühlte Elise einen inneren Frieden. Obwohl sie zuvor den Weg einer vielversprechenden Karriere in der Wirtschaft eingeschlagen hatte, überließ sie es jetzt Gerald, sich um sämtliche Finanzangelegenheiten zu kümmern. Sie gab ihren Job auf, um als Mutter und Hausfrau für ihre wachsende Familie zu sorgen.

Elise fühlte sich lange Zeit glücklich und erfüllt in dieser Situation – bis Gerald seinen langjährigen Job verlor. Er passte sich schnell an dieses unerwartete Frührentnerdasein an, doch für Elise war dieser Übergang schwieriger. Nach fast 20 Jahren als Hausfrau und Mutter, die sich nie um finanzielle Verpflichtungen gekümmert hatte, war sie gezwungen, sich wieder eine Stelle als Buchhalterin zu suchen, um das Einkommen der Familie aufzubessern.

Bald nachdem Elise ihren Job begonnen hatte, fingen sie und Gerald an, über Geld zu streiten. Sie fühlte sich verbittert und überfordert, manchmal wütend. Sie erinnerte sich an eine Zeit, als ihre Arbeit sie erfüllt hatte. Doch heute zeigte ihr die Arbeit nur umso deutlicher, wie sehr sie sich verändert und wie viel sie aufgegeben hatte. Sie bekam erste Probleme mit ihrer Gesundheit. Zunächst schienen ihre Symptome auf eine Prämenopause hinzuweisen – sie musste häufiger Wasser lassen, ihr Zyklus wurde unregelmäßig, und sie bekam Blasenentzündungen. Nachdem sie monatelang unter Infektionen der Harnwege gelitten hatte, die sich nicht mit Antibiotika heilen ließen, kam sie schließlich in unsere Praxis.

Als wir mit der Therapie für Elises Probleme begannen, bestand der erste Schritt darin, die mysteriöse Unterleibsregion zu entmystifizieren. Meiner Überzeugung nach ist es wichtig, dass die Patienten dies verstehen. Wenn sie wissen, womit wir helfen können und wie es funktioniert, sind wir besser in der Lage, in diesem Bereich Gesundheit zu visualisieren.

Ich erklärte Elise, dass unser Harnsystem aus zwei Nieren, zwei Harnleitern, einer Blase und einer Harnröhre besteht. Nieren filtern Toxine aus dem Blut, halten unseren Natrium- und Wasserhaushalt im Gleichgewicht und produzieren Urin. Dieser gelangt durch die Harnröhren in die Blase, wo er gesammelt und dann durch die Harnröhre aus dem Körper gespült wird. Da die Öffnung der Harnröhre in der Nähe des Afters liegt, wo sich viele Bakterien befinden, können schnell Infektionen auftreten. Verschiedene Harnwegsentzündungen sind die Folge. Wenn Ihr Immunsystem geschwächt ist, Sie Diabetiker sind oder andere prädisponierende Bedingungen aufweisen, können die Bakterien aus der Blase durch die Harnleiter hinauf in die Nieren gelangen und eine gefährliche Niereninfektion hervorrufen.

Nachdem wir ihr erklärt hatten, wie ihr Harnsystem arbeitet, schickte ich Elise ins Labor, um ihren Urin untersuchen zu lassen und zu verifizieren, ob sie tatsächlich eine Blaseninfektion hatte. Bei einer Blasenentzündung befinden sich weiße Blutkörperchen im Urin, zusammen mit einer übermäßig großen Anzahl von Bakterien. Während eine bestimmte Anzahl Bakterien in der Blase normal ist, schnellt diese Zahl bei einer akuten Infektion in die Höhe. Elise allerdings hatte keine weißen Blutkörperchen und nur wenige Bakterien in ihrem Urin – also lag keine Blasenentzündung vor. Doch was war dann die Ursache für ihre Schmerzen?

Die Blase ist ein muskuläres Organ, das bis zu einem Liter Urin aufnehmen kann. Wenn Sie also alle fünf Minuten das Gefühl haben, auf die Toilette zu müssen, doch jedes Mal nur ein paar Tropfen Urin produzieren, haben Sie eine Blasen- oder Harnröhren-Irritation. Das war bei Elise der Fall, doch mussten wir herausfinden, warum? Dabei galt es drei grundsätzliche Faktoren in Betracht zu ziehen:

1. Folgen nach einer Hysterektomie: Nach einer Gebärmutterentfernung kann eine »stressbedingte Inkontinenz« auftreten. Durch die Operation wurden die Blasennerven »verletzt«, die das Urinieren kontrollieren.

2. Fibröse Tumore: Wenn eine Frau große fibröse Zysten in ihrer Gebärmutter hat, können diese unter Umständen die in der Nähe liegende Blase zusammendrücken. Das führt dazu, dass sie bereits mit kleineren Mengen Urin gefüllt ist, was wiederum häufiges Harnlassen zur Folge hat.

3. Irritation infolge von Scheidentrockenheit und Verdünnung des Gewebes: Wenn in der Prämenopause der Östrogenspiegel sinkt, wird das Vagina- und Harnröhrengewebe dünner und dadurch leichter irritiert. Es treten die gleichen Symptome wie bei einer Blasenentzündung auf, ein Gefühl des Drangs und Schmerzen beim Wasserlassen.

Da Elise keine Hysterektomie hatte, wussten wir, dass dies nicht das Problem sein konnte, also war der nächste Schritt ein Besuch beim Gynäkologen. Elise hatte schon seit einigen

Monaten unregelmäßige Perioden. Von ihrem Gynäkologen erfuhr sie, dass sie zwei große gutartige Tumore hatte, die direkt auf ihrer Blase saßen. Zu diesem Zeitpunkt standen Elise zwei Optionen zur Verfügung, um mit den Tumoren umzugehen. Sie konnte sie operativ entfernen lassen. Oder, falls sie nicht unters Messer wollte, konnte sie sich entscheiden, einfach zu warten. Zum Ende der Wechseljahre werden weniger Hormone produziert, was häufig zu einer Rückbildung von fibrösen Tumoren führt und damit den Druck auf die Blase erleichtern würde.

Auch untersuchten wir die dritte mögliche Ursache für ihre Schmerzen: Irritation des Gewebes infolge von Scheidentrockenheit und Gewebsverdünnung. Ihr Zyklus war unregelmäßig und sie hatte Schmerzen während des Geschlechtsverkehrs.

Elise beschloss, sich nicht operieren zu lassen und ihren Fokus stattdessen auf die Behandlung der Irritation zu richten. Vielleicht würde das ausreichen, ihre Blasenprobleme zum Verschwinden zu bringen. Um die Scheidentrockenheit zu behandeln, schauten wir uns mehrere Gleitmittel an, die helfen könnten und fanden eines, das genau richtig für sie war. Außerdem prüften wir sowohl rezeptpflichtige als auch natürliche Methoden. Elise entschied sich, mit den Naturheilmitteln zu beginnen. Sie nahm Trauben-Silberkerze, um die Scheidenschleimhaut zu stärken und diese Region unempfindlicher zu machen; Löwenzahnblätter und Hafer, um die Feuchtigkeit der Vagina wiederherzustellen und übermäßigen Harndrang zu reduzieren.

Leider halfen diese Mittel nicht so sehr, wie sie es sich gewünscht hatte. Deshalb schlugen wir ihr Östriol-Creme und eine Vaginalcreme vor, die Testosteron enthält. Diese Cremes würden den irritierten Vagina- und Harnbereich beruhigen.

Und schließlich, um Elises hormonell bedingten Drang zum häufigen Wasserlassen und die Unregelmäßigkeiten in ihrem Menstruationszyklus zu behandeln, schlug ich ihr vor, einen kompetenten Akupunkteur und chinesischen Kräuterheiler aufzusuchen. Er gab ihr eine Kräuterkombination mit dem Namen Lui Wei Di Huang, die Rehmanniae und Gui Ling Ji beinhaltete.

Außerdem schaute sie sich die Gedanken und Verhaltensmuster an, die zu ihren Problemen beigetragen haben könnten. Sie arbeitete mit den Affirmationen für Blasenprobleme (»Leicht und mühelos lasse ich das Alte gehen und heiße das Neue in meinem Leben willkommen. Ich bin in Sicherheit.«) und Harnwegsinfektionen (»Ich lasse das Muster, das zu diesem Zustand geführt, aus meinem Bewusstsein los. Ich bin willens, mich zu ändern. Ich liebe und akzeptiere mich.«).

Auch fing sie an, sich ihre Beziehung zu Geld näher anzuschauen. Sie änderte ihre Sichtweise bezüglich der Bedeutung von Geld und revidierte die Denkmuster, die zu ihrer Wut geführt hatten. In diesem Prozess begann Elise zu heilen.

Fortpflanzungsorgane

Männer und Frauen mit Erkrankungen in den reproduktiven Organen haben in der Regel ihren Fokus auf Vorwärtsbewegung und Tatendrang um jeden Preis gerichtet.. Diese Menschen sind typischerweise getrieben, unaufhörlich zu produzieren – egal ob es sich um etwas mit der Familie oder ihrem Job handelt, im Wesentlichen ist es immer Arbeit. Die Liebe in einer Beziehung ist in erster Linie ein Werkzeug, das sie brauchen, um das zu produzieren, was sie haben wollen, egal ob es Kinder sind, Bücher, Spiele, technische Handbücher oder irgendwelche anderen Kreationen. Diesen ungehemmten Drang können sie nur durchsetzen, indem alle Aspekte des Lebens extrem organisiert und kontrolliert werden. Während diese Fähigkeit zu fokussieren und zu kontrollieren in der äußeren Welt der Ellbogengesellschaft von Geld und Business offensichtlich von Vorteil ist, weiß jeder, dass auch die Führung eines Haushaltes mit mehreren Kindern oder Projekten oder Haustieren eine Menge Organisationsfähigkeit und Kontrolle verlangt. Ob sie nun in der raubeinigen Welt der Finanzen arbeiten oder den Jonglierakt beherrschen, einen Haushalt zu schmeißen, müssen Frauen und jene seltenen Männer, die diesen

Balanceakt zu meistern versuchen, manchmal die innewohnende weibliche Sensitivität (wir alle haben mehr oder weniger davon) abschalten, um einen funktionierenden Termin- und Arbeitsplan beizubehalten. Wenn Sie dazu tendieren, im Job oder zu Hause hyperproduktiv zu sein, kann sich das in Form von Problemen mit den Fortpflanzungsorganen äußern.

Um in diesem Bereich zu heilen, müssen sowohl Männer als auch Frauen ihre Prioritäten neu überdenken – und die ihnen zugrundeliegenden Glaubenssätze ändern, die zu fibrösen Tumoren, Unfruchtbarkeit, Problemen mit der Prostata oder zu irgendeiner anderen Erkrankung der reproduktiven Organe führen.

Frauenprobleme können in der Regel mit der Affirmation »Ich freue mich über meine Weiblichkeit. Ich liebe es, Frau zu sein. Ich liebe meinen Körper« verbessert werden. Fibröse Tumore in der Gebärmutter haben mit einer nicht zum Ausdruck gebrachten Verletzung durch den Partner zu tun, und sie können mit der Affirmation »Ich lasse das Muster in mir los, das diese Erfahrung angezogen hat. Ich kreiere nur Gutes in meinem Leben.« gebessert werden. Sexuelle Probleme und Impotenz bei Frauen sind generell mit sexuellem Druck, Schuldgefühlen oder Hass auf frühere Partner assoziiert oder sogar mit der Angst vor dem eigenen Vater. Diese Frauen glauben häufig, dass sexuelle Aktivität oder das Empfinden von Lust etwas Schlechtes ist.

Viele Frauen in den Wechseljahren erleben Ängste, die mit dem Älterwerden zu tun haben: nicht mehr begehrt und nicht mehr gut genug zu sein. Symptome der Menopause werden mit der Aussage gebessert: »Ich bin bei allen Wechseln der Zyklen ausgeglichen und in Frieden, und ich segne meinen Körper mit Liebe.«

Bei Männern können die ersten Zeichen oder Symptome von Problemen so subtil sein wie ein flüchtiges Nachlassen der sexuellen Begierde oder eine leichte Unausgewogenheit in ihrem Hormonhaushalt. Wenn diese Symptome jedoch nicht angegangen werden, nehmen die Warnungen an Intensität zu, und ernste gesundheitliche Probleme sind die Folge.

Die negativen Gedankenmuster, die mit Prostataproblemen assoziiert sind, haben sowohl mit Ängsten bezüglich der eigenen Männlichkeit und des Älterwerdens als auch mit sexuellem Druck und Schuldgefühlen zu tun. Um die Gesundheit der Prostata zu fördern, benutzen Sie die Affirmation: »Ich akzeptiere und freue mich meiner Männlichkeit. Ich liebe und schätze mich. Ich akzeptiere meine eigene Kraft. Im Geiste bin ich immer jung.« Wenn es bei dem Problem um sexuelle Potenz geht, haben die negativen Gefühle mit Wut oder Hass – in der Regel gegenüber einem früheren Partner – zu tun. Das Problem kann sogar mit Angst vor der eigenen Mutter assoziiert sein. Um Impotenz zu heilen, lautet die Affirmation: »Ich öffne mich jetzt für die ganze Kraft meines sexuellen Seins. Leichtigkeit und Freude erfüllen mein Sein. Ich liebe und werde geliebt.«

Unfruchtbarkeit hat bei beiden Geschlechtern mit Angst zu tun, mit Widerstand gegen den Prozess des Lebens und der Elternschaft. In diesem Fall würde die heilende Affirmation lauten: »Ich liebe und schätze mein inneres Kind. Ich liebe und verehre mich. Ich bin der wichtigste Mensch in meinem Leben. Alles ist gut und ich bin in Sicherheit.«

Auch hier wird die Affirmation, die Sie benutzen, individuell sein, abhängig von dem jeweiligen Körperbereich der Erkrankung. Gehen Sie zur Tabelle mit den Affirmationen ab Seite 233 und suchen Sie nach Ihrem speziellen Problem.

Zusätzlich zu den Affirmationen müssen Sie Veränderungen in Ihrem Verhalten ins Auge fassen, um Probleme in den Fortpflanzungsorganen zu heilen. Ihr Hauptziel besteht darin zu lernen, Beziehungen und finanziellen Erfolg in Ihrem Leben ins Gleichgewicht zu bringen. Widerstehen Sie dem Drang, ständig nach Erfolg in allem zu streben, was Sie tun. Falls Sie sich in der Regel getrieben fühlen, die Finanzen in Ihrer Familie zu kontrollieren, überlassen Sie diese Verantwortung eine Zeitlang Ihrem Partner. Das mag Ihnen schwer fallen, vor allem wenn Sie für diese Aufgabe besser geeignet sind, doch beißen Sie die Zähne zusammen und ertragen Sie es. Außerdem können Sie zur Abwechslung mal Ihren Kindern (so Sie welche haben) erlauben, ein einfaches Abendessen zuzubereiten, selbst wenn Sie wissen, dass sie es nicht so machen, wie Sie es gerne hätten. Am Wichtigsten ist dabei der Versuch, das Bedürfnis loszulassen, alles kontrollieren zu müssen.

Das Ziel ist, Liebe und Freude wieder zurück in Ihre täglichen Erfahrungen zu bringen und zu lernen, mit der Welt im Fluss zu bleiben. Sie müssen erkennen, dass es möglich ist, sich zu entspannen, sich mal frei zu nehmen, zu delegieren und dennoch erfolgreich zu sein. Es gibt noch andere Belohnungen im Leben als den Kick, ständig mit Vollgas zu leben. Versuchen Sie, sich mit Menschen zu umgeben, die mit einem gelasseneren Lebensstil offensichtlich glücklich sind. Schauen Sie sich diese Menschen an und fragen Sie sich, ob Sie die Betreffenden als erfolgreich bezeichnen würden. Vielleicht ist eine Überprüfung Ihrer Definition von Erfolg notwendig.

Also arbeiten Sie daran, die Freude am Leben wiederzuentdecken. Nehmen Sie sich die Zeit für ein entspanntes Beisammensein mit einem guten Freund oder lieben Freundin. Sprechen Sie über Ihre Gefühle und Träume. Halten Sie sich regelmäßig eine bestimmte Zeit frei, wo Sie sich einfach entspannen und runterschalten können. Eine gute Idee ist auch, es mit Meditation zu versuchen oder einfach nur still dazusitzen. Das wird Ihre Aufmerksamkeit in den jetzigen Moment bringen und den konstanten Gedankenfluss unterbrechen bezüglich dessen, was als Nächstes passieren wird. Das Ziel ist, mehr im Hier und Jetzt zu leben, Ihre Umgebung zu sehen und wertzuschätzen. Der alte Spruch »Nimm dir Zeit und nicht das Leben« enthält viel Weisheit. Versuchen Sie, die Schönheit im Leben zu finden, so wie sie sich Ihnen in diesem Moment darbietet. Bald werden Sie merken, dass Kontrolle und ständiges Streben nicht notwendig sind, um glücklich zu sein. Auch Sie können lernen, diesen flüchtigen Adrenalinkick des Vorwärtsdrängens im Leben durch echten Frieden zu ersetzen – und gleichzeitig bessere physische Gesundheit zu genießen.

Aus den Krankenakten:
Fortpflanzungsorgane – Patientenstudie

Von frühester Kindheit an wusste Geeta, 29, genau, was sie vom Leben wollte: Ihr war klar, wo sie leben und wie sie ihr Geld verdienen würde, welchen Typ Mann sie heiraten und sogar wie viele Kinder sie haben würde. Und sie machte sich daran, alles genauso in die Tat umzusetzen. In der Highschool setzte Geeta alles daran, in der Gruppe ihrer Mitschüler zu den Ersten zu gehören. Sie war Mitglied in verschiedenen Führungsgruppen, war Chefredakteurin der Schülerzeitung, stellte das Jahrbuch zusammen und war jahrelang Klassensprecherin.

Im College war sie genauso ambitioniert. Zusätzlich zu einem umfassenden akademischen Studium übte sie einen Teilzeitjob aus und gründete eine eigene Firma. Zu dem Zeitpunkt, als sie ihren Bachelor-Abschluss machte, war sie mit einem Medizinstudenten verlobt und hatte einen Platz in einem Betriebswirtschaftslehreprogramm ergattert. Es gab nichts, womit sie nicht umgehen konnte, nichts, was sie nicht tun konnte. Sie war besessen von dem Drang zu produzieren, ständig und ununterbrochen zu produzieren – Ideen, Geld, Dinge, was auch immer. Und schließlich wollte sie den letzten Posten auf ihrer Liste produzieren: ein Baby. Doch ihr Körper machte ihr einen Strich durch die Rechnung. Geetas Plan sah vor, dass sie mit 30 schwanger sein würde. Doch nach monatelangen erfolglosen Versuchen wurde sie ungeduldig. Sie ging zu ihrem Arzt und ließ ein paar Tests machen. Die Ergebnisse bestätigten ihre größte Angst: Sie hatte keinen Eisprung mehr. Geeta war total verzweifelt und hatte das Gefühl, ihr Körper habe sie betrogen.

Ihre Unfähigkeit, schwanger zu werden, war ein Zeichen: Sie musste überprüfen, wie gut es ihr gelang, die vielen Aspekte ihres Lebens im Gleichgewicht zu halten.

Wir mussten uns Geetas Probleme aus einem etwas anderen Blickwinkel ansehen, weil sie im Grunde genommen nichts falsch machte. Sie ernährte sich gesund, trainierte regelmäßig und achtete generell auf ihr Wohlbefinden. Leider sind die Voraussetzungen für eine Schwangerschaft häufig anders als die Bedingungen, die für ein gesundes, nicht-schwangeres Leben erforderlich sind. Also mussten wir zunächst einmal Geeta helfen, ihre Gefühle des Versagens und der Schuld zu überwinden. Viele Frauen erleben diese Emotionen, wenn es um Unfruchtbarkeit geht – besonders wenn ihre Freundinnen problemlos schwanger werden und eine Familie gründen. Geeta hielt an diesen Schuldgefühlen fest und war überzeugt, dass sie irgendetwas *falsch* machte – dass sie schlecht war. Sie stellte ihren Selbstwert in Frage, wofür es nicht den geringsten Grund gab.

Im nächsten Schritt wollten wir herausfinden, ob es vielleicht irgendeine physische Kondition gab, die Geetas Bemühungen verhinderte. Uns fiel auf, wie dünn Geeta war. Tatsächlich hatte sie Untergewicht: Bei einer Größe von 1.65 m wog sie nur ca. 48 Kilo. Es kommt häufig vor, dass bei untergewichtigen Frauen Periode und Eisprung verfrüht aufhören. Egal ob es sich dabei um Marathonläuferinnen handelt oder um Models, bei denen es zum Beruf gehört, superdünn zu sein. Diese Frauen bekommen nicht genug Nährstoffe, um ihren Körper so funktionieren zu lassen, dass eine Schwangerschaft möglich ist. Also mussten wir uns Geetas Ernährung genauer anschauen.

Während wir über dieses Thema sprachen, gab Geeta zu, dass sie nicht zunehmen wollte. Sie hatte hart daran gearbeitet, fit zu bleiben, und sie fühlte sich gesund und stark.

Das förderte ein anderes Problem zu Tage, das wir bei Geetas Wunsch nach einer Schwangerschaft nun ins Auge fassen mussten. Schwangerschaft erfordert, dass eine Frau die Kontrolle über den Umfang und die Form ihres Körpers aufgibt. Wenn eine Frau ein Problem mit diesem Konzept hat, wird sie wahrscheinlich auf ungesunde Weise reagieren, wenn sie ihren an Umfang zunehmenden Körper im Spiegel sieht. Diese Vision kann eine ganze Reihe obsessiver Gedanken und Zwänge hervorrufen und führt häufig dazu, dass die Frau ihre Nahrungsaufnahme auf eine Weise einschränkt, die für die Entwicklung des Babys schädlich wäre.

Um an diesen Gedankenmustern zu arbeiten, ging Geeta auf zweierlei Weise vor. Sie arbeitete mit den Affirmationen für generelle weibliche Probleme (»Ich freue mich über meine Weiblichkeit. Ich liebe es, Frau zu sein. Ich liebe meinen Körper.«), für die Gesundheit der Eierstöcke (»Ich bin ausgeglichen in meinem Strom der Kreativität.«), allgemeine Menstruationsprobleme (»Ich akzeptiere meine ganze Kraft als Frau und alle Vorgänge in meinem Körper als normal und natürlich. Ich liebe und akzeptiere mich.«), Amenorrhoe (»Ich erfreue mich an dem, was ich bin. Ich bin eine wunderschöner Ausdruck des Lebens und jederzeit perfekt im Fluss.«) und Unfruchtbarkeit (»Ich liebe und schätze mein inneres Kind. Ich liebe und verehre mich. Ich bin der wichtigste Mensch in meinem Leben. Alles ist gut, und ich bin in Sicherheit.«).

Außerdem begann sie eine Therapie bei einer Verhaltenstherapeutin, die ihr helfen sollte, ihre ängstlichen Gedanken zu überprüfen. Gemeinsam überlegten sie, wie sie am besten aufhören konnte, sich ständig Gedanken über ihr Gewicht zu machen und es penibel zu kontrollieren. Sie entschieden sich für Strategien, die perfekt auf Geeta zugeschnitten waren und ihr helfen würden, die erforderliche Gewichtszunahme zu tolerieren, damit sie wieder einen Eisprung hatte.

Darüber hinaus fing Geeta an zu meditieren und bemühte sich um größere Achtsamkeit im täglichen Leben. Jeden Tag hielt sie sich ein wenig Zeit frei, in der sie wirklich versuchte, sich nur auf das zu fokussieren, was in ihrem direkten Umfeld passierte – und nicht auf ihre Liste zu erledigender Aufgaben oder andere zukünftige Aktivitäten. Und sie achtete darauf, einige der Aufgaben, die ihr oblagen, an andere zu delegieren. Nachdem sie auf diese Weise ihre Gedanken und ihr Verhalten – und ihre Ernährungsweise – geändert hatte, wurde Geeta endlich schwanger und war bald Mutter eines süßen kleinen Buben.

Kreuz- und Hüftschmerzen

Menschen mit Kreuz- und Hüftproblemen neigen zu Unsicherheit, wenn es um Geld und Liebe geht. Obwohl sie sich generell der unerschütterlichen Liebe ihrer Familie sicher sein können, tendieren sie zu Schwierigkeiten mit Finanzen und Beziehungen – egal was sie tun. Dies liegt zum Teil daran, dass sie kein Vertrauen haben in die Kompetenz oder Intentionen der Menschen in ihrer Umgebung. Wenn diese Personen in irgendeiner Weise mit einer Angelegenheit zu tun haben, die nicht funktioniert, fällt es den Betreffenden schwer zu erkennen, inwieweit ihre eigenen Handlungen zu diesem Ergebnis beigetragen haben. Sie können jedoch ohne Probleme die Fehler jedes anderen identifizieren, der an der Situation beteiligt war. Nach einer Reihe von Beziehungskatastrophen und finanziellen Krisen reißen diese Personen die Macht an sich, um mehr kontrollieren zu können. Die Idee einer gemeinsamen Entscheidungsfindung in Beziehungen und Geldangelegenheiten löst sich in nichts auf, da diese Menschen nicht länger auf die Ansichten oder Ideen anderer hören. Als Reaktion auf ständige Enttäuschung fühlen sie sich irgendwann völlig alleine, hilflos, aufgeschmissen und nicht in der Lage, den nächsten Schritt zu tun.

Wenn Sie von Kreuzschmerzen geplagt werden und Ihnen diese negativen Gedanken und Verhaltensweisen bekannt vorkommen, sollten Sie sich überlegen, was Sie brauchen und wie Sie es bekommen können. Wenn das, was Sie brauchen, wiederhergestellte Gesundheit ist, oder Schmerzfreiheit und das Gefühl, frei zu sein und unterstützt zu werden, können Sie die Auswirkungen negativer Gedanken umkehren. Benutzen Sie die Affirmation: »Ich vertraue dem Prozess des Lebens. Für alles, was ich brauche, ist immer gesorgt. Ich bin in Sicherheit.«

Spezifische Affirmationen helfen uns, die Heilung auf die nächste Stufe zu bringen. Kreuz- und Ischiasschmerzen lassen auf Angst in Bezug auf Geld schließen, während Hüftprobleme mit der Angst vor dem Weitergehen assoziiert sind. Wenn Sie Schmerzen im unteren Rückenbereich haben und unter Ischiasschmerzen leiden, ist es wichtig, dass Sie nicht nur Ihre Denkmuster verstehen, sondern auch die Affirmationen regelmäßig praktizieren.

Wenn Sie also zum Beispiel Hüftprobleme haben, die mit der Angst assoziiert sind, wichtige Entscheidungen zu treffen, benutzen Sie die Affirmation: »Ich bin vollkommen im Gleichgewicht. Ich gehe in meinem Leben und in jedem Alter mit Leichtigkeit und Freude voran.« Wenn Sie unter Ischiasschmerzen leiden, die auf übergroße Selbstkritik und Angst vor der Zukunft zurückzu-

führen sind, wäre die adäquate Affirmation: »Es geht mir von jetzt an immer besser. Überall finde ich nur Gutes, und ich bin sicher und geborgen.«

So wie bei der Gesundheit jedes anderen Körperbereiches ist es auch hier wichtig, sich auf Balance zu fokussieren. Wenn Sie von Kreuz- und Hüftschmerzen geplagt sind, ist es an der Zeit, Ihre Beziehung mit sich selbst und mit den Personen in Ihrer Umgebung anzuschauen. Schätzen Sie Ihr Leben ehrlich ein und nehmen Sie notwendige Veränderungen vor. Bekommen Sie von Ihrer Familie Unterstützung, die Sie woanders nicht finden? Stellen Sie fest, wo Sie Hilfe bekommen, würdigen Sie diese Hilfe und seien Sie dankbar dafür. Neigen Sie dazu, immer anderen die Schuld zu geben, wenn Dinge falsch laufen? Versuchen Sie, das gesamte Bild zu sehen, um festzustellen, ob Sie etwas tun, das vielleicht zu dem Problem beiträgt. Fühlen Sie sich, als hätten Sie die Kontrolle verloren, wenn es um Geldangelegenheiten geht? Sehen Sie sich eventuelle finanzielle Verluste genau an und versuchen Sie exakt zu identifizieren, an welchem Punkt sich die Dinge von Gut zu Schlecht verlagert haben.

Das Ziel ist es, Ihren Blick auf die Welt zu verändern. Um wirklich herauszufinden, was in Ihren Beziehungen und Finanzen falsch läuft, müssen Sie sich ganz genau anschauen, wie es dazu kommen konnte. Dafür müssen Sie Ihre Emotionen verstehen und in der Lage sein, sie zu identifizieren und dann entsprechend anzugehen.

Zwei der wirkungsvollsten Möglichkeiten, wie Sie Ihr Leben wieder ins Gleichgewicht bringen können, sind Meditation und Achtsamkeit. Während Personen mit Problemen der Fortpflanzungsorgane diese Praktiken benötigen, um langsamer zu werden und die Schönheit in der Welt zu erkennen, müssen Menschen mit Kreuz- und Hüftproblemen ihre Emotionen in den Griff bekommen. Meditation lehrt Sie, Ihre Gefühle zu beobachten und zu beschreiben, während Sie sie erleben, ohne sie zu verurteilen. Sie werden erfahren, dass Emotionen nichts Reales sind und nicht mehr so viel Macht über Sie haben. Wenn Sie regelmäßig meditieren und Achtsamkeit üben, werden Sie in der Lage sein, sich auf eine Weise von Ihren Gefühlen zu distanzieren, die Ihnen helfen wird, die Welt und die Menschen in Ihrem Leben mit einem ausgewogeneren Blick zu sehen. Sie werden fähig sein, auf eine respektvollere und produktivere Art mit Menschen zu interagieren, was letzten Endes zu gesünderen Beziehungen und einer positiveren finanziellen Situation führen wird.

Ein weiterer wichtiger Schritt beim Umgang mit Kreuz- und Hüftschmerzen besteht darin, Zeit mit Personen außerhalb Ihrer Familie oder Ihres gewohnten Freundeskreises zu verbringen. Erweitern Sie Ihr Hilfe-Netzwerk. Selbst wenn es nur einige Stunden in der Woche sind, gehen Sie hinaus und erfahren Sie das Leben aus einer anderen Perspektive. Vielleicht wollen Sie ehrenamtlich für eine Wohltätigkeitsorganisation arbeiten? Bieten Sie Ihre Dienste dieser Gruppe an, sowohl als Führungskraft als auch Teil des Teams. Das wird Ihnen helfen zu lernen, wie Sie Ihre eigenen Meinungen mit den Ideen anderer Menschen ins Gleichgewicht bringen können.

Mit Hilfe von Affirmationen, einer positiven Grundstimmung und einigen Veränderungen in Ihren Verhaltensweisen ist es möglich, ein bereicherndes Leben zu führen – finanziell sowie emotional.

Aus den Krankenakten:
Kreuz- und Hüftschmerzen – Patientenstudie

Helen kam zu uns, als sie Anfang 50 war – ihre Familie hatte sie dazu ermuntert. Sie arbeitete als Anwaltsgehilfin und war Mutter von zwei gesunden, erwachsenen Kindern, die sie liebte. Ihre zwei Ehen endeten in Scheidung, nachdem der jeweilige Ehemann sie für eine Jüngere verlassen hatte. Im Sog der Scheidungen fühlte sie sich allein und war beide Male hoch verschuldet.

Helen versuchte mit aller Mühe, ihr Liebesleben wieder in Gang zu bringen, doch kein Mann schien ihren hohen Ansprüchen zu genügen. Als sie erlebte, wie eine Freundin nach der andern ihren Seelengefährten fand, geriet Helen langsam in Panik. Was stimmte nicht mit ihr? Warum hatte sie auf dieser sehr elementaren Ebene kein Glück?

Helen wurde depressiv, und eines Tages wachte sie mit großen Schmerzen im unteren Rückenbereich und den Hüften auf, die es ihr beinahe unmöglich machten, am Computer zu sitzen oder mehr als einige Schritte zu gehen. Ein orthopädischer Chirurg ordnete ein MRT an. Das Ergebnis: Eine Bandscheibe war leicht angeschwollen– nichts, was eine solche Behinderung verursachen konnte.

Helen litt große Schmerzen und war sehr frustriert, dass ihr Chirurg nicht einfach eine Bandscheibe entfernen oder sie durch eine kunstvolle Operation kurieren konnte.

Wie entstehen Kreuzschmerzen? In der Regel ist es die Überbeanspruchung bestimmter Muskeln, Bänder und Gelenke zwischen den unteren Wirbeln, verursacht durch zu viel Gewicht, einer falschen Bewegung oder Verletzung. Die wiederholt gleiche Bewegung hat zur Folge, dass das matratzenähnliche, weiche Kissen zwischen den Wirbeln, die Bandscheibe, vorfällt (Bandscheibenvorfall) oder verrutscht. Aufgrund weiterer Vibrationen und einem Mangel an Unterstützung von angrenzenden Muskeln entzünden sich die Gelenke zwischen den Wirbeln, die Facettengelenke. Knochige Arthritis-Fragmente drücken dann auf die Rückennerven, was wiederum zu Spasmen im unteren Rücken und den Beinmuskeln führt, sie schwächen und schließlich empfindungslos machen.

Leider können Kreuzschmerzen durch eine Reihe anderer Probleme verschlimmert werden. Eine Depression mit den damit einhergehenden Veränderungen in den Neurotransmittern kann den Schmerz verschlimmern. Das Gleiche gilt für Skoliose, einer seitlichen Krümmung der Wirbelsäule, oder Spondylolisthesis (Wirbelgleiten), bei der die Wirbel nach vorne rutschen. Wenn in den Wechseljahren die Östrogen- und Progesteronspiegel sinken, können die daraus resultierenden Veränderungen in den Neurotransmittern Serotonin (Östrogen) und GABA (Progesteron) den Schmerz und die Spasmen verstärken.

Als Helen endlich alle Faktoren kannte, die für ihre Kreuzschmerzen verantwortlich waren, konnte sie zusammen mit

einem Therapeutenteam sich bemühen, ihre Gesundheitsprobleme in den Griff zu kriegen. Sie fand eine Möglichkeit
heraus, wie sie mehr Bewegung in ihren Tagesablauf integrieren konnte. Sie kaufte einen weich gepolsterten Schreib-
tischstuhl mit einem Sitzkissen und fing an, sich mehrmals
in der Stunde nach vorne zu beugen und wieder aufzurichten,
um ihren unteren Rückenbereich geschmeidig und weniger
arthritisch zu machen.

Als Nächstes machte sie sich entschlossen daran, ihre Depression loszuwerden. Helen begann mit der Einnahme von
SAMe, einem Psychopharmaka. Ihre Schmerzen und Depression wurden bis zu einem gewissen Grad gemildert, aber
ihre Stimmung und ihr Rücken waren noch immer in einem
schlechten Zustand. Trotz der Tatsache, dass sie einen Widerstand gegen Medikamente hatte, versuchten wir es mit Well-
burtin und waren erfreut, als sich nicht nur ihre Stimmung,
sondern auch ihre Rückenschmerzen auffallend besserten.

Mit dieser neuen Energie konnte Helen nun regelmäßig im
Fitnessstudio trainieren. Wir sorgten jedoch dafür, dass sie
es nur unter Aufsicht eines Physiotherapeuten tat. Das Ziel
war, ihre Rückenmuskulatur zu kräftigen. Von Zeit zu Zeit
benutzte sie eine Wärmecreme, um ihren Sakralbereich zu
betäuben, damit sie ihre Fitnessübungen ohne Schmerzen
durchführen konnte. Zusätzlich halfen Akupunktur und Qigong bei der Schmerzbewältigung. Schließlich versuchte
Helen eine Form neuromuskulärer Therapie mit der Bezeichnung Yamuna Body Rolling. Hierbei rollt man behutsam mit
dem Rücken über einen kleinen Ball von der Größe einer
Honigmelone, um die Spasmen der Sehnen der angrenzenden Muskeln im unteren Rückenbereich zu lösen.

Bei der Suche nach anderen eventuellen Ursachen für ihre
Rückenschmerzen stellten wir fest, dass ihre Schuhe ein Problem waren. Sie trug sehr preiswerte Schuhe mit harten Sohlen, ohne weiche Einlagen. Wir gaben ihr den Rat, Geld in
bessere Schuhe zu investieren – FitFlops, Nike Shox und
Asics Gel haben alle weiche Sohlen bzw. eine weiche Polste-
rung für die Füße.

Im Laufe der Zeit und auf Grund ihres Fitnessprogramms und der Physiotherapie merkte Helen, dass die Gewichtsabnahme von 10 Pfund einen Großteil des Druckes in ihrem unteren Rücken beseitigte. Chirurgen weisen darauf hin, dass wir bei jeder Gewichtszunahme von 10 Pfund unsere Gelenke mit ca. 40 Pfund zusätzlichem Gewicht belasten. Helen befolgte die Ratschläge und Empfehlungen ihres Therapeutenteams und nahm insgesamt 25 Pfund ab – sie konnte kaum glauben, was für einen Unterschied das machte! Sobald ihr Arzt sagte, dass alles okay war, begann sie mit regelmäßigen Yogaübungen, die halfen, ihre Wirbelsäule flexibel und stark zu halten.

Wir arbeiteten weiter mit ihr, um genau herauszufinden, welche Verhaltens- und Denkmodifikationen helfen könnten und baten sie, eine Liste aller Risikofaktoren aufzustellen, die Kreuzschmerzen fördern und diejenigen anzukreuzen, die auf sie zutrafen. Wenn Faktoren wie genetische Veranlagung oder Alter nicht veränderbar sind, konnten wir uns dennoch auf ihre täglichen Aktivitäten und Gewohnheiten fokussieren.

Wir sprachen darüber, wie wichtig es ist, das Rauchen aufzugeben und ihre Depression im Auge zu behalten. Sie beschloss, sich ihrer Kirche als ehrenamtliche Helferin zur Verfügung zu stellen – sowohl als Leiterin einer Jugendgruppe als auch Helferin in der Küche. Außerdem begann sie Tagebuch zu schreiben. Auf diese Weise wollte sie einer Reihe von chaotischen Situationen in ihrem Leben eine neue Perspektive geben. Um die zugrundeliegenden Glaubenssätze anzugehen, die sie krank machten, begann sie mit den Affirmationen für verschiedene rücken- und hüftbezogene Probleme. Sie fokussierte sich auf generelle Gesundheit des Rückens (»Ich weiß, dass das Leben immer hinter mir steht.«), Probleme im unteren Rückenbereich (»Ich vertraue dem Prozess des Lebens. Es ist immer für alles gesorgt, was ich brauche. Ich bin in Sicherheit.«), generelle Gesundheit der Hüften (»Ich bin vollkommen im Gleichgewicht. Ich gehe in meinem Leben und in jedem Alter mit Leichtigkeit und Freude voran.«) und Bandscheibenvorfall (»Das Leben unterstützt alle meine Gedanken, daher liebe und akzeptiere ich mich, und alles ist gut.«).

Helen wandte alle diese Methoden an und war schließlich in der Lage, ihr Leben zu einer begeisternden, schmerzfreien Erfahrung zu machen.

Alles ist gut im zweiten emotionalen Zentrum

Die Menschen versuchen, Blasenleiden, Fruchtbarkeitsprobleme und Kreuz- sowie Hüftschmerzen in den Griff zu kriegen, indem sie Medikamente nehmen oder sich operieren lassen. In einigen akuten Fällen mag sich dies als die vernünftigste Vorgehensweise herausstellen. Doch bei eher chronischen Erkrankungen und Fehlfunktionen sollten Sie vielleicht lieber andere Heilmethoden ausprobieren.

In diesem Kapitel haben wir die vielen Möglichkeiten untersucht, wie Sie mit Hilfe einer Kombination von Medizin, der Intuition Ihres Körpers und Affirmationen Ihre Gesundheit im zweiten emotionalen Zentrum wiederherstellen können.

Wenn Sie lernen, die Botschaften zu identifizieren und genauer zu untersuchen, die Ihr Körper Ihnen sendet, werden Sie auf dem Weg zu wahrer Heilung sein. Wenn Sie Ihre Aufmerksamkeit für Geld, Liebesbeziehungen, Familie und Ihre eigene Person ins Gleichgewicht bringen, können Sie die Stressfaktoren beseitigen, die sich negativ auf diesen Bereich Ihrer körperlichen Gesundheit auswirken. Erkennen Sie, dass negative Gedanken und Verhaltensweisen mit sexueller Identität, finanziellen Fähigkeiten, Liebe und Beziehungen zu tun haben.

Verwenden Sie Louises Affirmationen, um den negativen Gedanken in diesen Bereichen entgegenzuwirken und ersetzen Sie diese durch neue Gedankenmuster und Verhaltensweisen: »Ich vertraue dem Prozess des Lebens.«, »Ich weiß, dass das Leben mich immer unterstützt.« und »Ich bin liebenswert und geliebt.«

Sie sind es wert, geliebt zu werden. Alles ist gut.

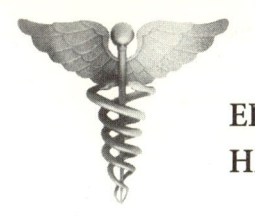

EINE NEUE HERANGEHENSWEISE

Das dritte emotionale Zentrum: Verdauungssystem, Gewicht, Nebennieren, Bauchspeicheldrüse, Suchtverhalten

Gesundheit im dritten emotionalen Zentrum hat mit dem individuellen Gespür für das eigene Selbst zu tun und damit, wie der Mensch Selbstwert entdeckt und Selbstachtung stärkt. In diesem Kapitel untersuchen wir die vielen Aspekte Ihres dritten emotionalen Zentrums. Einige der Diskussionen fokussieren sich auf bestimmte Organe wie zum Beispiel auf die verschiedenen Teile des Verdauungssystems sowie auf die Nebennieren und Bauchspeicheldrüse. Beide Organe regulieren den Glucosehaushalt und wichtige Hormone. Außerdem sprechen wir über die Nieren, die die Körperchemie steuern sowie über weitere dazugehörige Themen, die mit Gewichtsproblemen und Suchtverhalten zu tun haben. Genau wie bei den anderen emotionalen Zentren hängt die Erkrankung, unter der Sie leiden, von bestimmten Denkmustern oder Verhalten ab.

Menschen mit gesundheitlichen Problemen im dritten emotionalen Zentrum lassen sich generell in vier verschiedene Kategorien einteilen:

Personen, die sich darüber definieren, ihren Fokus total auf die Bedürfnisse anderer zu richten.

Personen, die ihr Selbstwertgefühl aufwerten, indem ihnen Karriere und materieller Besitz am wichtigsten sind.

Personen, die jedes Konzept des eigenen Selbst aufgeben und sich an eine höhere Macht um Unterstützung wenden.

Personen, die durch Ablenkungen, die ihnen ein gutes Gefühl geben, vermeiden, sich wirklich selbst anzuschauen.

Diese unterschiedlichen Menschen werden auf verschiedene Weise beeinflusst, wenn es um die Gesundheit des Verdauungstraktes sowie Gewichtsprobleme und Suchtverhalten geht. Wir werden dieses Thema später detaillierter betrachten, wenn wir uns mit den Körperbereichen und individuellen Erkrankungen des dritten emotionalen Zentrums beschäftigen.

Um in diesen Bereichen Ihres Lebens Gesundheit zu erlangen, ist es von entscheidender Bedeutung, ein starkes Gefühl für das eigene Selbst zu entwickeln. Kultivieren Sie Ihre Selbstachtung und verbringen Sie nicht so viel Zeit damit, sich Sorgen zu machen, ob Sie anderen gefallen, anstatt gut für sich selbst zu sorgen. Sonst kann es schnell passieren, dass Sie unter Übelkeit, Sodbrennen, Magengeschwüren, Verstopfung, Durchfall, Kolitis oder Nierenproblemen leiden. Darüber hinaus haben Sie vielleicht mit Ihrem Gewicht zu kämpfen, Ihrem Körperimage oder Suchtverhalten. Diese Gesundheitsprobleme sind Botschaften Ihres Körpers. Er sagt Ihnen, dass das, was Sie tun, nicht funktioniert.

Drittes emotionales Zentrum: Affirmationen und Wissenschaft

Nach Louises Affirmationstheorie wird die Gesundheit von Verdauungstrakt, Leber, Gallenblase und Nieren von Gedankenmustern beeinflusst, die mit Angst zu tun haben: die qualvolle Angst, die Sie besonders in Situationen erleben, wo Sie sich inadäquat oder überfordert fühlen. Zum Beispiel werden Probleme des Verdauungstraktes generell mit der Angst vor allem Neuen assoziiert. Genauer ausgedrückt leiden Menschen mit Darmproblemen höchstwahrscheinlich unter einem Gefühl der Unsicherheit. Colitis – Entzündung des Dickdarms – ist mit der Angst assoziiert, etwas loszulassen, während Darmprobleme allgemein damit zu tun haben, an der Vergangenheit festzuhalten.

Bei negativen Denkmustern, die mit Gewichtsproblemen verbunden sind, geht es um das Bedürfnis nach Schutz. Generell ist

Suchtverhalten ein Weg, Emotionen zu betäuben, wenn man nicht weiß, wie man mit ihnen umgehen soll. Louise nennt das »vor sich selbst weglaufen«.

Und schließlich hängen Blutzuckerprobleme mit der Verantwortung und den Lasten des Lebens zusammen. Unterzuckerung wird mit dem Gefühl assoziiert, von der Last des Lebens überwältigt zu sein, dem verzweifelten Gefühl »Was soll das alles?«

Die Gesundheit des dritten emotionalen Zentrums ist mit einem ausgeprägten Selbstwertgefühl verbunden, wobei der Mensch es nicht nötig hat, sich mittels Drogenkonsums oder sonstigen Süchten zu betäuben. Die Gesundheit unseres Magen-Darm-Systems, Gewicht und Körperimage hängen von unserer Fähigkeit ab, ein gesundes Verhältnis zu Arbeit und Verantwortung zu entwickeln.

Also wollen wir uns anschauen, was die Wissenschaft sagt im Hinblick auf die Effektivität dieser Herangehensweise bei der Heilung von Erkrankungen des dritten emotionalen Zentrums.

Zahlreiche Forschungen zeigen, dass negative Emotionen – egal ob Angst, Traurigkeit oder Wut – die Magenschleimhaut irritieren, während Liebe und Freude sie beruhigen können. Je öfter wir diese negativen Emotionen erleben, desto größer ist die Gefahr, Probleme mit der Verdauung zu bekommen wie beispielsweise GERD Gastroösophageale Refluxkrankheit), Magengeschwüre und Reizdarmsyndrom.[1]

Lassen Sie uns als Beispiel das Magengeschwür anschauen. Wissenschaftler führen Magengeschwüre auf eine übermäßige Vermehrung von Heliobacter pylori zurück, ein Bakterium, das natürlich im Magen vorkommt.[2] Dieses übermäßige Wachstum wird oft bei Menschen mit ausgeprägten Angstgefühlen beobachtet und ist unter Umständen das Resultat einer übersteigerten Reaktion des Immunsystems in ihrem Verdauungstrakt. Es führt dazu, dass ihre Magen- und Darmschleimhaut für die Bakterien durchlässiger wird.[3] Stress und Angst können auf unterschiedliche Ursachen zurückgeführt werden, doch findet man diese Symptome vor allem bei Personen in wettbewerbsintensiven Berufen. Untersuchungen haben gezeigt, dass Menschen, die täglich mit einem hohen Maß an Stress umgehen müssen, häufiger an Magengeschwüren erkranken.[4] Das Gleiche kann man bei Tieren beobachten. Studien haben gezeigt, dass Nagetiere, wenn man sie in Situationen versetzt, wo sie konstant um Partner und Ressourcen wetteifern müssen, Verdauungsprobleme und Magengeschwüre bekommen.[5]

Auch Perfektionismus hängt eng mit Magen- und Darmproblemen zusammen.[6] Dieses Persönlichkeitsmerkmal führt zu dem andauernden Gefühl, nicht gut genug zu sein, und verringert das Selbstvertrauen. Forschungen haben ergeben, dass Angriffe auf unser Selbstwertgefühl für ein Abfallen von Somatostatin im Blut führen, einem Hormon, das die Produktion diverser anderer Hormone verhindert. Wenn Hormone aus dem Gleichgewicht geraten, funktionieren Magen und Darm nicht mehr richtig. Und dies kann zu Magengeschwüren und Reizdarmsymptomen führen. Colitis ulcerosa, eine chronische Entzündung des Darms, ist bei manchen Menschen ebenso mit dem Bedürfnis nach Perfektion verbunden.[7]

Menschen, die sich hoffnungslos und hilflos fühlen, eine stressige Situation hinter sich zu lassen, haben höhere Mengen von Stresshormonen im Blut, was zu Verdauungsproblemen aller Art führt.[8] In Studien zeigte sich zum Beispiel folgende Wechselbeziehung: Personen, die in einer Familie aufwuchsen, in der es physischen Missbrauch oder ständigen Konflikt gab, entwickelten wahrscheinlich im Erwachsenenalter Magenkrankheiten oder Essstörungen.[9]

Stress kann zu Problemen mit Fettleibigkeit führen. Studien legen nahe, dass stressige Emotionen den Stoffwechsel eines Menschen beeinflussen bzw. seine Fähigkeit, Nahrung zu verwerten. Auch wenn wir unter Rivalität und scheinbar feindseligen Bedingungen zu leiden haben, tendieren wir dazu, seltener, dafür aber umso mehr zu essen – ein Muster, das häufig zur Gewichtszunahme führt.[10] Wer von uns neigt an einem besonders stressigen Tag im Büro nicht dazu, Frühstück und Mittagessen ausfallen zu lassen und dafür am Abend zur Belohnung umso mehr zu essen? Doch leider ist dieser auf den ersten Blick reduzierte Essensplan nicht dazu geeignet, Ihre Taille schlanker werden zu lassen. Im Gegenteil: Er führt zu mehr Bauchfett.

Auch Emotionen wie zum Beispiel Sorgen bezüglich extremer Probleme und größerer Verantwortung beeinflussen den Zucker-stoffwechsel und können zur Entwicklung von Diabetes beitra-gen.[11] Emotionaler Stress verstärkt Entzündung und erhöht das Cortisol im Blut, was wiederum zur gesteigerten Produktion von Insulin führt und zur Folge hat, dass sich mehr von dem, was Sie essen, als Fett ablagert.[12] Forscher haben beobachtet, dass bei Menschen mit Depression und Angstgefühlen die Produktion von Neuropeptiden unterbrochen ist, was sowohl ihre Emotionen als auch ihre Verdauung beeinflusst. Daher können Affirmationen, die helfen, Ihre Einstellung zu ändern, auch Ihren Leibesumfang heilen.

Die Verbindung von Suchtverhalten und geringem Selbstwert-gefühl ist in vielen Studien bewiesen worden. Immer wieder ha-ben Untersuchungen gezeigt, dass Menschen zu viel essen, zu viel rauchen, zu viel Alkohol trinken und andere Formen von Reali-tätsflucht suchen, um Angstgefühle, Depression, Wut oder Ge-fühle von Unzulänglichkeit zu überdecken und vor Verantwor-tungen zu fliehen, mit denen sie nicht umgehen können.[13] All dies sind einfache Ablenkungstaktiken, die Menschen im Bedarfs-fall anwenden. Alkohol ist eine Droge, die gegen Angst hilft und von vielen Menschen benutzt wird, um sich zu betäuben und zu vermeiden, sich ihrer wahren Identität zu stellen. Wenn es auch gesundheitsgefährdend ist, kann Nikotin Menschen helfen, mit Wut, Ungeduld und Gereiztheit umzugehen. Es ist gibt uns ein vorübergehendes Gefühl des Glücks und der Entspannung. Das Gleiche gilt für bestimmte Nahrungsmittel – vor allem für Koh-lehydrate und Schokolade.

Ein ausgeprägtes Selbstwertgefühl – der Fokus des dritten emotionalen Zentrums – kann uns helfen, Gefühle von Stress, Hoffnungslosigkeit und Hilflosigkeit zu vermeiden und zu verar-beiten, die sonst zu den Erkrankungen des Verdauungstrakts, Fettleibigkeit und Suchtverhalten führen, mit denen wir uns so-eben beschäftigt haben.

Und wo wir jetzt also die Affirmationstheorie kennen, wie kön-nen wir tatsächlich Gesundheit im dritten emotionalen Zentrum herstellen?

Magen-Darm-Probleme

Zum Verdauungstrakt gehören Mund, Speiseröhre, Magen, Dünndarm, Dickdarm, Mastdarm und After. Weil der Verdauungstrakt aus so vielen Organen besteht, sind Probleme in diesem Bereich sehr weit verbreitet – in den USA leiden fast 70 Millionen Menschen unter Erkrankungen des Verdauungssystems.

Menschen, die zu diesen Erkrankungen neigen, sind generell darauf fokussiert, mehr und mehr von allem zu kriegen. Exzess ist stimulierend, und je mehr Adrenalin freigesetzt wird, desto mehr blühen wir auf, weil es uns das Gefühl gibt, größer und stärker zu sein, als wir in Wahrheit sind. Und die Betroffenen suchen nach diesem Rausch. Sie arbeiten zu viel, feiern zu viel und machen einfach immer weiter damit, bis sie fast daran zugrundegehen. Sie häufen Macht und materiellen Reichtum in dem Bemühen an, eine Leere in ihren Seelen zu füllen. Und wenn es auch den Anschein haben mag, dass die Betreffenden alles bestens geregelt haben, ist die Ursache für diesen Hunger ein geringes Selbstwertgefühl. Diese Menschen haben noch nicht die Zufriedenheit und Freude an ihrem eigenen Selbst gefunden. Ihr Leben dreht sich ausschließlich um den äußeren Schein. Sie streben nach größeren, besseren Autos und Häusern in dem Glauben, dass sie sich dadurch größer und besser fühlen und ihr Selbstwertgefühl steigt. Doch größer ist nicht unbedingt besser. Es ist wichtig, ein gesundes Selbstwertgefühl zu besitzen, das nicht nur auf Ihrem Äußeren, sondern auch und in erster Linie auf Ihrem Inneren basiert.

Es stehen viele effektive medizinische Möglichkeiten zur Verfügung, um mit Verdauungsproblemen wie beispielsweise Sodbrennen, Reflux, Magengeschwüren, Blähbauch, Morbus Crohn und Reizdarmsyndrom umzugehen. Doch in den meisten Fällen richten sich medizinische Therapien nur an die Symptome, anstatt bis zu den tiefen Ursachen des Problems vorzudringen. Wenn Sie unter chronischen Problemen des Verdauungstrakts leiden, werden Sie sich auch mit den Gedanken- und Verhaltensmustern beschäftigen müssen, die diesen Erkrankungen zugrunde liegen.

Alle Verdauungsprobleme sind auf dieselbe Ur-Emotion zurückzuführen: Angst. Zum Beispiel fürchten Menschen mit Magenproblemen alles was neu ist und glauben, nicht kompetent genug zu sein um mit dem umgehen zu können, was das Leben ihnen präsentiert. Oft werden sie von Angst, Sorgen und Unsicherheit kontrolliert. Falls Ihnen dies bekannt vorkommt, und Sie die Angst vertreiben und sich neuen Erfahrungen direkt stellen wollen, lautet die Heilungs-Affirmation: »Ich lebe gerne. Ich nehme jeden Moment jeden Tages alles Neue auf. Alles ist gut.« Wenn Sie unter Magengeschwüren leiden, haben die negativen Gedanken wahrscheinlich mit der Angst zu tun, nicht gut genug zu sein. In diesem Fall würde die Affirmation lauten: »Ich liebe und schätze mich. Ich bin mit mir selbst im Frieden. Ich bin ruhig. Alles ist gut.« Colitis (Dickdarmentzündung) ist mit tiefsitzender Unsicherheit und Selbstzweifel assoziiert, und die hierfür passende Affirmation ist: »Ich liebe und akzeptiere mich. Ich tue mein Bestes. Ich bin wunderbar. Ich bin mit mir selbst im Frieden.« Vergessen Sie nicht, dass die spezifische Affirmation von dem jeweiligen Zustand abhängt. Für weitere Affirmationen zur Heilung spezifischer Erkrankungen schauen Sie bitte in der Tabelle ab Seite 233 nach.

Zusätzlich zu den Affirmationen müssen Sie auch Ihr Leben allgemein und Ihre Prioritäten neu bedenken. Überprüfen Sie Ihre gegenwärtige Situation. Stehen Sie immer unter Volldampf? Leben und arbeiten Sie in einem sehr wettbewerbsorientierten Umfeld? Nehmen Sie sich jemals Zeit, um sich jenseits dieser äußeren Aktivitäten kennenzulernen? Die Antworten auf diese Fragen werden Ihnen helfen zu sehen, in welchen Bereichen Ihr Leben aus dem Gleichgewicht geraten ist.

Wenn Sie nur aus Arbeit bestehen, brauchen Sie Zeit für Vergnügungen. Wenn Sie immer unter Volldampf sind, müssen Sie langsamer werden. Der menschliche Körper kann nicht sein Leben lang auf Hochtouren laufen. Vielleicht blühen Sie im Hochgefühl eines guten Kampfes auf dank des Adrenalins, das vermehrt in Ihren Körper ausgeschüttet wird, wenn Sie mit einer Herausforderung konfrontiert sind. Doch schon bald wird Ihr Körper spüren, dass Sie mehr Frieden brauchen. Dies zeigt er Ihnen durch Magenprobleme, die darauf hindeuten, dass Sie dieses hochtourige Leben einfach nicht länger verdauen können. Ihr Körper schreit nach Ausruhen und Entspannung.

Wenn Sie eine Veränderung Ihrer Denk- und Verhaltensmuster planen, die unter Umständen zu Ihren Verdauungsproblemen beitragen, besteht die wichtigste Veränderung in der Erkenntnis, dass Sie eine innere Güte, einen *inneren* Reichtum haben – Sie sind mehr als Ihre Vermögenswerte. Die geringe Selbstachtung, die Menschen dazu bringt, immer auf Hochtouren zu laufen, wird sich in Schmerzen manifestieren. Es ist nicht leicht, Ihr Selbstwertgefühl aufzubauen, aber es ist möglich.

Schauen Sie sich Ihr Leben ehrlich an. Stellen Sie sich die Frage, ob Ihre materiellen Besitztümer Ihnen wirklich Freude bringen oder ob sie einfach nur eine schützende Hülle sind, hinter der Sie sich vor der Welt verstecken. Sie müssen Ihre Tendenz zum Konsumieren unter Kontrolle bringen. Versuchen Sie, einen Tag in der Woche einfach Ferien zu machen, was bedeutet, dass Sie nichts kaufen. Lassen Sie die Kreditkarten zu Hause. Deponieren Sie Ihr Bargeld so, dass Sie nicht so einfach daran kommen. Wenn möglich, beschäftigen Sie sich an diesem Tag überhaupt nicht mit Geld oder Finanzen – weder Ihren eigenen noch denen anderer Menschen. Dann schauen Sie sich am Ende des Tages die Gefühle an, die Ihnen dieses einfache Leben vermittelt hat. Falls es Ihnen zu schwer fällt, einen Tag in der Woche alle Gelddinge ruhen zu lassen, sollten Sie sich vielleicht beraten lassen, um einen Weg zu finden, wie Sie von diesem Zwang loskommen können.

Oder nehmen Sie sich in ähnlicher Weise einen Tag in der Woche vor, an dem Sie sich nicht schmücken oder verschönern. Kein Make-up. Kein Frisieren. Keine edlen Marken oder Accessoires. Achten Sie den Tag über auf Ihre Stimmung. Wenn Ihre Laune in den Keller geht, ist dies ein Hinweis auf den Grad der Wichtigkeit, die Sie der äußeren Erscheinung zuschreiben – die Erscheinung, die verbergen soll, wer Sie wirklich sind.

Halten Sie sich Zeiten frei in Ihrem vollbesetzten Terminkalender, um neue Aktivitäten auszuprobieren. Versuchen Sie etwas zu finden, das Ihnen einfach nur Freude macht, nicht weil Sie dadurch reicher, klüger oder attraktiver werden. Das Ziel ist es, Ihre wahre Identität zum Vorschein zu bringen und zu erkennen, dass sie einen Wert hat. Sie können sich dafür einmal in der Woche Zeit nehmen oder jeden Tag ein wenig. Wichtig dabei ist, dass Sie Zeit mit sich alleine verbringen – ohne die vielen Ablenkungen um Sie herum. Schauen Sie sich Ihre Gedanken an. Lernen Sie Ihr echtes Selbst kennen, das, was Sie in Wahrheit sind; dies wird Sie zu besserer Selbstachtung und besserer Gesundheit im dritten emotionalen Zentrum führen.

Aus den Krankenakten:
Gesundheit des Verdauungstraktes – Patientenstudie

Als ich Ken zum ersten Mal begegnete, war er 27 Jahre alt und bereits Besitzer eines erfolgreichen Unternehmens für Cowboystiefel. Er lebte in jeder Beziehung auf großem Fuße, besaß ein Haus in Nashville und eine Farm im Hinterland. Ken liebte den Rausch des Geldausgebens; er liebte gutes Essen, Trinken, Rauchen, schnelle Autos und Frauen. Um seinen extravaganten Lebensstil aufrechtzuhalten und sich die Bewunderung vieler Frauen zu sichern, arbeitete Ken Tag und Nacht – befeuert durch große Mengen Koffein. Kens Lebensmotto lautete: »Nichts ist so erfolgreich wie Exzess.«

Viele Jahre lang konnte Ken diese Lebensweise durchhalten, doch als er zu mir kam, fiel es ihm schwer, alles zusammenzuhalten. Er hatte Schwierigkeiten, seine Rechnungen zu bezahlen. Er stand unter enormem Stress und machte sich über alles Sorgen, und es hatte den Anschein, dass sein Magen genauso nervös war. Der Versuch, seinen Kopf finanziell über Wasser zu halten, stresste ihn enorm und manifestierte sich in ständigem Sodbrennen, das er täglich mit Säureblockern zu behandeln versuchte. Doch anstatt sein Unternehmen zu verkleinern, wollte Ken unbedingt seinen extravaganten Lebensstil aufrechterhalten, indem er Geld ausgab, was er nicht hatte. Schließlich wurde er in die Notaufnahme eingeliefert, wo die Ärzte Refluxösophagitis, Gastritis und ein kleines, blutendes Magengeschwür diagnostizierten.

Als wir mit Ken sprachen, verstand er einfach nicht, warum all diese Säureblocker, die er jeden Tag nahm, das brennende Gefühl in seinem Magen nicht verhinderten. Um die Gesundheit seines Verdauungstraktes wiederherzustellen und zu begreifen, warum Säureblocker nicht seine gastrointestinale Rettung waren, musste er zunächst die Beziehung zwischen Speiseröhre, Magen und normaler Säureproduktion verstehen.

Wenn wir Nahrung herunterschlucken, gelangt sie in die Speiseröhre und von dort in den Magen. Hier wird das Essen von Verdauungsenzymen verarbeitet und eines davon ist Magensäure. Es gibt eine einseitig schließende »Falltür« zwischen Speiseröhre und Magen, damit diese sauren Enzyme nicht in Ihre Speiseröhre und Mund zurückfließen, was zu einem brennenden Gefühl und Gewebsverlusten der Schleimhaut (Erosion) führt. Doch diese Falltür kann durchlässig werden und daher nicht verhindern, dass Rückfluss eintritt. Bei häufiger Wiederholung könnte dies zu GERD (Gastroösophageale Refluxkrankheit) führen. Und genau das war Kens erstes Problem.

Das nächste Problem war sein Magengeschwür. Vergleichbar mit einer Fußballmannschaft muss bei Magenproblemen ein Gleichgewicht zwischen dem Angriff (Elemente, die die Nahrung aufschlüsseln, die Säuremenge und Magenenzyme) und der Verteidigung (Elemente, die die Magenschleimhaut schützen) beachtet werden. Bei Kens war es aus dem Takt geraten. Wenn jemand Magenschmerzen hat, denkt fast jeder daran, Säure mit Säureblockern zu reduzieren. Doch die wenigsten denken daran, die Schleimhaut des Magens, den Natriumbicarbonat-Level, die Blutzufuhr, die Prostaglandin-Mediatoren und die passende Anzahl von Bakterien zu schützen – die alle zusammen Ihren Verdauungstrakt vor Magengeschwüren bewahren.

Um Kens Verdauungsprobleme zu mildern, rieten wir ihm, einige wichtige Veränderungen in seinem Leben vorzunehmen. Er musste die Portionen seiner Mahlzeiten reduzieren, 20 Pfund abnehmen und aufhören, seine gewohnte Uniform enger Jeans zu tragen, die auf den Unterleib drückten und physisch den Darm und unteren ösophagealen Schließmuskel zusammenpressten. Außerdem musste er das Rauchen aufgeben. Darüber hinaus änderten wir seine Ernährung, damit sie nicht länger Nahrungsmittel enthielt, die zu dem Säureüberschuss in seinem Magen beitrugen. Wir rieten ihm, keine Schokolade, Tomaten, koffeinhaltige Getränke, fettes Essen, Zitrusfrüchte, Zwiebeln, Pfefferminze und Alkohol mehr zu konsumieren – zumindest eine Zeit lang. Sobald sein Magengeschwür geheilt war, durfte er wieder ein alkoholisches Getränk pro Tag genießen.

Unser Mahlzeitenzeitplan forderte, dass er drei Stunden vor dem Schlafengehen nichts mehr aß. Das würde seiner Nahrung Zeit zur Verdauung geben und bedeuten, dass er während dieses Prozesses nicht liegen würde – im Liegen gelangt Magensäure leichter in die Speiseröhre. Aus dem gleichen physischen Grund empfahlen wir ihm, beim Schlafen das Kopfende seines Bettes höher zu stellen oder seinen Körper mit Kissen hochzulagern.

Die sehr direkten Änderungen, zu denen wir Ken rieten, würden ihm helfen, wieder auf den richtigen Weg zu gelangen; außerdem beschlossen wir noch, einige dramatischere Schritte vorzunehmen.

Er begann mit der Einnahme von Antibiotika, um die zersetzenden *Heliobacter pylori*-Bakterien in seinem Magen zu reduzieren. Weiterhin konnte er zwischen drei Arten von medikamentöser Therapie wählen: diverse Säureblocker zum Neutralisieren der Säureproduktion, H2-Blocker, die Säureproduktion reduzieren oder Protonenpumpenhemmer, die die Säureproduktion in den Protonenpumpenzellen verhindern und zur Heilung der Magenschleimhaut beitragen. Alle diese Medikamente haben Nebenwirkungen. Zum Beispiel wird die langfristige Anwendung von Protonenpumpenhemmern bei Personen über 50 Jahren mit Hüft-, Handgelenk- und Wirbelbrüchen assoziiert.

Um zu helfen, seinen Körper zu stabilisieren und so viele Nebenwirkungen wie möglich zu verhindern, empfahlen wir Ken, zu seiner medizinischen Versorgung zusätzlich eine integrative medizinische Behandlung ins Auge zu fassen.

Ich schlug ihm vor, einen erfahrenen chinesischen Kräuterheiler und Akupunkteur aufzusuchen und gemeinsam mit diesem Experten herauszufinden, welche der üblichen Kräutermischungen für Magendarmprobleme in seinem individuellen Fall optimal waren: Shu Gan Wan, Aquilariae, Saussurea, Sai Mei An oder Xiai Yao Wan.

Was die Änderungen in seiner Verhaltensweise betraf, rieten wir Ken, sich Zeit zu nehmen und sein Leben mit ehrlichem Blick anzuschauen. Er befolgte diesen Rat, nahm sich die geld- und verschönerungsfreien Ferien, die wir an früherer Stelle erwähnt haben und schrieb die Gefühle auf, die damit einhergingen. Sein Ziel war, die Angst zu mindern und ein neues Motto zu finden: »Ich kann erfolgreich sein ohne Exzess« im Beruf, beim Rauchen, Trinken und Essen. Wir entwarfen einen Terminplan für Aerobic-Training, jeden Tag 30 Minuten, damit er seine überschießende Energie loswerden konnte. Wöchentliche Massagen, Aromatherapie und Lektionen in geführter Fantasiereise würden ihm helfen, sich zu entspannen und seine Muskeln von Stress zu befreien. Diese Entspannung würde sich schließlich bis hinein in seinen Verdauungstrakt auswirken.

Ken musste mit diversen Affirmationen arbeiten, um zur Veränderung seines zugrundeliegenden Denkmusters beizutragen. Er benutzte Affirmationen für generelle Gesundheit des Magens (»Ich verdaue das Leben mit Leichtigkeit.«), allgemeine Magenprobleme (»Das Leben stimmt mit mir überein. Ich nehme jeden Augenblick jedes Tages das Neue in mich auf. Alles ist gut.«), Magengeschwüre (»Ich liebe und akzeptiere mich. Ich bin mit mir selbst im Frieden. Ich bin ruhig. Alles ist gut.«) und Angst (»Ich liebe und akzeptiere mich und vertraue dem Prozess des Lebens. Ich bin in Sicherheit.«).

Die vielen Veränderungen, die Ken mit unserer Hilfe in sein Leben einbaute, brachten ihm umfassende Genesung – sein Verdauungstrakt und sein Leben waren endlich auf einem wesentlich gesünderen Kurs.

Gewichtsprobleme und Körperimage

Menschen mit Gewichts- und Körperimage-Problemen sind Ge-
bende und Handelnde und oft von exzessiver Großzügigkeit. Auf
den ersten Blick sind dies alles gute Eigenschaften. Doch so wie
Personen, die unter gesundheitlichen Problemen des dritten emotionalen Zentrums leiden, werden jene mit gesundheitsbeding-
ten Gewichtsproblemen in der Regel von Angst und niedrigem
Selbstwertgefühl beherrscht. Sie wenden ihre ganze Energie für
andere auf und haben nur wenig übrig für sich selbst. Wer sie
sind, definiert sich dadurch, wie viel sie für andere tun.

Gewichtszunahme und Gewichtsverlust können Zeichen eines
tieferliegenden gesundheitlichen Problems sein, unter anderem
eine gestörte Schilddrüsenfunktion oder aus dem Gleichgewicht
geratene Hormone; sie können jedoch auch die *Ursache* von Problemen wie beispielsweise Herzerkrankungen sein. Also gehen
Sie zuerst die physischen Störungen an, die von Über- oder Untergewicht oder bestimmten Körperimage-Problemen hervorgerufen werden. Wenn Sie erst einmal die physisch bedenklichen
Störungen im Griff haben, ist es an der Zeit, sich mit den emotionalen Themen zu beschäftigen, die zu Ihren Gewichtsproblemen
beitragen.

Auch hier geht es wieder um Balance, also darum, die Dinge ins
Gleichgewicht zu bringen. Damit meine ich nicht, dass Sie aufhören sollten, Gutes für andere zu tun, zu helfen und sich nur noch
auf sich selbst zu konzentrieren. Der Schlüssel ist herauszufinden,
warum Sie sich so aufreiben in Ihrem Bemühen, anderen zu helfen, während Ihre eigenen Bedürfnisse unerfüllt werden. Wenn
Sie den Grund dafür gefunden haben, können Sie anfangen, die
negativen Denk- und Verhaltensmuster zu ändern, die zu Ihren
gesundheitlichen Problemen beitragen, indem Sie auf das hören,
was Ihr Körper Ihnen sagt und Affirmationen als festen Bestandteil in Ihr tägliches Leben integrieren.

Die Affirmationstheorie von Louise Hay zeigt, inwieweit unser
Gewicht eine Reflexion unseres Selbstbildes ist. Zum Beispiel ist
Übergewicht oder exzessive Esslust ein Resultat niedriger Selbst-
achtung und der Vermeidung von Gefühlen.

Nach Aussage von Louise ist Fett generell eine schützende Hülle, kreiert von Menschen, die übermäßig sensitiv sind und das Gefühl haben, dass sie Schutz brauchen. Um mit der Beseitigung dieser Hülle zu beginnen und abzunehmen, würde die Affirmation lauten: »Ich bin mit meinen Gefühlen im Frieden. Ich bin in Sicherheit. Ich kreiere meine eigene Sicherheit. Ich liebe und akzeptiere mich.«

Anorexia hat mit extremer Angst und Selbsthass zu tun. Um mit dem Prozess der eigenen Wertschätzung zu beginnen, benutzen Sie die Affirmation: »Ich liebe und akzeptiere mich. Ich bin in Sicherheit. Das Leben ist sicher und voller Freude.« Bulimie hat mit Vollstopfen und Säuberung zu tun, hervorgerufen durch Selbsthass, Hoffnungslosigkeit und Terror; die heilende Affirmation ist: »Ich werde vom Leben selbst geliebt und genährt. Es ist sicher für mich, am Leben zu sein.«

Louises Affirmationen variieren, entsprechend dem Denkmuster und Körperbereich, der erkrankt ist. Zum Beispiel hat Gewicht in der Bauchgegend mit Wut oder Nahrungsverweigerung zu tun, wohingegen Übergewicht in den Oberschenkeln mit Wut aus der Kindheit assoziiert ist – möglicherweise gegenüber dem Vater. (Für spezifischere von Louise empfohlenen Affirmationen sehen Sie bitte in der Tabelle ab Seite 233 nach.)

Das Ausmerzen alter, negativer Denkmuster ist ein besonders wichtiger Schritt für Menschen mit Gewichtsproblemen. Geringe Selbstachtung kann zu einem Übermaß an selbstzerstörerischen Gedanken führen. Verwandeln Sie diese Gedanken mit Hilfe einer positiven, die Selbstachtung stärkenden Affirmation wie beispielsweise: »Ich liebe mit Weisheit. Ich nähre und unterstütze andere genauso viel wie ich mich selbst nähre und unterstütze.«

Wenn Sie ein wohltätiger, liebenswerter und großzügiger Freund sind, gut für Sie! Doch vergessen Sie nicht, sich selbst gegenüber genauso liebevoll zu sein. Es ist kein Zeichen von Egoismus oder Selbstsucht, sich auf die eigenen Bedürfnisse, eigene Erscheinung und das eigene Glück zu fokussieren. Tatsächlich ist diese Art des Seins der einzige Weg, ein wahrer Freund, Partner oder Elternteil zu sein. Wenn Sie nicht gut für sich selbst sorgen, werden Sie irgendwann nichts mehr zu geben haben.

Also müssen Sie sich als Allererstes anschauen, warum Sie ständig auf eigene Kosten für andere da sind. Glauben Sie, dass Sie
nur etwas wert sind, wenn andere Menschen Sie brauchen? Können Sie sich an eine Beziehung oder Situation erinnern, die diesen
Glaubenssatz hervorgerufen haben könnte? Versuchen Sie es aufzuschreiben. Versuchen Sie herauszufinden, warum Sie so fühlen.

Sie müssen gegen diese falsche Überzeugung vorgehen, und
am besten tun Sie das, indem Sie sich einen »Verantwortungs-Ur-
laub« nehmen. Halten Sie sich einen Tag im Monat oder ein paar
Stunden in der Woche frei, wo Sie nichts für andere tun. Richten
Sie Ihren Fokus in dieser Zeit nur auf Ihre eigene Person. Schreiben Sie sich für einen Kurs ein oder finden Sie ein Hobby, was
Ihnen Spaß mache. Erkennen Sie, dass Sie einen innewohnenden
Wert haben und sich nicht ausschließlich danach beurteilen sollen, was Sie für andere tun.

Falls Sie Ihre gegenwärtige Denkart nicht verändern, wird Ihr
Körper Ihnen signalisieren, dass er sich vernachlässigt fühlt, und
Gewichtsprobleme werden die Folge sein.

Aus den Krankenakten:
Gewichtsprobleme – Patientenstudie

Isadora, 28, war zuverlässig, prompt und schnell bereit, frei-
willig länger Überstunden zu machen oder für eine gute Sache zu arbeiten. So wie viele Menschen, die unter Gewichtsproblemen leiden, war sie nicht nur bereit, sondern absolut
begeistert darüber, anderen zu helfen. Isadora sagte mir, dass
dies ihrem Leben Sinn und Richtung gibt. Doch trotz ihrer
vielen guten Taten war ihr Selbstwertgefühl so gering, dass
sie sich kaum selbst im Spiegel anschauen konnte.

Isadora hatte zwei Schwestern, die beide von Beruf Sän-
gerin waren und großen Wert auf ihre äußere Erscheinung
legten. Isadora frisierte ihnen die Haare und machte das
Make-up. Sie war sehr stolz darauf, wie strahlend und schön
sie die beiden für ihre Auftritte herrichtete und meinte, es
mache ihr gar nichts aus, die »unbesungene« Schwester zu
sein – der Erfolg ihrer Schwestern wäre ihr genug. Anhand

Isadoras eigener Erscheinung wären Sie nie auf den Gedanken gekommen, dass sie Friseuse und Maskenbildnerin war. Für sie schien Bequemlichkeit wichtiger zu sein als Mode. Sie trug eine Baseballkappe über ihrem unfrisierten Haar und war in der Regel ungeschminkt. Außerdem hatte sie 80 Pfund Übergewicht, als ich sie zum ersten Mal sah. Sie gab zu, dass sie nicht mehr ins Fitnessstudio ging und auch jeden anderen Versuch der Selbstverbesserung aufgegeben hatte.

Wenn wir mit jemandem arbeiten, der ein Gewichtsproblem hat, ist es wichtig, zunächst die medizinischen, ernährungs- und umweltbedingten sowie hormonellen Ursachen der Gewichtszunahme herauszufinden, die in jedem Fall individuell und daher unterschiedlich sind. Dann stellen wir einen Plan auf mit dem Ziel, diese Ursachen umzuwandeln und den Betreffenden zu helfen, abzunehmen.

Gewichtszunahme kann auf eine Reihe von Faktoren zurückgeführt werden:

1. Medikamente: Eine der Nebenwirkungen diverser weit verbreiteter Medikamente ist Gewichtszunahme. Zu dieser Liste gehören Antibabypillen; Steroide; ältere trizyklische Antidepressiva wie Elavil; einige neuere Antidepressiva einschließlich Paxol, Zoloft und Zyprexa; der Stimmungsaufheller Depakote; das Diabetesmittel Diabinese; und Medikamente gegen Sodbrennen wie Nexium und Prevacid. Wenn auch nicht alle diese Medikamente eine Gewichtszunahme verursachen, sind sie doch allgemein bekannt dafür.

2. Ernährung: Zu den am weitesten verbreiteten Ursachen für Fettleibigkeit gehören Ernährungsgewohnheiten. Was und wann Sie essen, wirkt sich entscheidend darauf aus, wie viel Sie zunehmen.

3. Umfeld: Dazu gehört zum Beispiel, wie oft Sie sich im Laufe des Tages bewegen und mit wem Sie sich umgeben. Auch dies kann eine große Rolle spielen, wenn es um Ihr Gewicht geht.

4. Hormone: Wenn Sie ständig übermäßig gestresst sind, werden Sie zunehmen, egal wie viel Sie trainieren und wie sehr Sie Ihre Ernährung einschränken. Auch Trauer, Depression und Angst sorgen dafür, dass die Waage nach oben schnellt, doch Wut ist die Emotion, die am häufigsten zur Gewichtszunahme führt. Ständig wütend und frustriert zu sein, bringt Ihre Nebennieren dazu, das Hormon Cortisol zu produzieren, was wiederum die Bauchspeicheldrüse anregt, Insulin zu produzieren – *et voilà*!

Als wir anfingen, uns mit Isadoras individueller Situation zu befassen, erfuhren wir, dass sie regelmäßig drei Medikamente nahm, zu deren Nebenwirkungen bekanntermaßen Gewichtszunahme gehört. Sie nahm die Pille und häufig auch Nexium und Prevacis, um ihre Magenbeschwerden und ihr Sodbrennen zu lindern. Bezüglich ihrer Ernährung stellten wir fest, dass Isadora einem ziemlich chaotischen Zeitplan folgte. Während des Tages nahm sie keine normale Mahlzeit zu sich, nur hin und wieder einen kleinen Imbiss und nicht unbedingt was Gesundes. Ihre einzige richtige Mahlzeit war ein üppiges Abendessen gegen 20.00 Uhr. Und diese Mahlzeit war nie sehr ausgewogen – oft aß Isadora einfach nur jede Menge Kohlehydrate und sonst nichts. Sie war sich nicht bewusst, wie wichtig es ist, bei jeder Mahlzeit den Konsum von Kohlehydraten mit Protein auszugleichen, um dafür zu sorgen, dass der Blutzucker stabil bleibt und der Hunger kontrolliert wird.

Zu den Umweltfaktoren, die Isadora beeinflussten, gehörten u. a. wenig Bewegung und ein Arbeitsmilieu, in dem sie keine Unterstützung erwarten konnte. Obwohl ihr Büro im zweiten Stock lag, nahm Isadora nie die Treppe. Sie saß den ganzen Tag an ihrem Schreibtisch und unterbrach ihre Arbeit nur, um auf die Toilette zu gehen – oder manchmal zur Rezeption, wo auf dem Tisch eine Schüssel mit Bonbons stand, an der sie nie vorbeigehen konnte, ohne eins zu stibitzen. Außerdem lag ihr Büro direkt neben dem Konferenzzimmer, wo es fast immer frischen Kuchen und Gebäck für die Angestellten gab, damit sie davon naschen konnten – plus einem Automaten, der kostenlos Softdrinks ausspuckte, wann immer sie Lust darauf hatte.

Zusätzlich zu ihrem ausufernden Gewicht und viel beschäftigten Lebensstil hatte Isadora auch noch jede Menge Stress, Frustration und Angst. Sie mochte ihren Körper nicht, was zu Schamgefühlen und Wut führte. Leider gossen diese Gefühle nur noch mehr Öl ins Feuer.

Um Isadora zu helfen, ihr Gewicht und ihr Leben unter Kontrolle zu bekommen, mussten wir uns als Erstes um die medikamentös verursachte Gewichtszunahme kümmern. Ich empfahl Isadora, ihren Arzt um eine alternative Form der Empfängnisverhütung zu bitten, die nicht berüchtigt dafür war, dick zu machen. Dabei fand sie auch heraus, dass ihre Magenprobleme das Ergebnis von Angst waren und nicht von Sodbrennen, was es ihr ermöglichte, die Einnahme von Nexium und Prevacid allmählich auslaufen zu lassen. Als Ersatz für diese Medikamente und um ihr Erleichterung bezüglich ihres real existierenden und durch Angst hervorgerufenen Magenproblems zu verschaffen, empfahlen wir ihr Zitronenmelisse, was ihr sehr schnell half, wie sie uns bestätigte.

Dann sahen wir uns die umweltbedingten Faktoren an und wie diese sich auf unsere Klientin auswirkten. Sie bat die Dame an der Rezeption, die Schüssel mit den Bonbons zu entfernen – oder sie an einen weniger ins Auge fallenden Ort zu stellen –, damit sie nicht in Versuchung geführt würde. Darüber hinaus trug sie ein Gummiarmband, bedruckt mit dem Wort DÜNN in großen schwarzen Buchstaben, um sie daran zu erinnern, die Tabletts mit dem Gebäck und die Softdrinks in ihrem Büro zu meiden. Sobald Isadora den Impuls verspürte, das eine oder andere davon zu naschen, zog sie das Armband lang, woraufhin es zurückschnellte und ihr auf der Haut brannte, was sie wieder mit ihrem Körper und seinen wahren Bedürfnissen in Verbindung brachte – und das waren nicht Süßigkeiten und Softdrinks. Es half ihr, ihre Gefühle neu zu fokussieren und erinnerte sie an ihr Ziel, nämlich abzunehmen. Um mehr Bewegung in ihr Leben zu bringen, benutzte Isadora immer die Treppe anstatt den Aufzug zu ihrem Büro im zweiten Stock. Und sie trat auch »Curve« bei, einem Fitnessclub für kurvenreiche Frauen und trainierte fünf Mal in der Woche jeweils 30 Minuten.

Um zusätzliche Heilungskräfte freizusetzen, benutzte sie Affirmationen, mit denen sie die zugrundeliegenden Denkmuster angehen konnte, die sie dazu verführten, an ihrem Übergewicht festzuhalten. Sie wählte die Affirmationen bei zwanghaftem Essen (»Ich stehe unter dem Schutz göttlicher Liebe. Ich bin immer in Sicherheit und geborgen. Ich bin willens, aufzuwachsen und die Verantwortung für mein Leben selbst in die Hand zu nehmen. Ich vergebe anderen und ich erschaffe mit jetzt mein neues Leben selbst, wie ich es will. Ich bin in Sicherheit.«) und Adipositas (»Ich bin im Frieden mit meinen eigenen Gefühlen. Ich bin in Sicherheit da, wo ich jetzt bin. Ich schaffe mir meine eigene Sicherheit. Ich liebe und akzeptiere mich.«).

Und last but not least empfahlen wir ihr, zu einer Ernährungsberaterin zu gehen, die ihr helfen konnte, gesunde, köstliche und leicht zuzubereitende Mahlzeiten zu kochen, die in einen Essenszeitplan passten, den sie zusammen entwarfen. Um ihre neuen Essgewohnheiten aufregender zu machen, lud Isadora ihre Schwestern ein, es ihr gleichzutun. Auf diese Weise unterstützten sie einander im Zuge einer neuen, gesunden Lebensweise. Ein neugefundenes Gefühl der Nähe entwickelte sich zwischen Isadora und ihren Schwestern – die verloren gegangen war, als sie sich mehr wie ihre Chefin aufgeführt hatte und nicht wie eine Schwester. Und diese Nähe stärkte Isadoras Selbstwertgefühl und machte es ihr leichter, sich an ihren neuen Essensplan zu halten.

Diese Verlagerung ihres Fokus – nicht mehr in erster Linie auf andere, sondern auf sich selbst – half Isadora, sich um ihre eigenen Bedürfnisse zu kümmern Sie nahm sich sogar den »Urlaub von Verantwortung«, den wir ihr empfohlen hatten. Mit ihrer neuen Sicht der Welt und der Hilfe, die sie von den Menschen in ihrer Umgebung erhielt, gelang es Isadora, einen großen Teil ihres Gewichtes zu verlieren und sich dadurch gesunder und glücklicher zu fühlen.

Nebennieren und Bauchspeicheldrüse

Menschen, die unter Problemen mit den Nebennieren, der Bauchspeicheldrüse und dem Blutzucker leiden, sind oft von ihren Gefühlen überwältigt und haben ihre Identität verloren, weil sie sich ständig nur um die Bedürfnisse anderer kümmern. Diese Menschen fühlen sich oft besser in Bezug auf ihr spirituelles als auf ihr physisches Leben, wo es um Gewicht und Aussehen und Arbeit geht. Spiritualität wird *der* Ausweg, den sie benutzen, um Selbstwertgefühl und Selbstliebe aufzubauen; sie definieren sich in erster Linie durch Spiritualität. Aufgrund dieser Tendenz kümmern sich die Betreffenden oft nicht mehr um ihre äußere Erscheinung und die Gesundheit ihres Verdauungssystems, was beispielsweise zu Blutzuckerproblemen und ständiger Müdigkeit führt. Für sie ist Spiritualität das Einzige, was wirklich existiert. Ihre Karriere voranzubringen oder auf ihr Aussehen oder Wohlbefinden zu achten, gehören nicht zu ihren Fertigkeiten.

Wenn Sie einer von den vielen Millionen Menschen sind, die unter Problemen mit den Nebennieren und Blutzucker leiden, ist zunächst einmal medizinische Hilfe angesagt. Doch so wie es bei vielen auf Emotionen basierenden Erkrankungen der Fall ist, wird die Schulmedizin wahrscheinlich nur bei akuten Problemen helfen können. Chronische Erkrankungen bedürfen zu ihrer Heilung einer subtileren Herangehensweise. Sie müssen Ihr Selbstwertgefühl stärken und lernen, besser mit Ihrer Verantwortung anderen gegenüber umzugehen.

Wenn Ihr Kopf Ihnen sagt, dass Sie unfähig sind oder wertlos, und wenn Sie leistungsschwach sind oder sich selbst sabotieren, so sind dies die negativen Gedanken und Verhaltensweisen, die zu einer stärkeren Produktion von Cortisol führen, der Beginn vieler Erkrankungen der Nebennieren wie beispielsweise dem Cushing-Syndrom. Im Gegensatz dazu hat die Addison-Krankheit – Nebennieren produzieren zu wenig Cortisol – mit schwerer emotionaler Unterernährung zu tun. Beide Krankheiten haben jedoch ihren Ursprung in demselben negativen Denkmuster. Louises Affirmationstheorie zeigt Ihnen, wie Sie die Gedanken und Verhaltensweisen ändern können, die mit generellen Problemen der Nebennieren assoziiert sind, und zwar durch die Affirmation: »Ich liebe und schätze mich. Ich bin in Sicherheit und kann mich gut um mich selbst kümmern«. Erkrankungen bzw. Entzündungen der Bauchspeicheldrüse haben ihre Ursache häufig in Gefühlen von Trauer. Wenn Sie ernste Blutzuckerprobleme wie beispielsweise Diabetes haben, liegt Ihnen vielleicht die Enttäuschung über unerreichte, lebenslange Ziele schwer auf der Seele, oder Sie fühlen eine tiefe Trauer bezüglich dessen, was hätte sein können. In diesem Fall würde die Affirmation lauten: »Dieser Moment ist von Freude erfüllt. Ich beschließe jetzt, die Süße dieses Tages zu erfahren.«

Egal ob es sich um Cortisolprobleme aufgrund einer Fehlfunktion der Nebennieren oder um aus dem Ruder geratene Blutzuckerwerte handelt, weil die Bauchspeicheldrüse unangemessene Mengen Insulin produziert: In jedem Fall wird die Intuition Ihres Körpers Sie wissen lassen, dass Sie alles, was Sie tun, neu überprüfen müssen. Falls Sie diese Warnungen aber missachten, können sich andere Probleme entwickeln, unter anderem erhöhte Cholesterinwerte, hoher Blutdruck, Herzerkrankung, Gewichtszunahme, chronische Schmerzen, Diabetes, Nierenversagen und Schlaganfall.

Das Verändern negativer Denkmuster ist der Schlüssel bei der Beseitigung zerstörerischer Gefühle. Doch das Ändern lebenslanger Muster geht nicht von heute auf morgen, sondern ist ein Prozess – eine Reise, die Zeit braucht, Hingabe und Geduld. Sorgen Sie dafür, dass Sie eine Balance finden zwischen Ihrem spirituellen und Ihrem physischen Selbst. Sie können einen Teil Ihres Kopfes in den spirituellen Wolken haben, doch fangen Sie gleichzeitig damit an, sich mit Ihrer physischen Erscheinung auf der Erde zu beschäftigen. Wir wissen, dass Spiritualität für Sie enorm wichtig ist, doch müssen Sie auch sich selbst und Ihren Körper lieben. Wir möchten Ihnen sagen, dass es absolut möglich ist, sich um die eigenen Bedürfnisse zu kümmern, ohne dadurch selbstzentriert oder egoistisch zu sein. Also gönnen Sie sich ein wenig Zeit, um sich selbst zu verwöhnen. Gehen Sie zur Maniküre. Lassen Sie sich die Haare machen. Lesen Sie in Ruhe ein Buch. Kaufen Sie sich etwas Schönes. Versuchen Sie Dinge zu tun, die Ihnen helfen werden, ihr physisches Selbst zu genießen. Vergnügen Sie sich mit Fitnesstraining, Tanzen oder Yoga. Jede dieser Aktivitäten wird Sie auf angenehme Weise auf den festen Boden irdischer Realität zurückbringen.

Wir wissen, dass es wichtig ist, sich auf die Bedürfnisse anderer zu fokussieren, aber Sie sollten es nicht übertreiben – auch wenn es Ihnen schwerfällt. Menschen zu helfen gibt Ihnen ein gutes Gefühl, doch gleichzeitig erschöpft es Sie. Also versuchen Sie, die Zeit, anderen zu helfen, im Rahmen zu halten. Falls Sie zum Beispiel bei mehreren Organisationen und Gruppen ehrenamtlich tätig sind, reduzieren Sie Ihre Stundenzahl – indem Sie vielleicht nur einmal in der Woche Ihre Zeit zur Verfügung stellen. Dies wird Ihnen nach wie vor die Freude des Helfens schenken, Ihnen jedoch gleichzeitig genug Zeit lassen, sich um Ihre eigenen Bedürfnisse zu kümmern. Alle diese Aktionen werden Ihre Sicht in Bezug auf Ihr eigenes Selbst verbessern und Sie sehr wahrscheinlich weniger dazu verführen, sich in das größere Unbekannte zu flüchten.

Wie ich bereits an früherer Stelle erwähnt habe, besitzen Sie einen angeborenen Wert sowohl hier auf der Erde als auch im Himmel. Sie sind liebenswert und wertvoll, und Sie müssen sich jeden Tag durch Affirmationen und Hinwendung zu Ihrer physischen Gesundheit an diese Tatsache erinnern. Eine generelle, positive Affirmation lautet: »Meine emotionale Erfüllung und Befriedigung strahlt auf jeden in meiner Umgebung aus.«

Aus den Krankenakten:
Nebennieren und Bauchspeicheldrüse – Patientenstudie

Als Teenager entdeckte Lorinda, heute 57, östliche Religionen und war fasziniert. Sie las über Buddhismus, Zen und Taoismus und beschäftigte sich mit den christlichen Mystikern. Sie war von frühester Kindheit an in der Lage, das »Göttliche« zu spüren, was ihr sowohl ein Gefühl des Friedens als auch der Ekstase vermittelte.

Lorinda besuchte das College und beendete es mit einem doppelten Studienabschluss in Theologie und Biologie. Sie heiratete schließlich einen berühmten Physiker und bekam vier Kinder.

Lorinda war intelligent und sehr belesen, und im Laufe der Jahrzehnte ihrer Ehe wurde sie zu einer wertvollen Hilfe für ihren Mann. Sie half ihm beim Schreiben mehrerer Bücher. Ihre Ehe und das Familienleben mit ihren Kindern war glücklich und erfüllend – bis zu einem gewissen Grad. Lorinda hatte ja ihre eigenen Ambitionen und ihr intellektuelles Leben für ihre Familie geopfert. Und jetzt, wo sie den Blick für ihre eigene Individualität verloren hatte, war ihr Leben plötzlich erfüllt von Angst und Furcht. Das war nicht gesund, und bald ließ ihr Körper sie wissen, dass es Zeit war, etwas zu verändern. Sie fühlte immer häufiger, dass ihr Körper sie nur noch müde machte. Sie bewegte sich langsam, sprach langsam, dachte langsam und war müde, weil sie sich so schwer fühlte. Es zeigte sich, dass die Cortisol- und Insulinwerte in ihrem Körper total aus dem Gleichgewicht geraten waren.

Nebennieren und Bauchspeicheldrüse – beide Organe kontrollieren die Cortisol- und Insulinproduktion – sind für die meisten Menschen ein Mysterium. Alle Menschen haben zwei Nebennierendrüsen. Stellen Sie sich diese als Orangen vor. Das innere »Fruchtmark« produziert Adrenalin, eine koffeinähnliche stimulierende Substanz. Adrenalin wird ausgeschüttet, wenn Sie kurzfristig einen Energieschub brauchen. Die äußere Hülle der Nebennieren, die »Schale«, produziert eine Reihe von Hormonen aus Ihrem Körperfett für langfristige Energie. Das berüchtigtste dieser Hormone ist Cortisol. Die Nebennierendrüsen produzieren jedoch auch andere Hormone aus dem Fett des Körpers wie Progesteron, DHEA, Testosteron und Östrogen.

Wenn Sie plötzlich Angst bekommen, sich bedroht fühlen oder über irgendetwas wütend sind, befiehlt Ihr Gehirn Ihren Nebennieren via Ihrer Hypophyse, die Produktion von Adrenalin, Cortisol und anderen Hormonen anzukurbeln, um Ihren Körper in einen Zustand erhöhter Wachsamkeit zu versetzen. Sobald die Bedrohung vorbei ist und Sie sich »abkühlen«, stoppen die Nebennieren ihre erhöhte Hormonproduktion. Falls Ihr Gehirn jedoch weiter über die Angst und die bedrohlichen Situationen nachdenkt, zum Beispiel mit Denkmustern wie »Es ist hoffnungslos!«, »Mein Leben ist eine Katastrophe«, »Eigentlich sollte alles ganz anders sein!« und »Das ist unfair!«, produzieren Ihre Nebennieren weiterhin zu viel Cortisol und Östrogen. Was dazu führt, dass Ihre Bauchspeicheldrüse wiederum mehr Insulin ausschüttet und Sie Symptome entwickeln, die als »Erschöpfung der Nebennierendrüsen« bekannt sind.

Dieser Erschöpfungszustand ist verzwickt, weil nicht immer klar ist, ob Sie zu wenig oder zu viel Cortisol haben. Jedoch werden Ihre Symptome sowie Blut- und Urinuntersuchungen den Aspekt dieses Ungleichgewichtes aufdecken. Das zu wissen ist sehr wichtig, denn wenn Sie ein Medikament für den falschen Zustand nehmen, werden Sie keine Erleichterung verspüren – im Gegenteil, die Symptome können sich verschlimmern.

So mussten wir uns in Lorindas Fall zuerst um ihre Symptome kümmern und schickten sie zu einem Endokrinologen. Zu den Symptomen von Cortisolmangel gehören u. a. undefinierbare Schwäche, Veränderung in der Pigmentierung in der Nähe des Mundes und anderer Schleimhäute, Übelkeit und Erbrechen, Durchfall, geringer Blutzuckerwert und niedriger Blutdruck. Diese Symptome sind allesamt sehr subtil.

Zu viel Cortisol führt zu Gewichtszunahme im Bauch und Gesicht, erhöhtem Blutdruck, unregelmäßigen Blutzuckerwerten, Haarwuchs an ungewöhnlichen Stellen, Akne, Depression und Gereiztheit, Abnahme der Knochendichte, Muskelschwäche und unregelmäßige Menstruation.

Nach einem Termin bei ihrem Arzt kam Lorinda mit der kompletten Diagnose zurück. Der Arzt hatte alle in Frage kommenden Symptome untersucht und festgestellt, dass sie zu viel Cortisol produzierte. Lorinda war 1,60 m groß und wog 81 Kilo, wobei sich der größte Teil des Gewichts in ihrer Bauchgegend angesammelt hatte. An einigen Stellen ihres Oberkopfes hatte sie leichten Haarausfall, während sich auf Oberlippe und Kinn ein zarter Flaum gebildet hatte. Ihr Blutdruck lag bei 140/85 mmHg und ihr Blutzucker bei 130mg/dl, also beide Werte waren nur wenig erhöht. Schultern, Rücken und Gesicht waren von Akne gezeichnet.

Nachdem feststand, dass ihre Symptome auf zu viel Cortisol zurückzuführen waren, wollte ihr Arzt einen Test machen, um sicher zu gehen, dass sie nicht unter Cushing-Syndrom litt, einer Erkrankung der Nebennieren. Zum Glück zeigten die Blutuntersuchungen und ein Dexamethason-Suppressions-Test normale Werte.

Schließlich ging Lorinda zu einem Endokrinologen, der weitere Untersuchungen zur Feststellung von Anormalitäten der Nebennierenenzyme durchführte. Alle Werte lagen im Normbereich. Also stand fest, dass Lorinda es mit einer gewöhnlichen Ermüdung der Nebennieren zu tun hatte.

Die Lösung? Sie musste einige Kilo Körperfett abbauen, damit ihre Nebennieren weniger Bausteine hatten, aus denen sie Cortisol und andere Hormone herstellen konnten, die ihren Blutzucker und Blutdruck erhöhten und unerwünschtes Haarwachstum förderten.

Um ihr zu helfen, die Energie aufzubringen, die sie unbedingt brauchte, wenn sie Veränderungen vornehmen wollte, begannen wir mit der Verabreichung von Chrom. Das würde ihr nicht nur neue Energie geben, sondern auch zur Regulierung ihres Blutzuckers beitragen. Sie begann mit der Einnahme von Grünem-Tee-Extrakt, der erwiesenermaßen vielen Menschen zu wesentlich mehr Energie verholfen hat. Zusätzlich nahm sie ein pharmazeutisches Multivitaminpräparat mit Folsäure, Pantothensäure, Vitamin C, Eisen, Magnesium, Kalium und Zink, da jeder Mangel an Vitaminen zu Müdigkeit und Erschöpfung führen kann.

Als Nächstes mussten wir uns um Lorindas Angst und ihre Ursachen kümmern. Da sie kein Serotonin-Medikament nahm, machte ich ihr den Vorschlag, sie solle ihren Arzt fragen, ob es okay ist, wenn sie ihrem Arznei- und Vitaminregime 5HTP hinzufügt. Dieses natürliche Serotonin-Ergänzungsmittel wird häufig angewandt, um Angst zu mindern, die unter Umständen zur Überproduktion von Cortisol beiträgt. Außerdem musste Lorinda zu einem Therapeuten gehen, der ihr helfen würde, die Ursachen ihrer Angst in den Griff zu kriegen.

Unsere abschließende medizinische Empfehlung für Lorinda war, einen Akupunkteur und chinesischen Kräuterheiler aufzusuchen. Es gibt eine Anzahl von Kräutern – Astralagus, Lakritz, Sibirischer Ginseng – die dafür bekannt sind, die Regulierung der Hormonproduktion in den Nebennieren zu unterstützen. Ein erfahrener Heilkundiger würde ihr helfen, die für sie optimale Kombination zu finden.

Lorindas Übergewicht war nicht unbedingt nur auf eine ungesunde Ernährung zurückzuführen. Aufgrund ihrer vielen Verpflichtungen gegenüber ihrer Familie und Freunden hatte sie einfach keine Zeit darauf zu achten, was sie aß. Anstatt ihr eine bestimmte Diät zu empfehlen, verschrieb ich Lorinda eine Variante des »Verantwortungs-Urlaubs«, von dem ich an anderer Stelle gesprochen habe. Dabei musste sie nicht einen ganzen Tag lang darauf verzichten, anderen zu helfen, jedoch war sie gezwungen, ihre diesbezüglichen Bemühungen zu rationieren. Die Karriere ihres Mannes stand bei ihr immer an erster Stelle. Daher einigten wir uns auf folgendes System: Für jede Stunde, die sie für ihn tätig war, sollte sie sich eine Stunde Zeit ausschließlich für die Entwicklung ihrer eigenen Karriere nehmen. Lorinda zuckte vor Schreck zusammen, als ich über diese »Diät« sprach, setzte sie aber in die Tat um.

Darüber hinaus lernte sie Tai Chi und Qigong, um sinnvoller mit ihrer Energie umzugehen und sie nicht in erster Linie in die Projekte anderer zu investieren.

Und last but not least, um die zugrundeliegenden Denkmuster zu verändern, die vielleicht zu ihrer Krankheit beitrugen, arbeitete Lorinda mit Affirmationen für Erkrankungen der Nebennieren (»Ich liebe und akzeptiere mich. Es ist gut, wenn ich mich um mich selbst kümmere.«), Ermüdung (»Das Leben begeistert mich und erfüllt mich mit neuer Energie«) und Gesundheit der Bauchspeicheldrüse (»Mein Leben ist voller Süße.«).

Lorindas Bemühen, ihre Nebennieren zu heilen, stärkte ihr Selbstvertrauen. Sie war in der Lage, nicht nur in der Spiritualität, sondern auch im irdischen Bereich Beglückung und Frieden zu finden.

Suchtverhalten

Menschen, die suchtanfällig sind – sind wir es nicht bis zu einem gewissen Grad alle? – haben oft den starken Wunsch, ihr Selbstwertgefühl zu nähren. Sie sehnen sich nach kreativer Erfüllung, Frieden und Klarheit. Doch häufig mangelt es ihnen an der nötigen Disziplin, sich gesund zu ernähren, körperlich fit zu halten oder regelmäßig zu arbeiten. Sie werden so sehr von ihrem Verlangen nach etwas kontrolliert, das ihnen ein Gefühl von Wohlbefinden gibt – Nahrung, Alkohol, Einkäufe auf Kreditkarte – dass sie Schwierigkeiten haben, die Zeit oder das Interesse aufzubringen, für sich selbst zu sorgen – oder, in manchen Fällen, für andere. Jeder Mensch hat sein eigenes, individuelles Rezept für Suchtverhalten. Die Suche nach Selbstwert und Befriedigung kann ekstatische Züge annehmen, doch sie kann auch ermüdend und frustrierend sein. Und Stress und Angst können überwältigend sein, weil diese Menschen wissen, dass sie einem gesunden Maß an Verantwortung aus dem Weg gehen. Oft wenden wir uns Dingen zu, die uns schnell ein gutes Gefühl geben, zumindest vorübergehend. Alkohol, verschreibungspflichtige Medikamente und Drogen, Sex, Glücksspiel, Essen lassen uns scheinbar besser mit diesen starken Emotionen umgehen.

Wie lautet also das Rezept, um eine Sucht in den Griff zu bekommen? Ihrem Suchtverhalten abzuschwören und sich von irreversiblen Schäden Ihrer Gesundheit zu retten, hängt von der Veränderung der Denk- und Verhaltensmuster ab, die mit Sucht assoziiert sind. Altbewährte Behandlungsmöglichkeiten sind beispielsweise 12-Step-Programme und andere (Selbst-)Hilfegruppen. Das wäre ein guter Anfang.

Als Nächstes sollten Sie sich anschauen, was Ihr Körper Ihnen über die Beziehung zwischen Ihrem Verhalten und Ihrer Gesundheit sagt. Sobald Sie das Problem und die zugrundeliegenden Emotionen identifiziert haben, können Sie heilende Affirmationen zu einem Bestandteil Ihres täglichen Lebens zu machen.

Die Affirmationstheorie von Louise Hay zeigt, inwieweit Sucht ein Resultat von Angst und niedrigem Selbstwertgefühl ist. Genauer gesagt: Menschen mit suchtgefährdeter Persönlichkeit verbringen ihr Leben damit, vor der Person, die sie sind – aber nicht lieben können – wegzulaufen. Eine gute Affirmation für Suchtverhalten generell lautet: »Ich entdecke jetzt, wie wunderbar ich bin. Ich beschließe, mich zu lieben und Freude zu genießen.« Besonders Alkohol wird mit Schuldgefühlen, Unzulänglichkeit und Selbstablehnung assoziiert. Um diesen negativen Emotionen entgegenzuwirken und Selbsthass in Selbstliebe zu verwandeln, empfiehlt Louise die Affirmation: »Ich lebe im Jetzt. Jeder Moment ist neu. Ich beschließe, meinen Selbstwert zu erkennen. Ich liebe und schätze mich.«

Früher oder später gab es für die meisten Menschen einen Moment, wo sie ihr Selbstwertgefühl künstlich durch Suchtverhalten aufgewertet oder Emotionen betäubt haben, mit denen sie nicht umgehen konnten. Wenn das Leben zu verwirrend wird, flüchten sich Menschen eher in Suchtverhalten, weil die Realität einfach *zu* schmerzhaft ist. Menschen können Süchte nach sehr spezifischen Dingen entwickeln, wie zum Beispiel Alkohol, Zigaretten, eBay, Facebook, Computerspiele oder Sex. Alle Suchtmittel – egal ob es um eine Droge oder Essen oder Glücksspiel geht –bewirken, dass Opiate ausgeschüttet werden, die physische und emotionale Schmerzen betäuben. Doch irgendwann lässt die Wirkung der Droge nach oder das Verhalten bietet nicht länger eine Fluchtmöglichkeit, und die Realität kehrt zurück – zusammen mit den Schmerzen.

Das Wichtigste, was Sie bei einem Suchtproblem tun können, ist zuzugeben, dass Sie ein Problem haben. Ich weiß, das hört sich sehr vereinfachend an, doch dieses Eingeständnis bereitet den Boden für alle weiteren Schritte. Wenn Sie nicht sicher sind, ob Sie ein Problem haben oder nicht, fragen Sie einen lieben Freund oder Verwandten. Dann stellen Sie sich mit Hilfe dieser Personen folgende Fragen: Sind Sie nicht in der Lage zu kontrollieren, wie viel Sie trinken, essen, spielen oder Sex Sie haben? Fühlen Sie sich schuldig wegen Ihres Verhaltens? Sind Sie unfähig, selbst angesichts schwerer gesundheitlicher Probleme damit aufzuhören? Wirken sich diese Verhaltensweisen negativ auf Ihren Job oder Ihr Familienleben aus? Gibt es Familienmitglieder, die mit Suchtverhalten zu kämpfen hatten? Hat man Ihnen gesagt, Sie müssten damit aufhören? Finden Sie Entschuldigungen oder versuchen Sie, Ihre Sucht zu verstecken? Wenn Sie zwei oder mehr dieser Fragen mit Ja beantwortet haben, ist es an der Zeit, einen Schritt zurückzutreten und sich Ihre Sucht sehr genau anzuschauen.

Und vergessen Sie nicht, eine Sucht zu bekämpfen, ist sehr schwer. Sie sollten sich nicht nur die Unterstützung eines Therapeuten suchen, der Ihnen helfen kann, Zugang zu Ihrer inneren Kraft und Ihren Emotionen zu finden, sondern sich auch an Ihre Freunde und Familie wenden. Finden Sie Menschen, die Ihr Problem verstehen können; sie werden in der Lage sein, Ihren Mut zu stärken und Ratschläge zu geben, die Ihnen selbst vielleicht nie eingefallen wären. Mit der gemeinsamen Hilfe von Therapeuten, Familie und Freunden und jeder anderen Hilfsgruppe, die Sie finden können, ist es möglich, dass Sie Ihre Sucht besiegen. Diese Menschen sind für Ihre Heilung wichtig, weil sie in hohem Maße Ihre Fähigkeit unterstützen können, sich dank eines starken Selbstwertgefühls aus der Sucht zu befreien.

Außerdem gibt es ein paar Dinge, die Sie alleine tun können, um die Gefühle der Verzweiflung anzugehen, die Sie mit Ihrer Sucht betäuben möchten. Versuchen Sie, auf eine Ihnen gemäße Weise regelmäßig zu meditieren. Still dazusitzen – und sei es nur für eine Minute – wird Ihnen helfen, Ihre Gedanken und Emotionen besser in den Griff zu bekommen. Ihre Gedanken kommen und gehen; sie sind flüchtiger Natur und können verändert werden. Sie sind nicht real, sondern nur Einstellungen, die sich in Ihr Gehirn eingebrannt haben. Indem Sie einen neuen Weg finden, sich Ihre Gedanken anzuschauen, können Sie dafür sorgen, dass sie tolerierbarer sind und sich schließlich mit Hilfe von Affirmationen eine gesündere Denkweise aneignen.

Vielleicht sollten Sie auch versuchen, Tagebuch zu schreiben. Manchmal hilft allein die Tatsache, die eigenen Gedanken in Worte zu fassen, sie in einem neuen Licht zu sehen.

Das Wichtigste bei all diesen Schritten besteht darin, ein zuverlässigeres Selbstgefühl zu entwickeln. Lernen Sie Ihre innewohnenden Stärken kennen. Wir wurden geschaffen, um auf diesem Planeten zu überleben, zu gedeihen und uns wohlzufühlen. Sie haben genauso viel Kraft wie jeder andere, diesen Zustand des Wohlbefindens zu erreichen. Sie müssen es nur erkennen.

Aus den Krankenakten:
Suchtverhalten – Patientenstudie

Jenny, heute 49, war schon immer sensitiv und nervös gewesen. Ihr Vater war Unternehmer und wegen seiner Arbeit häufig auf Reisen. Jenny fühlte sich als Kind oft alleine. Essen wurde ihr Trost. Ihre zweite Leidenschaft war Tanzen. Sie wollte unbedingt auf die Ballettschule gehen, doch man sagte ihr, sie sei zu schwer für eine ernstzunehmende Karriere als Balletttänzerin. Obwohl sie weiterhin tanzte, hatte sie ständig mit ihrem Gewicht zu kämpfen und verletzte sich oft. Nach einer besonders schlimmen Knieverletzung verschrieb Jennys Arzt ihr Oxycodone gegen die Schmerzen und Xanax gegen die damit einhergehende Angst. Doch selbst nachdem ihre Verletzung geheilt war, nahm sie weiterhin Xanax und Oxycodone sowie andere verschreibungspflichtige Medikamente, um mit ihren Ängsten und Sorgen fertig zu werden. Irgendwann hörte Jenny ganz mit dem Tanzen auf.

Schließlich heiratete sie, und das Leben wurde besser: Sie fühlte sich glücklicher und war in der Lage, die Medikamente abzusetzen. Doch nach der Geburt ihres zweiten Kindes kehrten ihre Depression und Angstgefühle zurück. Erneut nahm sie verschreibungspflichtige Medikamente, um mit ihrem Stress umgehen zu können. Es dauerte nicht lange, und Jenny entwickelte Symptome, die von verschiedenen Ärzten unterschiedlich diagnostiziert wurden, angefangen von chronischer Müdigkeit über Reizdarm-Syndrom bis zum Aufmerksamkeits-Defizit-Syndrom (ADS). Alle diese Diagnosen führten dazu, dass Jenny immer neue Medikamente in immer höheren Dosierungen nahm, um diese Symptome zu behandeln. Schließlich erkannte ein Arzt ihr wahres Problem. Er weigerte sich, ein Rezept auszustellen und sagte ihr, dass sie sich um ihr Suchtproblem kümmern musste.

Die Sucht nach Drogen, Essen, Sex, Glücksspiel, anderen zu helfen oder – wie in Jennys Fall – verschreibungspflichtigen Medikamenten sind der Versuch, Emotionen zu verdecken, mit denen wir nicht umgehen können, egal ob es sich um Trauer, Angst, Wut, Enttäuschung über eine verlorene Liebe, Langeweile oder geringes Selbstwertgefühl handelt – die Liste ist endlos. Darüber hinaus blockieren Süchte intuitive Botschaften, die wir nicht hören wollen. Die Substanzen füllen ein spirituelles Loch, eine »namenlose Leere«, von deren Existenz wir nicht einmal wissen.

Doch Suchtverhalten erschöpft sich nicht nur einfach in dem Gebrauch irgendwelcher Substanzen oder Ablenkungen. Sucht ist eine dominante Verhaltensform, die zu Problemen bei der Arbeit, Schule, Familie und zwischenmenschlichen Beziehungen führen kann. Suchtverhalten hat zur Folge, dass wir zu spät kommen, abwesend sind oder gefeuert werden, weil wir unserer Verantwortung allen gegenüber – inklusive uns selbst – nicht nachkommen. Manchmal kann eine Sucht so ausarten, dass sie physisch gefährlich wird und in Unfällen oder Schlimmerem endet. Doch der Süchtige kann nicht aufhören mit dem zwanghaften Verhalten, trotz seiner negativen Konsequenzen.

Jenny nahm Oxycodone und Xanax, um nachts schlafen zu können, frei von Angst zu sein und die chronischen Schmerzen der alten Ballettverletzungen in Füßen und Rücken ertragen zu können. Also mussten wir als Erstes herausfinden, ob irgendeine ihrer »neuen Krankheiten« – Müdigkeit, Darmbeschwerden und ADS – auf die Einnahme dieser Medikamente zurückzuführen sein könnte.

Zu den Nebenwirkungen von Oxycodone gehören unter anderem Benommenheit, Müdigkeit, verringerte Aufmerksamkeit, reduziertes Erinnerungsvermögen und Verstopfung. Xanax und andere »Benzodiazepine« führen zu Problemen sowohl mit der Aufmerksamkeit als auch mit der Erinnerung. Als ich Jenny gegenüber erwähnte, genau die Medikamente, die sie gegen Schlaflosigkeit, Angst und Schmerzen nahm, könnten all die neuen gesundheitlichen Probleme verursachen, meinte sie, dass sei es ihr wert. Sie glaubte, die Schmerzen ohne Oxycodone nicht aushalten zu können. Sie wurde sehr defensiv und fragte mich, wieso ich das denn »nicht begreifen« würde. Nachdem sie sich beruhigt hatte, sagte sie mir, dass sie sich an einem kritischen Punkt in ihrem Leben befand. Sie hatte bereits ihren Führerschein verloren, weil sie unter Einfluss von Medikamenten Auto gefahren war. Und ihr Mann drohte mit Scheidung, denn ihr Medikamentengebrauch hatte sich extrem nachteilig auf ihre Ehe und ihr Familienleben ausgewirkt.

Ich sagte Jenny, sie sei nicht alleine und dass es nichts gab, dessen sie sich schämen musste, da die Sucht nach Opiaten weltweit eskaliert ist. Morphium, Codein, Dilaudil, Demerol, Heroin und Oxycodone sind allesamt Opiate, die den »Opioid«-Rezeptor beeinflussen, den Gehirn-Körper-Rezeptor für Stimmung, Selbstachtung, spirituelle Erfüllung, Schmerz und Schlaf. Wenn Sie diese Medikamente nehmen, egal ob sie von einem Arzt verschrieben oder Sie diese »an der nächsten Straßenecke« gekauft haben, entwickeln Sie schnell eine Toleranz. Sie brauchen mehr und mehr von der Droge oder vom Medikament, um die gewünschte Wirkung zu erzielen. Xanax, Ativan, Valium und Klonopin aktivieren einen anderen Rezeptor – den sogenannten GABA-Rezeptor. Das ist der Gleiche, der von Alkohol beeinflusst wird. Die Macht dieser Drogen ist so stark, dass Sie nicht einfach damit aufhören können, da ein plötzlicher Entzug zu Krampfanfällen und Tod führen kann.

Ich sagte Jenny, dass sie Hilfe brauchte, um von Oxycodone und Xanax loszukommen. Eine Entziehungskur würde nicht nur ihrem Körper helfen, sich langsam von den Medikamenten zu entwöhnen, sondern sie würde außerdem neue Fertigkeiten erlernen, um ihre Angst, Schlaflosigkeit und die alten Tanzverletzungen in den Griff zu kriegen.

Wenn sie zunächst auch große Bedenken hatte, ging Jenny einen Monat später in eine Drogenentzugsklinik, um ihre Tablettensucht behandeln zu lassen. Die Ärzte entwöhnten sie ganz allmählich von den Medikamenten, die sie genommen hatte und verschrieben ihr dann das nicht süchtig machende Clonidin, um ihr Herzrasen zu behandeln. Bei gemeinsamen Gesprächen mit den Ärzten und ihrem Ehemann wurden Jenny diverse Unterstützungsprogramme empfohlen, die ihr helfen würden, nach ihrer Entlassung nicht wieder zu Oxycodon zu greifen.

Ein Team von Ärzten, die auf Schmerzbehandlung spezialisiert sind, untersuchte Jennys Wirbelsäule und Füße und diagnostizierte eine Arthritis, die auf ihre Jahre im Ballett zurückzuführen war. Um damit umzugehen, beschloss Jenny, große Mengen Vitamin C, Traubenkernextrakt und Glucosaminsulfat zu nehmen. Diese Mittel, zusammen mit wöchentlichen Yoga-Übungen, Akupunktur und Yamuna Body Rolling Training halfen ihr, ihre natürlichen Heilungskräfte anzuzapfen. Wenn die Schmerzen aber zu schlimm wurden, konnte sie immer noch Methadon, Levomethadyl (LAAM), Naltrexon oder Buprenorphin benutzen, doch nur unter strikter ärztlicher Aufsicht.

Während der Entziehungskur nahm Jenny an einem Therapieprogramm unter der Bezeichnung Dialectic-Behavioral Therapy (DBT) teil, das auf Personen mit Drogenabhängigkeit zugeschnitten ist. DBT ist eine Art Achtsamkeitstraining, das Jenny zeigte, wie sie ihre Angstgefühle regulieren konnte. Sie arbeitete mit einem Psychiater, der langjährige Erfahrung hatte bei der Kombination von pharmazeutischen Medikamenten mit Komplementärmedizin. Er verschrieb ihr Passionsblume, Zitronenmelisse und 5HTP in Kombination mit Zoloft und Remeron.

Und schließlich musste Jenny mit einem Berufs- und Lebensberater einen überzeugenden, langfristigen Plan aufstellen. Langsam erkannte sie, dass ein Großteil ihres Medikamentenkonsums, ihrer Schmerzen, Angst und Schlaflosigkeit nach dem Abbruch ihrer Ballettausbildung auf einen Mangel an Richtung in ihrem Leben zurückzuführen war. Ihr Berufsberater half ihr, einige Alternativen zu finden, die ihr erlauben würden, sich weiterhin mit dem zu beschäftigen, was sie liebt, einschließlich der Möglichkeit, eine Tanzschule für Kinder zu eröffnen.

Durch das Lernen über sich selbst bekam sie mehr Selbstvertrauen und Kraft, die Emotionen zu verarbeiten, die zu ihrer Sucht beigetragen hatten. Sie benutzte Affirmationen für Angst (»Ich liebe und akzeptiere mich, ich vertraue dem Prozess des Lebens. Ich bin in Sicherheit.«), für Depression (»Ich begebe mich jetzt jenseits der Angst und Limitationen anderer Menschen. Ich erschaffe mir mein eigenes Leben.«), für Panik (»Ich bin fähig und stark. Ich kann mit allen Situationen in meinem Leben umgehen. Ich weiß, was zu tun ist, Ich bin sicher und frei.«) und für Sucht »(Ich entdecke jetzt, wie wunderbar ich bin. Ich beschließe, mich zu lieben und Freude zu genießen.«).

Die Kombination all dieser Behandlungsformen mit dem Ziel, einen überzeugenden, ganzheitlichen Plan zu erstellen, half Jenny, sich selbst zu finden. Sie war in der Lage, sich der Unsicherheit und dem Schmerz in ihrem Leben zu stellen und ihre Sucht zu heilen.

Alles ist gut im dritten emotionalen Zentrum

Das dritte emotionale Zentrum umfasst ein breites Spektrum von Gesundheitsproblemen, einschließlich leichter oder schwerer Erkrankungen des Verdauungssystems, Problemen mit Blutzucker und Gewicht sowie Suchtverhalten. All diesen Schwierigkeiten liegt ein Mangel an Selbstachtung und die Unfähigkeit zugrunde, die Balance zwischen inneren Bedürfnissen und äußerer Verantwortung herzustellen. Wenn Sie sich gut fühlen und ein gesundes Selbstwertgefühl haben, können Sie leicht Gesundheit im dritten emotionalen Zentrum aufrechthalten oder wiederherstellen. Hören Sie auf die Botschaften, die Ihr Körper Ihnen sendet und die Ihnen zeigen, wie es um Ihre emotionale und physische Gesundheit bestellt ist. Identifizieren Sie die Stressfaktoren, die zu Ihrem Ungleichgewicht beitragen. Ihr Körper wird es Ihnen sagen, wenn Sie seine Warnungen befolgen.

Sobald Sie die negativen Denk- und Verhaltensmuster verändern, die Ihnen im Weg stehen und lernen, sich nicht durch Ihre Familie, Ihren Job oder das, was Sie für andere tun, zu definieren, werden Sie Gesundheit erlangen. Stehen Sie zu Ihren Schwächen, doch sollten Sie sich weder länger damit aufhalten noch vor ihnen weglaufen. Nähren Sie Ihren Selbstwert und erkennen Sie, dass Sie im Innersten gut und wertvoll sind. Widerstehen Sie allen negativen Gedanken im Hinblick auf das, was und wer Sie sind, mit der Behauptung: »Ich bin gut genug. Ich muss mich nicht überarbeiten, um meinen Wert zu beweisen.«

Lieben Sie sich selbst, und alles wird gut sein.

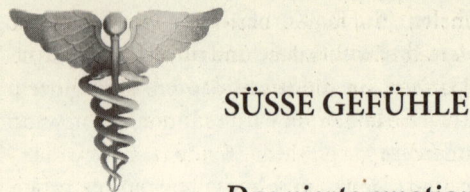

SÜSSE GEFÜHLE

Das vierte emotionale Zentrum: Herz, Lunge und Brust

Das vierte emotionale Zentrum hat damit zu tun, Ihre Bedürfnisse und die Bedürfnisse von Menschen, mit denen Sie eine Beziehung haben, ins Gleichgewicht zu bringen. Wenn Sie dazu nicht in der Lage sind, wird Ihr Körper es Ihnen mit gesundheitlichen Probleme signalisieren, die mit Ihrem Herzen, Brüsten oder Lunge zu tun haben: hohe Cholesterinwerte, erhöhter Blutdruck, Herzinfarkt, Zysten, Brustdrüsenentzündung oder sogar Brustkrebs, Lungenentzündung, Asthma, Husten oder Atemnot. Das Geheimnis für Gesundheit in Ihrem vierten emotionalen Zentrum besteht darin zu lernen, wie Sie Ihre eigenen Bedürfnisse und Emotionen ausdrücken und gleichzeitig die Bedürfnisse und Emotionen anderer berücksichtigen können. Das Ganze ist eine Sache von Geben und Nehmen.

Genau wie bei den anderen emotionalen Zentren hängt der Bereich Ihres Körpers, der in Mitleidenschaft gezogen wird, davon ab, welches Verhalten oder negative Denkmuster das Ungleichgewicht beim Umgang mit Emotionen in einer Beziehung verursacht. Menschen, die nicht in Kontakt sind mit ihren Emotionen, neigen zu Herzproblemen. Menschen, die von ihren Emotionen überwältigt sind, leiden oft unter Erkrankungen der Lunge. Und Menschen, die nur die positive Seite ihrer Emotionen zum Ausdruck bringen, entwickeln Probleme mit den Brüsten. Wir werden uns später eingehender damit befassen, wenn wir uns mit dem jeweiligen Körperbereich beschäftigen. Im Großen und Ganzen kann man jedoch sagen, dass die negativen Gedanken und Verhaltensweisen, die mit dem vierten emotionalen Zentrum assoziiert sind, in der Regel auf Angst, Gereiztheit, Depression und langfristigen emotionalen Problemen basieren. Menschen mit Erkrankungen des vierten emotionalen Zentrums haben Angst vor dem Leben und glauben, sie seien es nicht wert, ein schönes, gutes Leben zu führen – sie leiden unter einem offensichtlichen Mangel an Freude. Außerdem haben sie die Tendenz, andere übermäßig zu bemuttern und deren Emotionen und Wohlergehen über ihr eigenes zu stellen.

Wenn Sie Herz-, Brust-oder Lungenprobleme haben, sagt Ihr Körper Ihnen, dass Sie untersuchen müssen, wie Sie Ihre eigene emotionale Gesundheit beibehalten können, während Sie gleichzeitig die emotionale Gesundheit einer Beziehung pflegen. Die Zeichen müssen nicht unbedingt so ernst sein wie ein Herzinfarkt oder Brustkrebs: Sie können so subtil sein wie Anspannungsgefühle in den Brüsten, leicht erhöhter Blutdruck oder ein Gefühl der Enge in der Lunge.

Sich dieser leichten Veränderungen in Ihrer Gesundheit bewusst zu werden, ist der erste Schritt. Wie immer sollten Sie bei jedem ernsthaften Gesundheitsproblem ärztliche Hilfe suchen, doch gleichzeitig darauf achten, sich die emotionalen Aspekte dieses Gesundheitsproblems genau anzuschauen. Ihr Ziel ist es, Ihre Verhaltens- und Denkweise zu transformieren, damit Sie eine gute Balance finden können zwischen Ihren Bemühungen, anderen zu helfen und der Energie, die Sie in Ihr eigenes Wohlbefinden investieren.

Viertes emotionales Zentrum: Affirmationstheorie und Wissenschaft

Louises Affirmationstheorie erforscht die subtilen emotionalen Unterschiede im Zusammenhang mit der Gesundheit des vierten emotionalen Zentrums. Gesundheit in diesen Bereichen hängt von Ihrer Fähigkeit ab, alle Emotionen voll zum Ausdruck zu bringen und die Fähigkeit zu entwickeln, Wut, Enttäuschung und Angst zu erfahren – die sogenannten negativen Emotionen – ohne sich davon überwältigen zu lassen. Nur dann ist es möglich, Wut wirklich zu verarbeiten und einen Weg zu finden, zu vergeben, zu lieben und wieder Freude zu empfinden. Die Gesamtheit Ihrer Emotionen zu kennen, zu fühlen und auszudrücken, egal ob Liebe oder Freude, Trauer oder Wut, ist gut für Ihre Gesundheit. Diese Emotionen sorgen dafür, dass Sie in allen Situationen Ihres Lebens stabil sind – was Ihnen laut Louises Worten hilft, das Blut ungehindert durch Ihr Herz und Ihre Adern fließen zu lassen. Tatsächlich kommt der Begriff »Emotion« aus dem lateinischen Wort für »bewegen«.

Das ultimative Ziel ist die Benutzung von Affirmationen, um negative Gedanken und Verhaltensweisen in positive zu verwandeln und damit echte physische Veränderungen zu erreichen: einen niedrigeren Blutdruck, reduzierte Cholesterinwerte, Erleichterung bei Asthma-Symptomen, ein Gleichgewicht der Hormone, die – wenn sie überhand nehmen – das Risiko für Brustzysten und andere Brustprobleme verstärken.

Das Herz repräsentiert das Zentrum der Freude und Sicherheit. Herzprobleme und hoher Blutdruck sind daher mit emotionalen Problemen und einem Mangel an Freude assoziiert. Aus diesem Grund hängt die Gesundheit des Herzens als Ganzes, und spezifisch in Bezug auf Krankheiten, die mit hohem Blutdruck und hohem Cholesterin zu tun haben, von Ihrer Fähigkeit ab, Freude im Leben zu finden und dieser Freude durch Emotionen Ausdruck zu geben. Widerstand und die Weigerung, das zu sehen, was vor Ihnen liegt, wird mit Arteriosklerose in Verbindung gebracht. Bei dieser Erkrankung verengen und verhärten sich die Arterien. Sich jegliche Freude zu versagen und aus dem Herzen zu drücken, nur um Geld oder Ansehen in der Welt zu erfahren, wird mit Herzinfarkten assoziiert. Wenn wir uns Atmungs- oder Lungenprobleme durch das Prisma der Affirmationstheorie von Louise anschauen, erkennen wir, dass bei Menschen mit Atmungsproblemen die Angst oder Weigerung besteht, voll am Leben teilzunehmen.

Und schließlich wird die Tendenz, sich ständig übermäßig um andere zu kümmern, die Emotionen Ihres Partners an erster Stelle zu setzen und es nicht zu schaffen, sich wohlwollend um sich selbst zu kümmern, mit Brustproblemen in Verbindung gebracht, einschließlich Zysten, Anspannungsgefühlen und Knoten in den Brüsten.

Und was sagt uns die Wissenschaft über die Geist-Körper-Verbindung zwischen negativen Gedanken- und Verhaltensmustern und dem vierten emotionalen Zentrum? Unterstützt die medizinische Wissenschaft die Anschauung, dass Affirmationen zur Gesundheit von Herz, Brüsten und Lunge beitragen können, oder nicht?

Ja, sie unterstützt sie! Indem wir unsere Angst, Frustration, Depression und das »Herzeleid« verlorener Liebe transformieren, können wir die Gesundheit unseres Herzen, unserer Lunge und Brüste wieder herstellen.[1] Tatsächlich haben zahllose Studien die Verbindung zwischen der Art, wie Emotionen ausgedrückt werden, und Erkrankungen in den Organen des vierten emotionalen Zentrums bewiesen.

Wenn wir uns Herzerkrankungen näher anschauen, können wir ein Beispiel für diese Verbindung in der Art und Weise sehen, wie Männer und Frauen Herzerkrankungen erleben. Im Allgemeinen erleben Frauen Erkrankungen des Herzens anders als Männer. Wenn Männer einen Herzinfarkt erleiden, neigen sie zu einem deutlicheren Muster an Symptomen: klassische Schmerzen in der linken Brustseite, die in den Kiefer und den linken Arm ausstrahlen. Anders aber bei Frauen. Bei einem Herzinfarkt zeigen Frauen meistens unspezifische Symptome. Vielleicht haben sie plötzlich auftretende Schmerzen im Oberbauch, Übelkeit, Erbrechen, Luftnot, begleitet von Angst und einer Reihe anderer Symptome.[2]

Die Wissenschaft hat gezeigt, dass es eine Verbindung vom Gehirn zum Herzen gibt – vielleicht hat also der Unterschied in der Art und Weise, wie sich ein Herzinfarkt bei Männern und Frauen ausdrückt, mit ihrer Verkabelung im Gehirn zu tun. In Anbetracht dieser Überlegung können wir uns die unterschiedlichen Erscheinungsformen von Herzinfarkten anschauen und erkennen, dass sie die Art wiederspiegeln, wie Emotionen im Gehirn verarbeitet werden. Bei der Frau ist das Gehirn so strukturiert, dass es ständig sowohl die Informationen aus Fakten als auch Emotionen benutzt, während Männer zu dem Versuch neigen, Emotionen wegzudrücken und in erster Linie den logischen Bereich des Gehirns zu benutzen. Weil das Gehirn der Frau dazu tendiert, ganzheitlicher zu arbeiten, fällt es Frauen wesentlich leichter, ihre

Emotionen in Worte zu fassen und über schwierige Themen und Probleme zu sprechen. Männern fällt dies ungleich schwerer, was dazu führt, dass sich diese Emotionen wahrscheinlich in physischen oder physiologischen Reaktionen Luft machen.[3] Vielleicht kommen die explosiven Herzattacken bei Männern daher, dass ihre Emotionen schließlich auf irgendeine Art zum Ausdruck kommen müssen – sie brechen in einer abrupteren und offensichtlicheren Form an die Oberfläche. Genau weiß ich es nicht … und die Wissenshaft auch nicht. Doch wenn es um Herzinfarkte geht, hat es den Anschein, als würde das Herz des Mannes überkochen, während das Herz der Frau mehr oder weniger vor sich hin siedet; die jeweiligen Emotionen und die Herzattacken weisen eine Ähnlichkeit auf.

Es gibt weitere wichtige Verbindungen zwischen Herzattacken und Emotionen, die von der Wissenschaft bestätigt werden. Bei Menschen, die Schwierigkeiten haben, einen schweren Verlust wie beispielsweise den Tod einer geliebten Person zu verarbeiten, besteht eher die Wahrscheinlichkeit, im ersten Jahr ihrer Trauer an einem Herzinfarkt zu sterben. Auch direkt nach der Pensionierung oder dem Ende einer Karriere sehen wir häufiger Herzinfarkte.[4] Die Gefühle von Hoffnungslosigkeit und Versagen, die mit diesen beiden Verlusten einhergehen, können sehr intensiv sein und die Gesundheit Ihres Herzens angreifen.[5] Tatsächlich wurde in einer Studie bewiesen, dass diese Gefühle mit dem gleichen Risiko für Herzerkrankungen einhergehen wie das tägliche Rauchen einer Packung Zigaretten. Nicht eine oder zwei Zigaretten – eine ganze Packung![6]

Andere Untersuchungen haben Herzerkrankungen und Herzinfarkte mit den Charaktereigenschaften der Menschen in Verbindung gebracht, die zum »Typ A« gehören. Diese Menschen haben die Tendenz, unter Aggressionen aufzublühen und übermäßig ehrgeizig zu sein. Um diesen Zustand aufrechtzuhalten, benötigt ihr Körper einen konstanten Ausstoß von Stresshormonen, was den Blutdruck nach oben treibt und die Arterien verstopft.[7] Doch wir können unsere Gedanken verändern und positiv auf die Gesundheit unseres Herzens einwirken. Zum Beispiel untersuchte eine Studie eine Gruppe von Männern, allesamt Typ

A-Persönlichkeiten, die Herzinfarkte erlitten hatten. Männern, denen gezeigt wurde, wie sie ihre Gedanken und Verhaltenswei- sen ändern konnten – besonders in Bezug auf ihre seit langem bestehenden emotionalen Probleme und wie sie diese ausdrücken und ihre Feindseligkeit und Wut überwinden konnten. Bei die- sen Männern traten weniger erneute Herzprobleme als bei jenen, die keine Beratung erhielten.[8]

Wissenschaftler haben außerdem herausgefunden, dass unter- drückte Emotionen – vor allem Angst, Depression und Wut – eine Rolle spielen bei der Entstehung von Hypertonie. Was ist also der Dominoeffekt, der uns von Depression zu Hypertonie treibt? Depression veranlasst das Gehirn, Noradrenalin auszuschütten, was die Nebennierendrüsen stresst. Dies wiederum bringt die Ne- bennieren dazu, zu viel Cortisol auszuschütten, was eine Kaskade von entzündlichen Substanzen auslöst, einschließlich Zytokine. Diese Zytokine sorgen dafür, dass Sauerstoff zu »freien Radikalen« wird, die das Cholesterol im Blut verhärten und in den Arterien zementieren, die dadurch verstopft werden Die Folge: Der Blut- druck steigt gefährlich an. Da haben Sie es! Der Dominoeffekt von Depression zu Hypertonie, Emotionen, die vom Gehirn ins Herz wandern. Was deutlich zeigt, dass nicht ausgedrückte Ge- fühle zu Behinderungen im Blutfluss führen können. Eine ähnli- che entzündliche Reaktion sehen wir bei Personen, die unter chronischer Frustration leiden.[9]

Die Verbindung zwischen unterdrückter Emotion und der Ge- sundheit der Blutgefäße wurde auch durch zahlreiche Studien bewiesen, die sich mit einem Syndrom unter der Bezeichnung Stress-Kardiomyopathie beschäftigten, auch bekannt als »Gebro- chenes Herz-Syndrom«. Dieser Zustand kann als Folge einer Viel- zahl emotionaler Stressfaktoren eintreten wie zum Beispiel Trauer nach dem Tod eines geliebten Menschen, Angst, extreme Wut und Schrecken. Studien zeigten, dass Patienten, die ihre Wut tief in ihrem Inneren verstecken und sie nicht ausdrücken, eine hö- here Rate an Blutgefäßverengung aufweisen, was den Blutdruck in die Höhe treibt und den Blutfluss zum Herzen verringert.[10]

Im Großen und Ganzen kann gesagt werden, dass die Wissen- schaft die Annahme unterstützt, dass unterdrückte Emotionen –

vor allem Angst, Depression und Wut – bei Blutdruckproblemen eine Rolle spielen.[11]

Die gleiche Verbindung zwischen Emotionen und Gesundheit gilt auch für unsere Lunge.[12] In einer Studie lernten Asthmakranke »emotionale Intelligenz«, auch Aufmerksamkeits-Therapie genannt, was ihre Atmungsprobleme beseitigte. Die Studie lehrte sie, wie sie die Emotion, die sie erlebten, benennen konnten; welches Szenario ihr vorausging und wie sie eine gesunde, harmonische Reaktion wählen konnten, um die Emotion zu beruhigen. Diese Praxis der Anwendung emotionaler Intelligenz verringerte ihre Tendenz zu bronchialen Asthmaattacken und verbesserte ihre Lebensqualität.[13]

Die wissenschaftliche Forschung hat überdies gezeigt, dass sich emotionale Gesundheit positiv auf die Gesundheit der Brüste auswirkt. Vor allem gibt es hier eine Beziehung zwischen lebenslangem übermäßigen Bemuttern anderer, einer Unfähigkeit Wut auszudrücken und einem erhöhten Risiko, an Brustkrebs zu erkranken. Tatsächlich haben Frauen, für die Kindererziehung die einzige Quelle ihrer Selbstachtung und weiblichen Identität sind, ein größeres Risiko, an Brustkrebs zu erkranken.[14]

Vielleicht denken Frauen mit Brustproblemen (und ich bin eine von ihnen), dass sie für das Wohlergehen anderer sorgen, wenn sie ihre Gefühle für sich behalten. Doch in Wahrheit ist ein Märtyrerdasein für niemanden von Vorteil, und es ist schlecht für Ihre Brüste. Langfristiges ungesundes Ausdrücken von Wut, Depression und Angst bringt den normalen Level des Stresshormons Cortisol durcheinander, was unter Umständen die Immunfähigkeit des Körpers schwächt und ihn anfälliger macht für Krebs.[15] Eine Untersuchung zeigt, dass 75 Prozent der Frauen, die an Brustkrebs erkrankten, dazu neigten, sich aufzuopfern und sich mehr um andere zu kümmern als um sich selbst.[16] Und im Hinblick auf die vollständige Genesung bei Brustkrebs ist bewiesen, dass das Akzeptieren von liebevoller Unterstützung und Hilfe genauso wichtig ist wie die Liebe und Fürsorge, die Sie anderen zuteil werden lassen.[17]

Und jetzt, wo wir die Wissenschaft hinter der Affirmationstheorie für das vierte emotionale Zentrum verstehen – was können wir tatsächlich tun, um diese Krankheiten zu heilen?

Herzerkrankungen

Menschen, die unter Problemen mit dem Herzen leiden – egal ob Schmerzen in der Brust, Herzklopfen, hoher Blutdruck, Schwindelanfälle oder verstopfte Arterien – haben Schwierigkeiten, ihre Emotionen auszudrücken. In ihrem Inneren hat sich eine riesiger Berg aufgestauter Gefühle angesammelt, die nur darauf warten, auszubrechen – was sie hin und wieder tatsächlich tun – in wilden, leidenschaftlichen Wutanfällen oder Frustration oder einem unerklärlichen und unerwarteten plötzlichen Rückzug. Die heftigen Schwankungen zwischen Emotionslosigkeit und feuriger Leidenschaft machen es diesen Menschen schwer, mit den Personen in ihrer Umgebung klarzukommen. Sie werden zuweilen lieber zu Einzelgängern, anstatt mit der Angst umzugehen, die Beziehungen mit sich bringen.

Herzbezogene Symptome – selbst solche, die gutartig zu sein scheinen – können ernst sein. Also gehen Sie zum Arzt, sobald es irgendwelche Anzeichen gibt, dass die Gesundheit Ihres Herzens gefährdet sein könnte. Doch genauso wichtig ist es, eine langfristige Herangehensweise im Hinblick auf Gesundheit zu entwickeln, indem Sie Ihre Verhaltens- und Denkmuster verändern.

Achten Sie auf die Botschaften, die Ihr Körper Ihnen durch die Emotionen sendet, die Ihren Gesundheitsproblemen zugrunde liegen, und arbeiten sie dann daran, mittels Affirmationen Ihre Denkweise zu ändern. Zum Beispiel sind Herzprobleme generell auf lange bestehende emotionale Probleme zurückzuführen, die das Herz verhärtet und Glück und Freude blockiert haben. Daher müssen wir das Herz aufmachen und Freude herein lassen. Eine gute generelle Affirmation, um diesen negativen Gefühlen entgegenzuwirken, lautet: »Freude. Freude. Freude. Liebevoll lasse ich Freude durch Herz und Sinn, Leib und Erleben fließen.« Die Verhärtung der Arterien, oder Arteriosklerose, beruht auf einer Intention des Widerstandes, verhärteter Engstirnigkeit und der Weigerung, das Gute im Leben zu sehen. Falls diese Probleme auf Sie zutreffen, helfen Sie sich selbst mit der Affirmation: »Ich bin total offen für Leben und Freude. Ich will mit Augen der Liebe sehen.« Probleme mit erhöhtem Cholesterol haben mit Angst zu tun oder mit der Unfähigkeit, Glück zu akzeptieren. Um die verstopften Kanäle der Freude bei erhöhtem Cholesterol zu öffnen, eignet sich besonders die Affirmation: »Ich beschließe, das Leben zu lieben. Meine Kanäle der Liebe sind weit offen. Es ist gut, empfänglich zu sein.« Um ungelöste und seit langem bestehende emotionale Probleme zu reduzieren, die mit hohem Blutdruck assoziiert sind, benutzen Sie die Affirmation: »Freudig lasse ich die Vergangenheit hinter mir. Ich bin im Frieden.« Dies sind einige Affirmationen für die am häufigsten anzutreffenden Herzprobleme. Für spezifischere Affirmationen empfiehlt Ihnen Louise, sich Ihr individuelles Problem in der Tabelle ab Seite 233 anzuschauen.

Die wichtige Arbeit, die Sie tun müssen, um die Gesundheit Ihres Herzens zu schützen, besteht darin, mit Ihren Emotionen in Kontakt zu kommen und zu lernen, sie auf angemessene Weise zu verarbeiten. Sorgen Sie dafür, dass Sie auf Ihre Gefühle achten – doch beurteilen Sie sie nicht. Versuchen Sie, punktgenau zu erkennen, was die Emotion hervorgerufen hat. Indem Sie Ihre analytischen Fertigkeiten einsetzen und Ihre Gefühle sezieren, um deren Ursprung und Charakter zu bestimmen, verbinden Sie Ihre problemlösende linke Gehirnhälfte mit Ihrer emotionalen rechten Gehirnhälfte. Das wird Ihnen helfen zu lernen, diese verzwickten Emotionen auszudrücken – zuerst sich selbst gegenüber und dann den Menschen in Ihrer Umgebung.

Wenn Sie auf Ihre Emotionen achten, können Sie Ihren Fortschritt genau nachverfolgen. Sollten Sie dann immer noch Schwierigkeiten haben, in Gesellschaft anderer Menschen mit Ihren Emotionen umzugehen, werden Sie in manchen Situationen vielleicht ein leicht panisches oder gereiztes Gefühl empfinden. Deswegen ist es wichtig, dass Sie sich langsam auf diese Situationen einlassen, damit Sie sich nicht überwältigt fühlen und sich zurückziehen müssen oder explodieren.

Wenn Sie erst einmal in der Lage sind, Ihren Gefühlen adäquaten Ausdruck zu verschaffen, wird das Kultivieren von Beziehungen leichter. Und das ist wichtig. Sie müssen alles in Ihrer Macht Stehende tun, um zu verhindern, dass Sie ein einsames Leben führen. Versuchen Sie, im Laufe Ihrer Woche verschiedene Aktivitäten zu planen, bei denen Sie gezwungen sind, mit Menschen zu interagieren. Vielleicht können Sie sogar einen Teil dieser Zeit benutzen, um im Rahmen einer ehrenamtlichen Tätigkeit mit Jugendlichen zu arbeiten. Diese jungen Menschen versuchen, ihre interaktiven Fertigkeiten zu entwickeln – genau wie Sie. Sie können eine Menge lernen, indem Sie ihre Erfolge und Misserfolge miterleben.

Wenn Sie lernen, wie Sie Ihre Emotionen identifizieren und diese geschickt auf eine gesunde oder konstruktive Weise zum Ausdruck bringen können, werden Sie Ihre Veranlagung an Herzproblemen zu erkranken, erheblich verringern. Ansonsten wird Ihre Frustration, Wut, Traurigkeit – selbst Liebe – eines Tages überkochen und sich in hohen Cholesterinwerten, hohem Blutdruck und kardiovaskulären Erkrankungen äußern.

Aus den Krankenakten:
Herzerkrankung – Patientenstudie

Paul, 48, Computer-Ingenieur, war ebenso gerne zu Hause bei seiner Familie wie an seinem Arbeitsplatz im Großraumbüro. Doch wenn man ihn einlud, seine Bequemlichkeitszone zu verlassen und zu einer Cocktailparty oder sonstigen geselligen Zusammentreffen zu gehen, wurde er nervös und introvertiert. Seine natürliche Veranlagung dirigierte ihn hin zu einem Leben, das wenig Interaktion mit anderen Menschen erforderte; sogar zu Hause bei seiner Familie verbrachte er die meisten Abende vor dem Computer.

Nichtsdestotrotz war alles wunderbar, bis zu dem Moment, als Pauls Kinder erwachsen wurden und das Elternhaus verließen. Zu diesem Zeitpunkt zeigte seine Frau plötzlich größeres Verlangen nach einer emotionalen Verbindung mit ihm. Doch Paul war es unmöglich, diesem Wunsch nachzukommen; stattdessen wurde er noch ängstlicher und zog sich noch mehr zurück als sonst. Bald schnellte sein Blutdruck in die Höhe, er litt unter Herzrasen und Schmerzen in der Brust, und der Arzt stellte die Diagnose: verstopfte Herzarterie.

Wir wollten Paul helfen, einen langfristigen Plan zu erstellen mit dem Ziel, sein Herz und seine Blutgefäße zu heilen. Als Erstes musste er lernen, wie ein gesundes Kreislaufsystem aussieht und arbeitet.

Das Herz ist ein Muskel, der sauerstoffreiches Blut durch die Arterien in alle Gewebe und Organe des Körpers pumpt. Wenn die Arterien durch Cholesterol verstopft sind, entwickelt sich eine Arteriosklerose. Die Arterien werden steif, verhärten sich, die Folge ist hoher Blutdruck, auch Hypertonie genannt.

Zu dem weitverzweigtem Netz von Arterien in unserem Körper gehören auch die Herzarterien – die Arterien des Herzens selbst. Sind diese Blutbahnen aufgrund erhöhter Cholesterinwerte und Arteriosklerose verengt, kann das Herz nicht genug Sauerstoff aufnehmen, was zu Schmerzen oder einem Gefühl von Enge in der Brust (Angina pectoris) führen kann. Wenn die Ablagerungen die Arterien zu undurchlässig machen, stirbt der Herzmuskel in einem Prozess, der Herzschlag oder Herzmuskelinfarkt genannt wird.

Pauls größtes Problem war Arteriosklerose; außerdem litt er an einer Erkrankung der Herzarterie. Eine dieser Arterien war verstopft, und seine Herzschmerzen waren das Symptom einer Angina pectoris. Zum Glück war es kein Herzinfarkt. Paul beschloss, sich einen Herzkatheder legen zu lassen, um die Verstopfung, die seine Herzarterie zu 90 Prozent blockiert hatte, zu beseitigen. Er erfuhr jedoch, dass auch seine anderen Herzarterien bald verstopft sein würden, falls er seine Lebensweise nicht ändert. Paul hatte das Glück, dass viele der Heilmöglichkeiten für Arteriosklerose – eine Reduzierung des Cholesterinwertes und der Versuch, die Verhärtung der Arterienwände zu entspannen und die Blutbahnen zu entkalken – auch zur Heilung von Erkrankungen der Herzarterien beitragen.

Doch was war mit Pauls Herzrasen? Die Ärzte stellten eine ventrikuläre Tachykardie fest, eine Herzrhythmusstörung. In der rechten Herzhälfte befinden sich spezialisierte Herzmuskelzellen, Sinusknoten und die Purkinje-Fasern. Sie bilden das Erregungsleitungssystem des Herzens und steuern Herzschlag und Herzrhythmus. Wenn die in der Nähe liegenden Herzarterien blockiert sind, wird der normale Herzrhythmus unterbrochen und zu einer Arrhythmie, wie Herzrasen (Tachykardie) oder Herzflimmern. Hier besteht die Beseitigung der Herzrhytmusstörung nicht nur darin, dass die Arterien wieder durchlässiger gemacht werden, sondern das beschädigte Nervensystem, das den anormalen Rhythmus auslöst, muss repariert werden.

Um sein Herzrasen wieder zu normalisieren, fokussierten wir uns sowohl auf Änderungen in seiner Lebensweise als auch auf Medikamente. Pauls Kardiologe verschrieb ihm eine kurzfristige, strikt einzuhaltende Medikamentenkur, die unter anderem sublinguales Nitroglycerin enthielt (nur wenn er Herzschmerzen hatte) sowie geringe Dosen Aspirin (Baby-Aspirin), einen pharmazeutischen Kalziumkanalblocker mit dem Namen Verpamil, einen Betablocker und Lipitor, um sein Cholesterin zu reduzieren. Außerdem wurde er gewarnt, keine Impotenzmedikamente wie beispielsweise Viagra zu nehmen, die zu schnellem oder unregelmäßigem Herzschlagen beitragen können.

Doch dies waren nur Medikamente. Er musste unbedingt auch die ungesunden Aspekte seiner Lebensweise ändern, wenn er weitere Krankheiten oder gar eine Bypass-Operation vermeiden wollte. Also beschlossen wir, zuerst seine Angst anzugehen.

Mit der Hilfe eines Therapeuten erarbeitete er einen Behandlungsplan, um seine Ängste zu überwinden und der ihm half, seinen persönlichen Bewältigungsmechanismus aufzugeben: Rauchen. Paul benutzte Zigaretten, um seine »Nerven« zu beruhigen. Zu diesem Behandlungsplan gehörten die kurzfristige Einnahme von Klonopin, die langfristige Durchführung von Achtsamkeitsübungen sowie Verhaltenstherapie, um seine Angst zu mindern, seinen Blutdruck zu senken und ihm zu helfen, das Rauchen aufzugeben.

Außerdem musste Paul unbedingt einige Kilo abnehmen. Wie Sie bereits wissen, gehen Fett und Cholesterinwerte Hand in Hand. Also legten wir gemeinsam ein Fitness-Trainings-Programm fest, das er auch durchhalten konnte. Er trainierte täglich 20 bis 30 Minuten auf dem Standrad und hatte bald 20 Pfund abgenommen.

Außerdem ging er zu einem Ernährungsberater, der ihm ein pharmazeutisches Multivitaminpräparat und Antioxidant gab, das Folsäure, Vitamin B6, B12, Vitamin C, Kalzium, Chromium, Kupfer, Zink, Selenium und Vitamin E enthielt. Es ist wichtig, bei der Zusammenstellung eines solchen Plans mit einem erfahrenen Therapeuten zu arbeiten, weil er oder sie die Empfehlungen modifizieren kann, entsprechend Ihrer individuellen Situation – auch unter Berücksichtigung der rezeptpflichtigen Medikamente, die Sie bereits nehmen. Um seinen Blutdruck zu normalisieren, nahm Paul Stevia anstatt Zucker, zudem Weißdorn, Löwenzahn und Lycopin in Absprache mit seinem Arzt.

Ein besonders wichtiges Ergänzungsmittel, das ihm verschrieben wurde – zuzüglich zu den oben aufgeführten – war Coenzym Q10. Dieses Ergänzungsmittel war deshalb so wichtig, weil Paul Lipitor nahm, ein Statin. Während Statin-Medikamente zwar Ihr Risiko für Herzerkrankungen mindern können, reduzieren sie gleichzeitig den Coenzym Q10-Level Ihres Körpers. Diese Substanz, die automatisch vom Körper produziert wird, ist essentiell für das grundlegende Funktionieren aller Zellen. Daher ist es sehr wichtig, sie aufzufüllen.

Falls Pauls Kardiologe entschied, dass die schädlichen Nebenwirkungen von Lipitor zu gefährlich waren, konnte er Paul auf einen natürlicheren Weg überleiten. Roter hefehaltiger Reis ist ein alternatives Nahrungsergänzungsmittel, das ähnliche Resultate zeigt wie einige der am häufigsten verschriebenen Statine. Tatsächlich wird Lovastatin – ein anderes oft verschriebenes Medikament – aus der Hefe von rotem

Reis synthetisiert. Astaxanthin carotenoid, ein Antioxidant, das in Mikroalgen, Lachs, Forelle und Garnelen enthalten ist, wirkt ähnlich auf den Cholesterinwert wie Medikamente, die Statin enthalten.

Darüber hinaus begann Paul mit der Einnahme von DHA, um die Stabilisierung seiner Arterienwände und seiner Stimmung zu unterstützen. Er nahm Acetyl-L-Carnitin, um sein Herz und sein Gehirn zu schützen. Schließlich nahm er Sibirischen Ginseng, um die Gesundheit seines Herzens zu verbessern und als Hilfe gegen seine Depression. Mit Erlaubnis seines Arztes suchte er einen chinesischen Kräuterheiler auf, der ihm diverse Kräuterheilmittel zur Senkung seines Cholesterinwertes und seines Blutdrucks verschrieb. Dazu gehörten Kräuter wie Eucommiae, Ramulus, Scutellariae und Prunella.

Außerdem zog Paul hyperbare Sauerstofftherapie in Betracht, da die Verletzung der Blutgefäße aufgrund von jahrelangem Stress und Bluthochdruck durch diese Behandlung gebessert werden können. Letzten Endes entschied er sich dagegen – einfach aufgrund logistischer Probleme, da die Klinik, die diese Therapie durchführt, zu weit entfernt war.

Während er einerseits die physischen Erkrankungen anging, unter denen er litt, arbeitete Paul gleichzeitig daran, die Verhaltensweisen und zugrundeliegenden Glaubenssätze zu ändern, die wahrscheinlich zu seiner schlechten Gesundheit beitrugen. Er benutzte die Affirmationen für generelle Gesundheit des Herzens (»Mein Herz schlägt im Rhythmus der Liebe.«), für Herzprobleme (»Freude, Freude, Freude! Liebevoll lasse ich Freude durch Herz und Sinne, Leib und Erleben fließen.«), für Gesundheit der Arterien (»Ich bin erfüllt von Freude. Sie durchströmt mich mit jedem Pulsschlag meines Herzens«) und für Angst (»Ich liebe und akzeptiere mich und vertraue dem Prozess des Lebens. Ich bin in Sicherheit.«).

Zudem arbeitete er daran, Emotionen zu verstehen. Er studierte die Listen der Gefühlsworte, und er übte sich darin – zunächst sehr vorsichtig – den Menschen gegenüber, die ihm am nächsten standen, seine Bedürfnisse auszudrücken. Wann immer er das Gefühl hatte, von Emotionen überwältigt zu werden, gelang es ihm innezuhalten und nachzugehen, was gerade passierte, anstatt einfach davor wegzulaufen oder zu explodieren.

Indem er seine Denkweise und sein Verhalten änderte, gelang es Paul, in eine gesunde und glückliche Zukunft zu gehen und andere Menschen an sich heranzulassen. Er lernte, seine Emotionen auszudrücken und die Emotionen der Personen in seiner Umgebung zuzulassen.

Erkrankungen der Lunge

Menschen mit Lungen- oder Atmungsproblemen wie zum Beispiel Bronchitis, Lungenentzündung, ständig laufende Nase, Husten, Asthma oder Heufieber haben Schwierigkeiten, voll am Leben teilzunehmen. Denn sie versuchen, durch einen Nebel von Emotionen zu atmen. Ihre emotionale Durchlässigkeit und Sensitivität sind so groß, dass sie von einer Sekunde zur nächsten von der höchsten Ekstase in das tiefste Loch fallen. Alles und jedes in ihrer Umgebung wirkt sich entweder beglückend oder niederschmetternd auf ihre Gefühle aus. Genau das Gegenteil der Menschen, die unter Herzproblemen leiden, sind Menschen mit Lungenproblemen oft zu tief in ihren Emotionen versunken und zu sehr von ihnen erfüllt. Das macht es ihnen schwierig, in der Gesellschaft anderer zu funktionieren, ohne sich überwältigt zu fühlen.

Wie können Sie also Schnupfen, Husten und Niesen überwinden? Zunächst einmal ist es, wie bei allen akuten physischen Erkrankungen wichtig, mit einem Arzt über Ihre medizinischen Probleme zu reden. Doch erinnern Sie sich auch hier daran, auf die subtilen Botschaften zu achten, die Ihr Körper Ihnen in Bezug auf Ihren Gesundheitszustand sendet.

Probleme mit der Atmung zeigen an, dass Sie sich näher anschauen müssen, wie Sie mit Ihren Emotionen bei den täglichen Interaktionen mit Menschen umgehen, die Sie lieben und die Ihnen nahestehen. Wenn Sie zu durchlässig sind für die Emotionen anderer Menschen – wie Wut, Gereiztheit, Traurigkeit – werden Sie anfällig für Asthmaattacken, Erkältungen, Grippe oder andere Atemwegserkrankungen.

Um die Körper-Geist-Interaktionen für Lungenprobleme zu vervollständigen, müssen wir die negativen Denkmuster besiegen, die zu lange unsere Vorgehensweise diktiert haben. Louises Affirmationen für Lungenprobleme im weitesten Sinne zielen auf Probleme ab, die mit der Angst zu tun haben, das Leben anzunehmen und es in seiner ganzen Fülle zu leben. Eine gute Affirmation, um Erkältungen und Grippe zu besiegen, lautet: »Ich bin in Sicherheit. Ich liebe mein Leben.« Husten bringt den Wunsch zum Ausdruck, die Welt anzubellen: *Seht mich! Hört mir zu!*

Für wiederholten bellenden Husten empfiehlt Louise die Heilungs-Affirmation: »Ich werde auf positivste Weise bemerkt und geschätzt. Ich werde geliebt.«

Lungenprobleme – wie zum Beispiel Lungenentzündung, Emphysem und Chronisch obstruktive Lungenerkrankung (COLE) – haben mit Depression, Trauer und Angst zu tun, die darauf zurückzuführen ist, das Leben nicht voll anzunehmen oder zu glauben, des Lebens nicht wert zu sein. Um dieser Denkweise entgegenzuwirken, benutzen Sie die Affirmation: »Ich vermag die Fülle des Lebens in mich aufzunehmen. In Liebe genieße ich die ganze Fülle des Lebens.« Lungenkrankheiten sind nur allzu verbreitet bei jenen unter uns, die intensive Emotionen haben und nicht wissen, damit umzugehen. Bei Emphysem zum Beispiel besteht nicht nur die Angst, das Leben voll zuzulassen, sondern diese Menschen würden am liebsten überhaupt nicht atmen. Sie sollten versuchen, laut zu sagen: »Es ist mein Geburtsrecht, voll und frei zu leben. Ich liebe das Leben. Ich liebe und schätze mich. Das Leben liebt mich. Ich bin in Sicherheit.« Lungenentzündung hat zu tun mit den Gefühlen von Verzweiflung, des Lebens müde zu sein und unter emotionalen Wunden zu leiden, denen nicht erlaubt ist zu heilen. Um einen neuen Anfang zu machen und zu beginnen, alte Wunden zu heilen, versuchen Sie zu wiederholen: »Frei und unbeschwert nehme ich göttliche Ideen in mich auf, die mit dem Odem und der Intelligenz des Lebens erfüllt sind. Dies ist ein neuer Augenblick.«

Asthma hat mit der Unfähigkeit zu tun zu atmen, sich erstickt und unterdrückt zu fühlen. Wenn Sie unter Asthma leiden und das Gefühl haben zu ersticken, versuchen Sie über die Worte zu meditieren: »Es ist gut für mich, mein Leben jetzt selbst in die Hand zu nehmen. Ich entscheide mich, frei zu sein.« Für weitere Affirmationen empfiehlt Ihnen Louise, unter Ihrer spezifischen Erkrankung in der Tabelle ab Seite 233 nachzuschauen.

Ihre negativen Gedanken und Verhaltensweisen werden sich allmählich verändern, je mehr Sie sich an diese neue Art des Denkens gewöhnen und je geläufiger die Affirmationen für Sie werden. Dies ist eine kritische Zeit, also versuchen Sie dranzubleiben und nicht aufzugeben! Es hat Jahre gebraucht, Ihre alten Gewohnheiten zu entwickeln, und es wird einige Zeit dauern, bis Sie sich davon befreien können. Doch wir versprechen Ihnen, dass Sie es schaffen können.

Menschen mit Lungenproblemen müssen lernen, ihre Emotionen zu kontrollieren, nicht von ihnen überwältigt zu werden und sich weniger extrem von den Emotionen anderer Menschen beeinflussen zu lassen. Es ist möglich, mit Ihren Emotionen positiv umzugehen, indem Sie eine andere Beziehung zu ihnen entwickeln – sich auf eine neue Art auf sie einlassen. Durch Übungen wie zum Beispiel Meditation können Sie lernen, Ihren Geist zu beruhigen, was Ihnen helfen wird, eine stabilere Beziehung mit Ihren Gefühlen zu schaffen. Außerdem helfen diese Übungen, Ihr Gehirn neu zu vernetzen, damit Sie lernen können, Ihre Emotionen zu kontrollieren und nicht so extrem zu reagieren.

Eine andere Übung, die dazu beitragen kann, die Wirkung Ihrer dramatischen Emotionen zu regulieren, besteht darin, eine Time-out-Struktur zu schaffen. Schauen Sie sich Ihre emotionalen Ausbrüche in der Vergangenheit an und versuchen Sie zu bestimmen, warum sie passiert sind. Was hat sie ausgelöst? Wie haben Sie sich gefühlt, bevor sie passierten? Was war der Wendepunkt? Wenn Sie Ihre Auslöser und die Reaktion Ihres Körpers darauf identifizieren können, werden Sie lernen, den Moment zu erkennen, wo die Emotionen die Kontrolle übernehmen wollen – und es nicht so weit kommen lassen. Das wird Ihnen zunächst nicht leicht fallen, doch bald werden Sie es gemeistert haben. Wenn Sie erst einmal in Ihrem Körper die Signale einer drohenden emotionalen Überwältigung erkennen, werden Sie fähig sein, auf eine konstruktivere Weise zu reagieren und sich eine Auszeit zu nehmen – egal ob dies bedeutet, dass Sie eine aufgeheizte Situation physisch verlassen oder einfach mental einen Schritt zurücktreten, um Ihre Emotionen ein wenig abkühlen zu lassen. Indem Sie Achtsamkeit und eine positive Denkweise in Ihr tägliches Leben integrieren, werden Sie feststellen, dass Sie immer seltener einen Schritt von Ihren Emotionen zurücktreten müssen, sondern sie wunderbar im Griff haben.

Diese Aktionen und Affirmationen werden Ihnen helfen, sich auf ein emotional ausgeglicheneres Leben hinzubewegen. Wenn Sie sich gesunder Lungen erfreuen wollen, müssen Sie lernen, Ihre Gefühle auf eine ruhigere, kontrollierte Art auszudrücken. Es ist möglich, ruhig zu sein und die Kontrolle zu behalten und dennoch begeistert und emotional zu sein – die Stimmungskanone, der Mittelpunkt jeder Party. Lernen Sie, Ihre Emotionen mit den Bedürfnissen der wichtigen Menschen in Ihrem Leben ins Gleichgewicht zu bringen, und Sie werden sehen, wie sich Ihre Gesundheit im vierten emotionalen Zentrum verbessert.

Aus den Krankenakten:
Lungenprobleme – Patientenstudie

Meine Klientin Mary, 60 Jahre alt, beschreibt sich selbst als einen »Wirbelsturm menschlicher Emotionen«. Sie ist von Kindheit an dünnhäutig gewesen, und ihre Stimmungen schlagen schnell um, abhängig von ihrer Beziehungssituation, ihrem Kontostand oder vom Wetter. Mary sagt, dass sie in einem Moment lachen und im nächsten weinen kann.

Leidenschaftlich, wenn sie glücklich ist, und emotional explosiv, wenn es ihr schlecht geht – bei Mary gibt es keine halben Sachen. Jede einzelne Emotion fühlt sie tief aus. Marys extreme Stimmungsschwankungen sind für ihre Freunde schwer zu ertragen. Sie wissen nie, was sie von ihrem Verhalten zu erwarten haben – ständig scheint es ein neues Drama zu geben. Mary begann eine Therapie, um herauszufinden, warum sie so wenig Kontrolle über ihre Emotionen hatte. Ein Therapeut stellte bei ihr eine Bipolar-Typ-II-Störung fest (eine weniger manische Form von Bipolar-Störung), ein anderer diagnostizierte eine Borderline-Persönlichkeitsstörung. Weder die diagnostischen Bezeichnungen noch ihre Behandlung konnten Mary helfen, stabile Beziehungen zu bekommen oder einen Job zu behalten.

Mary hatte seit der Pubertät unter Asthma gelitten und gemerkt, dass ihre Stimmungen schlimmer wurden, wenn sie Steroide nehmen musste, um die schwersten Attacken von Atemnot zu behandeln. Und obwohl sie genau wusste, dass es schlecht für ihre Lungen war, fing Mary als Teenager mit dem Rauchen an, weil dies das Einzige zu sein schien, was ihre Stimmungsschwankungen beruhigte. Nach einer besonders schlimmen Trennung begann sie mehr als üblich zu rauchen. Eines Abends konnte sie nicht aufhören zu husten und fand sich schließlich in der Notaufnahme eines Krankenhauses wieder. Der diensthabende Arzt warnte sie dringend, mit dem Rauchen aufzuhören, da er ein Anfangsstadium eines Emphysems, auch COLE genannt, (Chronisch-obstruktive Lungenerkrankung), diagnostizierte.

Mary hatte zwei medizinische Probleme: ihre Stimmungsschwankungen und ihre Lungen. Als Erstes musste sie sich um ihre Launenhaftigkeit kümmern, um die Gesundheit ihrer Lungen wiederherstellen zu können. Und genau da begannen wir mit unserer Arbeit.

Mary wollte die medizinische Bezeichnung für ihre Stimmungsprobleme wissen. War es eine schwere Depression? War es Bipolar II? War es eine Borderline-Persönlichkeitsstörung? Die moderne Psychiatrie hat viel dazu beigetragen, unser emotionales Leid zu lindern, doch im Gegensatz zu anderen medizinischen Spezialitäten arbeitet sie nicht mit Hilfe von Blut- und Ultraschalluntersuchungen oder CT-Scans sowie anderen objektiven Tests, um dem Betreffenden eine definitive Diagnose zu geben. Stattdessen schaut sich ein Psychiater, Psychologe, Krankenschwester oder Krankenpfleger die Symptome und Zeichen an, die der Patient aufweist, und versucht, diese Symptome mit einer Kondition zu verbinden, die im DSM-V aufgelistet ist, dem Handbuch für psychiatrische Diagnosen. Das heißt: Es gibt keine konkreten Labordaten, um eine Diagnose zu bestätigen oder zu widerlegen.

Angesichts der Tatsache, dass Mary drei verschiedene Diagnosen von drei verschiedenen Psychiatern erhalten hatte, war es für sie besonders wichtig, ihre Stimmungsprobleme richtig behandeln zu lassen.

Schließlich entschied Mary sich für die Behandlung durch ein Team von Psychiatern, die diese Herangehensweise unterstützten und die klare diagnostische Benennung ihres Problems nicht als das Wichtigste betrachtete. Ihr Hauptaugenmerk war darauf gerichtet, einen Behandlungsplan mit klaren Zielen zu entwickeln.

Mit Hilfe ihres Therapeuten erstellte Mary eine Liste ihrer emotionalen Symptome:

- Sie litt jeden Tag unter starken Stimmungsschwankungen.
- Ihre Stimmung hing ab von dem, was um sie herum passierte, egal ob es einfach nur ein »schlechter Tag« war, starker Verkehr auf den Straßen oder ein schlecht gelaunter Chef (affektive Instabilität).
- Sie aß zu viel, schlief zu lange, war ständig müde, litt unter geringem Selbstwertgefühl, Konzentrationsmangel und Hoffnungslosigkeit (milde Depression oder Dysthymie).
- Sie erlebte impulsive Momente, einschließlich Episoden von »Road rage«, und ein paar Mal wurde sie so wütend, dass sie ihren Ehemann tätlich angriff.
- Sie stellte fest, dass die meisten Antidepressiva keine Wirkung auf ihre Symptome hatten.
- Sie erlebte Momente, wo sie sich am liebsten das Leben genommen hätte, wenn jemand sie abrupt verließ. Doch diese schlimmen Gefühle vergingen schnell (vorübergehende Suizidgedanken).

Marys Behandlungsteam schickte sie als Erstes zu einem Kurs der Dialectic-Behavioral Therapie (DBT). Basierend auf tibetischem Buddhismus und Achtsamkeitsübungen lernte Mary Techniken, um ihre Stimmungen zu stabilisieren und ihre täglichen Aktivitäten zu regulieren, damit sie weniger anfällig dafür war, zu viel zu essen und zu lange zu schlafen. Außerdem lernte sie, ihre Wut zu transformieren und ihre vorübergehenden Suizidgedanken mittels Krisen-Ketten-Analyse in den Griff zu kriegen. Durch diesen Prozess lernte sie, eine scheinbar überwältigende Krise in verständliche Einzelteile zu zerlegen; die Emotionen zu identifizieren, die mit jedem Teil assoziiert sind und bei jedem dieser Schritte mehr Ruhe zu finden. Jede Woche nahm sie an einem zweistündigen Kurs teil und hatte eine einstündige Beratungssession bei einem Therapeuten, um sich mit diesen sehr machtvollen Methoden vertraut zu machen.

Gleichzeitig mit ihrem Emotionstraining verschrieb ihr ein Psychiater geringe Mengen an Medikamenten, die dazu beitragen konnten, ihre Stimmungen zu stabilisieren. Mary nahm Topomax, einen Stimmungsstabilisator, und das Antidepressivum Wellbutrin XL, das sich sowohl bei ihren Ermüdungs- als auch Konzentrationsproblemen als hilfreich erwies.

Dann wandten wir uns Marys Lungenproblemen zu.

Bei Asthma werden die Luftröhre und die Bronchien aufgrund verschiedener Ursachen – Allergien, Nebenwirkungen von Medikamenten, Stimmung, Angst und natürlich Rauchen – sehr irritiert. Als Marys Keuchen, Pfeifen, Kurzatmigkeit und Husten sie zu stören begannen, fing sie an (wie jeder andere in der gleichen Situation), mit dem Stimulans Albuterol oder Ventolin zu inhalieren. Ein Zug (wie beim Rauchen) zur Erleichterung. Sobald diese kurzzeitige Erleichterung nicht mehr ausreichte, gingen die Ärzte einen Schritt weiter und verschrieben ein Asthmaspray, das außer diesen beiden Stimulantien auch noch ein Steroid beinhaltet, um das Allergie-/Autoimmun-Feuer zu löschen, das der asthmatischen Reaktion zugrunde liegt. Mary versuchte es mit

mehreren dieser verbesserten Inhalatoren – Advair, Pulmi-
cort und Flovent – doch manchmal reichten auch sie nicht
aus.

Neben ihrem Bett hatte Mary ein Atmungshilfegerät, einen sogenannten Nebulator, der die Medikamente tiefer in
ihre Atemwege brachte. Während besonders schwieriger Zeiten nahm Mary zusätzlich orale Steroide, um das allergische
Feuer in ihrem Körper zu löschen. Doch wie sie bald erfuhr,
haben diese Medikamente sehr unangenehme Nebenwirkungen, unter anderem Launenhaftigkeit, Gereiztheit, Osteoporose und Gewichtszunahme. Also begann Mary mit der
Einnahme von Leukotrien-Inhibitoren wie beispielsweise
Singulair, um ihr Asthma in Schach zu halten, leider um den
Preis der Schädigung eines anderen Teils ihres Immunsystems. Wenn diese Medikamente auch allesamt Nebenwirkungen aufweisen, halfen sie Mary, am Leben zu bleiben.

Als Mary jedoch zuzüglich zu den verschriebenen Medikamenten mit Achtsamkeitsübungen und Affirmationen begann, war sie in der Lage, ihre Angst zu beruhigen und mit
dem Rauchen aufzuhören, was ihr Asthma und ihre Lungenprobleme wesentlich verbesserte.

Mary ließ sich weiterhin monatlich – und später jährlich –
von einem Lungenfacharzt untersuchen. Außerdem hatte sie
die Hilfe eines chinesischen Kräuterheilers und Akupunk-
teurs in Anspruch genommen. Eine Mischung verschiedener Heilkräuter einschließlich Respirin-Extrakt, Crocody
Smooth Tea Pills, Kalmegh und anderen Kräutern halfen bei
ihren Atmungsproblemen und trugen zur Heilung der Bronchien bei. Sogar nachdem Marys DBT-Kurs offiziell beendet
war, machte sie mit ihren Achtsamkeitsübungen weiter. Darüber hinaus benutzte sie Affirmationen, um sich selbst zu
heilen, unter anderem für generelle Gesundheit der Lungen
(»Ich nehme das Leben in perfekter Balance in mich auf.«);
Lungenerkrankungen/COLE (»Ich vermag die Fülle des Lebens in mich aufzunehmen. In Liebe genieße ich die ganze
Fülle des Lebens.«); Emphysem (»Es ist mein Geburtsrecht,
voll und frei zu leben. Ich liebe das Leben. Ich liebe mich

selbst.«); Atemwegserkrankungen (»Ich bin in Sicherheit. Ich liebe mein Leben.«) und Atemprobleme (»Es ist mein Recht, ein erfülltes und freies Leben zu führen. Ich bin liebenswert. Ich entscheide mich jetzt, voll und uneingeschränkt zu leben.«).

Mary veränderte ihre Lebensweise, stellte sich ihrer Angst und setzte sich mit ihren negativen Glaubenssätzen auseinander, um ein Leben frei von Atemwegsproblemen führen zu können.

Brustprobleme

Frauen – und Männer – die Probleme mit den Brüsten/der Brust haben wie zum Beispiel Zysten, Knoten, Spannungsgefühle (Mastitis) und sogar Krebs, kümmern sich manchmal so sehr um andere, dass es erdrückende Ausmaße annimmt. Diesen Menschen fällt es wesentlich leichter, die Probleme anderer Menschen zu lösen und sie in ihrem Schmerz zu trösten, als ihre eigenen Probleme in den Griff zu kriegen. Sie verstecken ihre Gefühle, damit sie um jeden Preis eine stabile Beziehung aufrechthalten können. In extremen Fällen erlauben sie sich nie, jemals zickig zu werden, zu jammern oder sich zu beschweren. Sie sind scheinbar immer glücklich und guter Dinge.

Wenn Sie von Natur aus jemand sind, der sich gerne um andere sorgt, fällt es Ihnen schwer, sich nicht um Menschen in Not zu kümmern. Wir sagen nicht, dass Sie aufgeben sollen, wer und was Sie sind – ein liebevoller, fürsorglicher, helfender Mensch. Doch müssen Sie prüfen, warum Sie sich zwanghaft um andere kümmern und sich so wenig Gedanken um sich selbst machen. Vielleicht sollten Sie auch genauer hinschauen, *auf welche Weise* Sie sich um andere kümmern und etwas weniger imposante Wege finden, wie Sie für geliebte Menschen da sein können.

Wie lautet also das Rezept, um ein wenig mehr Balance in Ihr Leben zu bringen? Wie immer gilt auch hier: Wenn Sie ein akutes Problem haben wie zum Beispiel einen Knoten oder Schmerzen in der Brust – vor allem, wenn jemand in der Familie schon einmal an Brustkrebs erkrankt war – gehen Sie unverzüglich zum Arzt. Doch darüber hinaus müssen Sie sich auf die langfristige Gesundheit Ihrer Brust fokussieren, was bedeutet, dass Sie die Gedanken- und Verhaltensmuster ändern müssen, die Ihrem Körper Stress verursachen.

Lassen Sie uns direkt zu Louises Affirmation-System kommen. Brüste haben mit Bemuttern und Nahrung zu tun. Doch Nahrung muss zweiseitig sein – sowohl nach innen als auch nach außen. Eine gute generelle Affirmation, die Sie daran erinnert, immer nach einer Ausgewogenheit in diesem Körperbereich zu streben, lautet: »Ich nehme und gebe Nahrung in perfektem Gleichgewicht.« Besonders Brustprobleme haben mit einer Weigerung zu tun, sich selbst zu bemuttern, weil Sie jeden anderen an erster Stelle setzen und sich selbst vernachlässigen. Um diesem Ungleichgewicht entgegenzuwirken, versuchen Sie es mit der Wiederholung folgender Affirmation: »Ich bin wichtig. Ich habe Bedeutung. Ich versorge und bemuttere mich jetzt selbst mit Liebe und Freude. Ich gestehe anderen die Freiheit zu, sie selbst zu sein. Wir alle sind in Sicherheit und frei«.

Um eine Balance im vierten emotionalen Zentrum zu erreichen, ist es wichtig, dass Sie jene Gedanken zum Ausdruck bringen, die seit langem unter der Oberfläche schwelen. Vielleicht haben Sie kein Problem, die emotionalen Hochs und Tiefs einer anderen Person zu ertragen, doch können sich Ihren eigenen Emotionen wie beispielsweise Angst, Trauer, Enttäuschung, Depression, Wut oder Verzweiflung nicht stellen. Wie lernen Sie also, diese Emotionen auszudrücken? Der Schlüssel ist, langsam damit zu beginnen. Jetzt, wo Sie wissen, dass der Ausdruck Ihrer Emotionen – den guten wie den schlechten – lebensrettend sein kann, können Sie beginnen, Ihre Mauer emotionaler Erstarrung zu durchbrechen – jetzt sofort, in diesem Moment. Und die beste Möglichkeit dazu ist zweistufig: Überprüfen Sie Ihre eigenen Gefühle bezüglich Personen in Ihrem Leben, die hin und wieder ihre weniger glücklichen Seiten zeigen. Und suchen Sie sich eine emotionale Hebamme.

Der erste dieser Schritte bedeutet für viele Menschen eine harte Erkenntnis. Ihre Gefühle über andere einzuschätzen wird Ihnen helfen, die Realität von Beziehungen besser zu verstehen. Dass Sie immer glücklich sind, ist nicht der Grund, warum Menschen Sie mögen. Sie mögen Sie, weil Sie *Sie* sind. Und sie akzeptieren die Tatsache, dass Sie ein Mensch sind. Wenn Ihre Freunde Enttäuschungen erleben, möchten Sie ihnen helfen. Wahrscheinlich wollen Ihre Freunde umgekehrt das Gleiche für Sie tun. Und wenn sie wütend sind, tolerieren Sie ihre Ausbrüche und verstehen sie sogar. Ist es wirklich falsch anzunehmen, dass Ihre Lieben Ihnen gegenüber genauso tolerant und verständnisvoll sind, wenn Sie Wut oder Frustration zeigen? Ihre Freunde werden sich nicht von Ihnen abwenden, nur weil Sie nicht immer fröhlich und gut gelaunt sind. Im Gegenteil: Sich zu öffnen und Ihre ganze Bandbreite von Emotionen zu zeigen wird dafür sorgen, dass Ihre Beziehungen tiefer und stabiler sind.

Was die emotionale Hebamme betrifft: Damit meinen wir, dass Sie jemanden finden sollten – einen Freund, einen Therapeuten – der Ihnen einen sicheren Hafen bietet, während Sie lernen, wie Sie Negativität ausdrücken können. Lassen Sie den/die Betreffenden wissen, dass es sich um etwas handelt, an dem Sie arbeiten und bitten Sie um ihre Hilfe. Legen Sie Wert darauf, selbstverantwortlich zu sein. Wenn Sie in dieser wertfreien Umgebung lernen können, über Ihre Trauer, Wut und Enttäuschungen zu sprechen, wird es Ihnen bald viel leichter fallen, sich in der äußeren Welt ebenso frei auszudrücken.

Und vergessen Sie nicht: Negative Emotionen zum Ausdruck zu bringen bedeutet nicht, dass Sie eine negative Einstellung fördern. Sie werden sich nicht in einen jammernden Schwächling verwandeln, wenn Sie mit den Personen in Ihrer Umgebung über legitime Beschwerden reden, die Ihnen zu schaffen machen. Daher sollten Sie diese gesunde Affirmation in Ihr Leben einbauen: »Ich drücke alle meine Gefühle offen, bereitwillig und geschickt aus.«

Geben Sie Ihren Emotionen eine Stimme und erfreuen Sie sich besserer Gesundheit im vierten emotionalen Zentrum.

Aus den Krankenakten:
Brustprobleme – Patientenstudie

Nina war 33 Jahre alt und für jeden eine Mutter, der eine Mutter brauchte. Man konnte sich immer darauf verlassen, dass sie unerwarteten Besuchern ein komplettes Essen servieren oder einer Freundin, der es gerade schlecht ging, ein köstliches Dessert zubereiten würde. Sie bemutterte nicht nur die Menschen, die ihr am nächsten standen. Darüber hinaus übernahm sie ehrenamtliche Aufgaben und half den Armen, beriet Kinder und Frauen in Not und unterrichtete Englisch in Kursen für neue Immigranten. Nina war immer guter Laune und positiv, auch wenn sie mit düsteren und entmutigenden Situationen konfrontiert war.

Lange bevor es soziale Netzwerke gab, brachte Nina es fertig, mit Freunden aus allen Phasen ihres Lebens in Kontakt zu bleiben. Außerdem war Nina verheiratet und hatte vier Kinder. Die Menschen bewunderten sie, dass sie in der Lage war, alle Aspekte ihres Lebens ohne erkennbare Mühe in Einklang zu bringen. Dann fand ihr Arzt während einer Routineuntersuchung einen Knoten in ihrer Brust und diagnostizierte ihn als einen gutartigen fibrösen Brusttumor.

Ein fibröser Brusttumor ist nicht Brustkrebs. In diesem Zustand haben bestimmte Bereiche in der Brust ein dichteres Bindegewebe. Viele Leute glauben, dass es gar keine Krankheit ist, doch trotz dieser Überlegungen begann Nina sich Sorgen zu machen. Ihre Mutter war an Brustkrebs gestorben und sie wollte, dass ich ihr helfe, ihre Brüste rundum gesund zu machen.

Als Erstes empfahl ich ihr das Buch *Women's Bodies, Women's Wisdom* meiner guten Freundin und Kollegin Christiane Northrup. Ein ganzes Kapitel in diesem Buch ist dem Thema gewidmet, wie man die Gesundheit der Brüste wiederherstellen kann. Doch wollte ich zusätzlich ein Programm entwickeln, das spezifisch auf sie zugeschnitten war.

Zuerst sprachen wir über ihre Tendenz, jeden in ihrer Umgebung zu bemuttern. Der Knoten in ihrer Brust war ein Zeichen, dass ihr Leben aus dem Gleichgewicht geraten war. Ihr intuitiver Körper sagte ihr, dass es Zeit war, sich nicht länger in übermäßiger Weise um alles und jeden in ihrer Umgebung zu kümmern. Ninas Lebensweise führte oft zu Stress in den Nebennieren und einem hormonellen Ungleichgewicht aufgrund zu starker Östrogenproduktion. Dieser hormonelle Zustand fördert ein übermäßiges Wachstum der Zellen – einschließlich Krebszellen.

Nina musste ihre Ernährung umstellen, damit ihr Körper so wenig wie möglich Östrogen produzieren würde. Dazu gehörte, dass sie die Menge tierischer Fett in ihrer Ernährung minimalisierte, da diese Fette unter Umständen mit der Fähigkeit des Körpers zusammenhingen, mehr Östrogen zu produzieren. Sie wechselte zu einer ballaststoffreicheren Kost, um ihrem Körper zu helfen, durch Stuhlgang überschüssiges Östrogen auszuscheiden. Und sie aß ab sofort wesentlich mehr Broccoli, Rosenkohl und dunkelgrünes Blattgemüse, die alle Indol-3-Carbinol enthalten, welches in den Östrogenstoffwechsel eingreift. Außerdem musste sich ihre Ernährung darauf fokussieren, überschüssiges Fett zu verlieren; also wiesen wir Nina an, außer ihren östrogen-fokussierten veränderten Essgewohnheiten bei jeder Mahlzeit gesunde Proteine zu sich zu nehmen (wie Meeresfrüchte, Hühnchen und fettreduzierte Milchprodukte). Zusätzlich sollte sie ein Essensmuster befolgen, das ein üppiges Frühstück sowie Mittagessen und ein bescheidenes Abendessen ohne Kohlenhydrate vorsah. Und wir limitierten ihren Alkoholkonsum auf höchstens zwei Drinks pro Tag.

Im Rahmen unserer weiteren Bemühungen um Gewichtabnahme halfen wir ihr, einige Aerobic-Übungen auszuwählen, die sie fünf oder sechs Mal in der Woche jeweils 30 Minuten lang machen konnte. Sie beschloss, jeweils zwischen dem Laufband und Standrad im Fitnesscenter und Spaziergängen um den See in der Nähe ihres Hauses abzuwechseln.

Wir empfahlen ihr, die Antioxidantien Selen und Coenzym Q10, um eine gesunde Funktion der Zellen zu fördern und so die Entwicklung von Brustkrebs zu verhindern.

Doch nicht genug damit, Nina musste außerdem ihre Depression behandeln und lernen, wie sie ihre negativen Gefühle ausdrücken konnte. Sie fing an, Tagebuch zu schreiben, und machte sich mit Hilfe einer Therapeutin daran, ihre Trauer zu verarbeiten. Außerdem bat sie ihre beste Freundin, als zusätzliche emotionale Hebamme zu fungieren.

Um die verlorene Balance in der Weise, wie Nina für sich selbst und andere sorgte, zu korrigieren, benutzte sie die Affirmationen für Gesundheit der Brüste (»Ich nehme und gebe Nahrung in perfektem Gleichgewicht.«), für Brustprobleme (»Ich bin wichtig. Ich habe Bedeutung. Ich versorge und bemuttere mich jetzt selbst mit Liebe und mit Freude. Ich gestehe anderen die Freiheit zu, sie selbst zu sein. Wir alle sind in Sicherheit und frei.«) und für Depression (»Ich begebe mich jetzt jenseits der Angst und Limitationen anderer Menschen. Ich gestalte mein eigenes Leben.«).

Nachdem sie ihre Lebensweise und ihre Gedanken verändert hatte, gelang es Nina, 20 Pfund abzunehmen. Heute ist sie in der Lage, für sich selbst und andere zu sorgen und gleichzeitig *alle* ihre Emotionen auszudrücken – nicht nur die glücklichen.

Alles ist gut im vierten emotionalen Zentrum

Wenn es darum geht, ein gesünderes Herz, Brüste und Lungen zu kreieren, müssen Sie erkennen, dass Männer (und Frauen) sich nicht nur auf Medizin, Nahrungsergänzungsmittel oder Kräuter verlassen können. Natürlich ist es wichtig, akute Probleme medizinisch und unter ärztlicher Kontrolle zu behandeln. Doch für eine langfristigere Gesundheit in diesem Bereich des vierten emotionalen Zentrums raten wir Ihnen, Ihre Aufmerksamkeit auf die Art und Weise zu richten, wie Sie Ihre eigenen Bedürfnisse mit denen anderer Menschen in Ihrem Leben ins Gleichgewicht bringen.

Sie haben große emotionale Kraft. Alles ist gut.

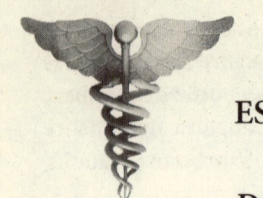

ES GIBT WAS ZU BEREDEN

Das fünfte emotionale Zentrum: Mund, Hals und Schilddrüse

Die Gesundheit des fünften emotionalen Zentrums zeigt, wie gut wir in unserem Leben kommunizieren. Wenn Sie Schwierigkeiten haben, zu kommunizieren – egal ob es darum geht, anderen nicht zuhören zu können oder sich selbst nicht effektiv auszudrücken – haben Sie wahrscheinlich gesundheitliche Probleme im Bereich des Mundes, Halses und der Schilddrüse. Der Schlüssel zur Gesundheit im fünften emotionalen Zentrum besteht darin, eine Balance zu finden bezüglich der Art, wie Sie in Ihren täglichen Interaktionen mit anderen Menschen kommunizieren.

Vergessen Sie nicht, Kommunikation ist keine Einbahnstraße – es gehören immer mindestens zwei dazu, die sowohl zuhören als auch reden. Effektive Kommunikation hat mit Hören und Gehörtwerden zu tun. Sie müssen in der Lage sein, Ihre Sichtweise deutlich zu machen, während Sie gleichzeitig das Wissen und die Meinungen anderer zulassen, damit Sie unter Umständen Ihre eigenen Aktionen entsprechend modifizieren können.

Welcher Bereich Ihres Körpers durch unzureichende oder schlechte Kommunikationsfähigkeit beeinflusst wird, hängt von den Denk- und Verhaltensmustern ab, die das Problem verursachen. Es gibt drei Kommunikationsprobleme, die häufig zu Erkrankungen in diesem emotionalen Zentrum führen:

- Probleme im Mund – einschließlich Zähne, Kiefer und Gaumen – sehen wir oft bei Personen, denen es schwerfällt, mit persönlichen Enttäuschungen umzugehen und darüber zu sprechen.

- Probleme in Hals und Nacken findet man häufig bei Personen, die – selbst wenn ihre Kommunikationsfähigkeiten in der Regel makellos sind – unflexibel und frustriert werden, wenn sie nicht in der Lage sind, das Resultat einer Situation zu kontrollieren.

- Menschen mit einer Schilddrüsenstörung sind häufig sehr intuitiv, doch sie können nicht ausdrücken, was sie sehen. Sie kämpfen zu oft damit, den Frieden zu wahren oder die Anerkennung anderer zu gewinnen.

Wir werden die spezifischen Details der einzelnen Tendenzen besprechen, wenn wir uns näher mit diesen verschiedenen Körperbereichen beschäftigen. Doch in jedem Fall gilt: Wenn Sie unter Problemen mit Schilddrüse, Kiefer, Nacken, Hals und Mund leiden, fordert Ihr Körper Sie damit auf, Ihre Kommunikationsfähigkeiten zu überprüfen.

Fünftes emotionales Zentrum: Affirmation und Wissenschaft

Laut der Affirmationstheorie von Louise Hay hängt die Gesundheit von Nacken, Hals, Kiefer, Schilddrüse und Mund davon ab, eine Stimme und Meinung zu haben und sie wirksam zum Ausdruck zu bringen. Insbesondere Halsprobleme haben mit einer Unfähigkeit zu tun, den Mund aufzumachen und dem Gefühl, dass Kreativität abgewürgt ist. Ein peritonsillarer Abszess (eine Halsentzündung in Nähe der Mandeln) ist mit dem starken Glaubenssatz verbunden, nicht für sich selbst eintreten oder um das bitten zu können, was Sie benötigen. Einen »Kloß im Hals zu haben« wird mit der Angst assoziiert, sich Ausdruck zu verschaffen. Probleme im Nacken und an der Halswirbelsäule haben damit zu tun, an einer einmal gefassten Meinung festzuhalten oder starrköpfig und engstirnig zu sein. Die Weigerung, seinen Standpunkt aus einer anderen Sicht zu betrachten, können einen steifen Hals und andere Probleme mit der Halswirbelsäule nach sich ziehen.

Entsprechend der Affirmationstheorie stellen sich Schilddrüsenerkrankungen in der Regel dann ein, wenn Menschen sich gedemütigt fühlen und nicht das tun können, was sie tun wollen. Wenn Sie nicht in der Lage sind, Ihren eigenen Willen klar zum Ausdruck zu bringen, können Sie für eine Schilddrüsenunterfunktion anfällig werden. Menschen, die sich »hoffnungslos erstickt« fühlen, haben ein erhöhtes Risiko, an einer Unterfunktion zu erkranken.

Was hat die medizinische Wissenschaft zu sagen, wenn es um die Körper-Geist-Verbindung geht, die den Erkrankungen des fünften emotionalen Zentrums im Bereich von Hals, Schilddrüse und Mund zugrunde liegen?

Die Schilddrüse, eine der größten Hormondrüsen des Körpers, reagiert höchst empfindsam auf alle Ihre Hormone – und wird drastisch von Ihrer Fähigkeit zur Kommunikation beeinflusst.[1]

Frauen sind anfälliger für Schilddrüsenprobleme als Männer – besonders nach den Wechseljahren.[2] Studien weisen oft auf den biologischen Unterschied zwischen den Geschlechtern hin.

Da Schilddrüsenprobleme häufig erst in der Pubertät auftreten – wenn unser Körper mit großen Mengen von Testosteron, Östrogen und Progesteron überflutet wird – und später, wenn die Hormone im Körper einer Frau am niedrigsten sind, sind Wissenschaftler zu der Überzeugung gelangt, dass unterschiedliche Hormonspiegel mit der Funktion der Schilddrüse korrelieren.[3]

Hormone allein können jedoch nicht vollständig die Unterschiede von Schilddrüsenproblemen bei Mann und Frau erklären. Generell haben Männer einen höhere Menge Testosteron, was sie vielleicht biologisch und sozial für einen höheren Grad an Durchsetzungsvermögen prädisponiert, vor allem wenn es darum geht, sich verbal Ausdruck zu verschaffen.[4] Durchsetzungsvermögen und die Unfähigkeit, gewandt die eigene Meinung auszudrücken, vergrößern das Risiko, an einer Schilddrüsenstörung zu erkranken.[5] Vor den Wechseljahren, haben Frauen größere Mengen Östrogen und Progesteron in ihrem Körper.

Aber es gibt noch weitere Faktoren, die zu beachten sind. Frauen mit diesem Hormonlevel, kombiniert mit einer Denkweise, die konstant Emotionen mit Sprache verbindet, haben eine Tendenz zu Selbstreflexion. Sie neigen dazu, in ihrer Kommunikation weniger aggressiv und impulsiv zu sein. In dem Bemühen, Beziehungen und Familienbande konfliktfrei aufrechtzuhalten, tendieren sie eher dazu, nicht zu sagen, was sie wirklich denken. Dieser Kommunikationsstil entschärft zwar oft eine angespannte Situation, hat aber nicht unbedingt mit den persönlichen Bedürfnissen der jeweiligen Frau zu tun, was bereits in jungen Jahren zu Problemen mit der Schilddrüse führen kann.[6]

Die Kommunikationsweise der Frau – und die Häufigkeit von Schilddrüsenproblemen – ändert sich nach der Menopause beachtlich. Tatsächlich ist die Zahl der postmenopausalen Frauen mit Schilddrüsenerkrankungen höher als bei Männern oder jüngeren Frauen. Wenn Frauen in die Wechseljahre kommen, verändern sich die Mengen von Östrogen, Progesteron und Testosteron. Die Östogen- und Progesteronwerte fallen ab und der Testosteronwert steigt. In dieser Zeit werden Frauen impulsiver und weniger reflektierend, und dieser neue Kommunikationsstil führt häufig zu neuen Problemen in ihren Beziehungen und Familien. Eine Zunahme an Schilddrüsenerkrankungen ist die Folge. Nach der Menopause sind Frauen biologisch prädisponiert, sich zu behaupten, indem sie reagieren, eigene Wege gehen und sich stärker zum Ausdruck bringen.[7] Egal ob es darum geht, dass Sie Ihre Bedürfnisse nicht ausdrücken oder Ihre Wünsche nicht deutlich genug vorbringen, in jedem Fall führt die Unfähigkeit zu kommunizieren, schnell zu Problemen mit der Schilddrüse. Wenn Sie Ihre Stellung nicht behaupten können und sich hoffnungslos erstickt fühlen oder ständig mit anderen in Streit geraten, ist das Risiko für Schilddrüsenprobleme größer.

Andere Studien haben einen Zusammenhang zwischen Schildrüsenerkrankungen und unterdrückter Persönlichkeitsstruktur sowie der Unfähigkeit, die eigene Stellung zu behaupten, gefunden. Vor allem Personen, die traumatische Erfahrungen in der Vergangenheit hatten und in ihren Beziehungen oft mit der Kräftedynamik zu kämpfen haben, neigen zu Problemen mit der Schilddrüse. Die vergangenen traumatischen Erfahrungen konditionieren sie, unterwürfig zu sein, übertrieben fügsam oder gefällig und unfähig, sich zu behaupten. Sie haben in ihrem eigenen

Leben »nichts zu sagen«, und es mangelt ihnen an dem Drang nach Unabhängigkeit und Selbständigkeit.[8]

Wenn wir uns jetzt dem Hals zuwenden, sehen wir auch hier eine Beziehung zwischen Kommunikation und Gesundheit. Einen »Kloß im Hals« zu haben oder einen »Globus hystericus« (Globusgefühl), wenn Sie nicht wissen, was Sie sagen sollen, ist auf eine Kontraktion in den Nackenmuskeln zurückzuführen. In extremen Fällen werden Nervosität und Angst in die Nackenmuskulatur gepresst, die Ihre Kehle zuschnüren und Ihnen das Gefühl geben, einen Knoten im Hals zu haben. Dieser Zustand ist verstärkt bei Menschen zu finden, die unter Introvertiertheit, Angst und Nervosität leiden oder dazu neigen, Kommunikation zu unterdrücken und lieber nichts zu sagen.[9]

Ein gesunder Mund und Kiefer haben ebenso mit der gesunden Fähigkeit zu tun, zu kommunizieren und für die eigenen Bedürfnisse einzustehen. Es hat sich gezeigt, dass diese Fähigkeit – und Wege zu finden, um mit den Stressfaktoren des Lebens umzugehen – tatsächlich das Risiko eines Menschen für Zahnerkrankungen reduzieren kann. Menschen mit Zahnfleischproblemen weisen in ihrem Körper aus dem Gleichgewicht geratene Cortisol- und Beta-Endorphin-Level auf, den biochemischen »Fingerabdruck« von Stress.[10]

Also arbeiten Sie daran, besser zu kommunizieren – sowohl was selbst sprechen als auch zuhören betrifft – und die Gesundheit in Ihrem fünften emotionalen Zentrum wird sich verbessern.

Mundprobleme

Menschen, die zu gesundheitlichen Problemen im Bereich des Mundes neigen – zum Beispiel Karies, blutendes Zahnfleisch oder damit zusammenhängende Probleme wie Kieferschmerzen oder Kiefergelenkerkrankung (Temporomandibulargelenk-Syndrom oder TMG-Syndrom) haben Schwierigkeiten mit vielen Facetten der Kommunikation. Diese Menschen erleben Probleme, weil sie weder über ihre emotionalen Enttäuschungen sprechen noch ver-

suchen, sie zu lösen. In einer Situation, bei der sie sich wohlfüh-
len, werden sie zwar reden, doch nicht über das, was sie in ihren
persönlichen Beziehungen stört. Derlei selbstenthüllende Gespräche würden sie verlegen machen oder ihren Stolz verletzen. Wenn
sie sich also in einer Situation befinden, die ihnen unangenehm
ist oder sie kalt lässt, werden sie häufig unnahbar und würden
sich am liebsten ganz zurückziehen. Die Probleme des Mundes
sind alle mit der Unfähigkeit assoziiert, die persönlichen Bedürfnisse und Enttäuschungen adäquat zu kommunizieren.

Wenn Sie unter Problemen im Mund- und Kieferbereich leiden,
sollten Sie auf jeden Fall einen Arzt oder Zahnarzt aufsuchen,
doch genau so wichtig ist es, sich die Denk- und Verhaltensmuster
anzuschauen, die zu diesen Problemen geführt haben. Sie müssen
auf die intuitiven Botschaften hören, die Ihr Körper Ihnen sendet,
oder die Ursache, die Ihrer Erkrankung zugrunde liegt, wird sich
zurückmelden – garantiert.

Die Gesundheit des Mundes hat mit Kommunikation zu tun, mit
der Fähigkeit, neue Ideen und geistig-seelische Nahrung aufzunehmen. Doch wenn Sie wütend sind, kann Kommunikation blockiert sein. Und weil Sie weniger offen sind für die Sichtweise
anderer Menschen oder nicht in der Lage sind, Entscheidungen
zu treffen, wenn Sie wütend oder verbittert sind, kann es passieren, dass Sie Probleme mit Ihren Zähnen bekommen. Kehren Sie
diese Unentschlossenheit um und sorgen Sie für starke, gesunde
Zähne, indem Sie die folgende Affirmation benutzen: »Ich treffe
meine Entscheidungen basierend auf den Prinzipien der Wahrheit, und ich ruhe in dem Wissen, dass nur Richtiges in meinem
Leben passiert.« Kieferprobleme oder eine Kiefersperre (TMG-
Syndrom) haben mit dem Wunsch nach Kontrolle zu tun oder der
Weigerung, Gefühle auszudrücken. Für die Wut, die Verbitterung
und den Schmerz, der Kieferproblemen zugrunde liegt, würde
die heilende Affirmation lauten: »Ich bin willens, alle Verhaltensmuster in mir zu ändern, die diesen Zustand hervorgerufen haben. Ich liebe und akzeptiere mich. Ich bin in Sicherheit.«

Menschen mit Karies neigen dazu, schnell aufzugeben und
sollten es mit folgender Affirmation versuchen: »Ich erfülle meine

Entscheidungen mit Liebe und Mitgefühl. Meine neuen Entscheidungen helfen mir und geben mir Kraft. Ich habe neue Ideen und setze sie in die Tat um. Ich bin sicher in meinen neuen Entscheidungen.« Personen, die aufgrund von Zahnerkrankungen oder Karies eine Wurzelbehandlung brauchen, haben das Gefühl, als würden ihre tief verwurzelten Glaubenssätze zerstört. Sie können nicht mehr zubeißen. Das Leben fühlt sich nicht vertrauenswürdig an. Ihr neues Denkmuster sollte lauten: »Ich kreiere ein sicheres Fundament für mich selbst und mein Leben. Ich wähle Glaubenssätze, die mich freudig unterstützen. Ich vertraue mir selbst. Alles ist gut.«

Sobald Sie Ihren physischen Körper und Ihre Emotionen auf den Weg zur Gesundheit gebracht haben, sollten Sie Änderungen in Ihrer Verhaltensweise vornehmen, um mit positiven Schritten weitergehen zu können. Es ist wichtig für Sie zu lernen, über Probleme zu sprechen, die Ihnen auf dem Herzen liegen. Drücken Sie diese notwendigen Kommunikationen nicht einfach zur Seite.

Auch in dieser Situation wäre es gut, mit einem Therapeuten oder einer anderen »emotionalen Hebamme« zu arbeiten, um einen sicheren Raum zu schaffen, in dem Sie Ihre Emotionen zum Ausdruck bringen können. Wenn sich dies zu Beginn auch ungewohnt und befremdlich anfühlen mag, ist es gut, sich langsam an einen gesunden Kommunikationsstil zu gewöhnen.

Außerdem ist es für die betroffenen Personen hilfreich zu lernen, ihre Emotionen besser zu identifizieren. Suchen Sie nach entsprechender Literatur – Bücher oder online – die Ihnen helfen können, Ihren Blick für die verschiedenen Details der emotionalen Sprache zu öffnen. Ein genaueres Wissen, was diese Gefühlsbezeichnungen bedeuten, kann es Ihnen leichter und angenehmer machen, darüber zu sprechen.

Und schließlich ist es wichtig, dem Drang zu widerstehen, sich vor der Welt zu verschließen. Machen Sie es sich zum Ziel, einige echte Beziehungen mit anderen Menschen herzustellen. Beziehungen, die Ihnen erlauben, alle Aspekte Ihres Wesens zum Ausdruck zu bringen. Wenn Sie lernen, Ihre Kommunikationsfertigkeiten in Beziehungen ins Gleichgewicht zu bringen, werden Mund und Zähne gesünder.

Aus den Krankenakten:
Mundprobleme – Patientenstudie

Als Sierra zum ersten Mal in meine Praxis kam, war sie 61 Jahre alt, litt starke Schmerzen und presste eine Packung mit Eiswürfeln an ihre Wange. Scheinbar hatten besorgte Freunde darauf bestanden, sie solle einen Zahnarzt aufsuchen, als sie mit einer geschwollenen Backe in die Kirche kam. Sierra gab zu, dass sie schon seit »ein paar« Monaten Schmerzen gehabt und sie einfach ignoriert hatte. Der Zahnarzt diagnostizierte eine Osteomyelitis, eine Entzündung des Knochens aufgrund einer ernsten Vernachlässigung ihrer Zähne – acht ihrer Zähne waren von Karies befallen und vier andere waren entzündet.

Sierra sagte mir, sie sei einer jener seltenen Menschen, die eine wirklich wundervolle Kindheit und ein ebensolches Leben hatten. Ihre Eltern, Schwester und Brüder waren allesamt liebevoll und unterstützend, genau wir ihr Ehemann und ihre Kinder. Ihr Leben war alles, was sie sich nur wünschen konnte – bis ihr Mann starb. Ihre Kinder und Enkel waren alle weggezogen und so beschäftigt, dass sie selten anriefen oder schrieben. Sierra »wollte ihnen keine Last« sein, also besuchte sie ihre Kinder nicht oft, weil diese ja »jetzt ihr eigenes Leben« hatten. Zum ersten Mal in ihrem Leben fühlte sie sich verloren und alleine. Sie wurde sehr aktiv in ihrer Kirche, was ihr eine Zeitlang half. Doch sie fühlte sich wohler, wenn sie alleine zu Hause war.

Der Schlüssel ihres Problems war, dass ihre Kinder nie anriefen oder schrieben. Ohne ihren Mann oder die Kinder erlebte sie einen Kommunikationsstillstand in ihrem Leben. Sie fühlte sich nicht wohl in ihrem Witwendasein, wusste aber nicht, wie sie ein Leben ohne ihren Mann führen sollte und wie sie sich in das Leben der Familien ihrer Kinder integrieren sollte. Jetzt, wo niemand den ersten Schritt machte, fühlte Sierra sich gekränkt und unerwünscht. Sie hatte das Gefühl, ihre Würde, ihr Stolz und ihre Selbstachtung würden verletzt, falls sie den ersten Schritt machen, ihre Kinder anrufen und fragen würde, ob sie sie besuchen kann. Also verdichteten sich Würde, Stolz, Trauer und eine nicht geringe Dosis Groll, Verdrießlichkeit, und Enttäuschung zu einer Entzündung in ihrem Mund.

Um Sierras Gesundheit wiederherzustellen, erklärten wir ihr zunächst, wie ein gesunder Mund und gesunde Zähne aussehen. Wir haben 32 Zähne, von denen jeder einzelne aus 70 Prozent Knochen besteht. Im Zahnbeininneren befinden sich empfindliche Nerven. Das Zahnbein ist mit Zahnschmelz überzogen, dem härtesten Material im Körper. Es ist mit der Zahnwurzel verbunden, die sich im Kieferknochen befindet. Die Wurzel ist der Bereich, wo Nerven und Blutgefäße den Zahn mit dem Körper verbinden.

Zum Mund gehören weiterhin Zahnfleisch, Zunge und Speicheldrüsen. Das Zahnfleisch ist immer von Bakterien umgeben, doch das Immunsystem unseres Körpers hält sie davon ab, sich zu sehr zu vermehren und dadurch eine Entzündung hervorzurufen, die Gingivitis genannt wird.

Gingivitis war das erste Problem, das wir bei Sierra behandeln wollten. Die lange Vernachlässigung ihrer Zähne hatte dafür gesorgt, dass die Bakterien überhand genommen und Zahnbelag gebildet hatten. Die Bakterien bilden ja bekanntlich Säure, die den Zahnschmelz zerstört. Das führt dazu, dass das Zahnfleisch sich entzündet und schwindet. Dadurch konnten bei Sierra Bakterien verstärkt ihre Zahnwurzeln und ihren Kiefer angreifen. Es war diese Vermehrung an Bakterien, die ihren Schmerz, Karies, Abszess und Osteomyelitis herbeigeführt hatte.

Zusätzlich zu der Vernachlässigung ihrer Zähne mussten wir Sierras andere Gewohnheiten unter die Lupe nehmen, die ein verstärktes Risiko für Zahnprobleme mit sich brachten. Sie sagte uns, dass sie im Laufe des Tages oft kleine Imbisse zu sich nahm und ständig an irgendwelchen süßen Getränken nippte. Außerdem hatte sie GERD (Gastroösophageale Refluxkrankheit) und in ihren Zwanzigern eine Zeitlang unter Bulimie gelitten. Durch das Erbrechen gelangte aggressive Magensäure in den Mund und griff ihre Zähne an.

Basierend auf diesen Informationen erteilten wir Sierra einen »Marschbefehl«, um Schritt für Schritt ihr Problem in den Griff zu bekommen. Zuerst machte sie einen Termin bei einem guten Zahnarzt, dem sie vertraute. Er sollte einen langfristigen Plan mit dem Ziel erstellen, ihren Kiefer und ihre Zähne zu reparieren. Sie musste sich entscheiden, ob Zahnimplantate das Richtige wären oder sie sich lieber alle Zähne ziehen und ein Gebiss anfertigen lassen sollte.

Sierra wollte lieber Zahnimplantate, also begann sie mit einem ganzheitlichen Zahnarzt daran zu arbeiten, das Immunsystem in ihrem Mund zu stärken, damit ihr Körper besser in der Lage war, die Implantate anzunehmen. Der Ernährungsplan im Hinblick auf ihre Zähne begann mit Coenzym Q10, Lavendelöl, Ringelblume, gewöhnliche Mahonie und einem pharmazeutischen Antioxidantmittel. Darüber hinaus gab der Zahnarzt ihr eine Echinacea-Creme, die sie auf ihre Zähne auftragen sollte, um die Entzündung und den Schmerz zu lindern sowie die Bakterienanzahl zu verringern.

Weil ihre Zahnprobleme überdies zu schlechtem Atem führten, würzte Sierra jede Mahlzeit mit einigen Petersilienblättchen als einem natürlichen Atemerfrischer. Außerdem stellte sie sich selbst ein antiseptisches Mundwasser her, das sie über den Tag verteilt trank. Sie gab dazu einen Teelöffel getrocknetes Rosmarin, einen Teelöffel getrocknete Minze und einen Teelöffel Fenchelsamen für 15 bis 20 Minuten in einen halben Liter kochendes Wasser und goss dann den Sud durch ein Sieb, um die Kräuter und Gewürzrückstände zu entfernen.

Außerdem rieten wir Sierra, ihre Knochendichte messen zu lassen. Knochenschwund führt unter anderem dazu, dass die Zähne im Kiefer locker und damit anfälliger für Bakterien werden, was in Sierras Fall eine Gefahr für ihre noch gesunden Zähne darstellte. Die Untersuchung ergab, dass Sierra tatsächlich Osteoporose hatte, was nach ihren Worten die Tatsache erklärte, dass sie etwa sechs Zentimeter kleiner geworden war und in den letzten fünf Jahren einen Backenzahn verloren hatte.

Um die Knochen in ihrem Körper zu kräftigen – und damit auch ihre Kieferknochen – ging Sierra zu einem Akupunkteur und chinesischen Kräuterheiler, der mit ihrem Internisten zusammenarbeitete, um einen Gesundheitsplan für ihre Knochen zu entwickeln. Sie verschrieben Sierra eine Kombination von Nahrungsergänzungsmitteln einschließlich Kalzium, Magnesium, Vitamin D, DHA und einem qualitativ hochwertigen Multivitaminprodukt.

Sierra wusste bislang nicht, dass es eine Verbindung gab zwischen ihrer Bulimie, GERD und ihrer Zahnfäule. Doch sie wusste, dass ihr ständiges Naschen Teil des Problems war. Wenn sie auch versuchte, nur Gesundes zu naschen – sie hatte immer Biorosinen und getrocknete Früchte in ihrer Tasche – trug das nicht zur Gesundheit ihrer Zähne bei. Jede Nascherei, wenn sie oft genug konsumiert wird, kann schlecht für die Zähne sein. Aber sie naschte nicht nur ständig irgendwas, sondern war auch noch süchtig nach TicTacs und anderen Pfefferminzbonbons, die sie nahm, um ihren schlechten Atem zu bekämpfen.

Sierra ging zu einer ganzheitlichen Ernährungsberaterin, die ihr half, ihre emotionalen und physischen Essstörungen in den Griff zu bekommen. Statt im Laufe des Tages ständig Snacks zu knabbern, empfahl die Ernährungsberaterin ihr, sie solle sich bewusst darum bemühen, nur alle drei Stunden zu essen und danach ihren Mund mit Wasser auszuspülen.

Mit Hilfe eines Verhaltenstherapeuten lernte sie, die Ursachen ihrer Bitterkeit über die Veränderungen in ihrem Leben seit dem Tode ihres Mannes zu identifizieren.

Schließlich überwand sie das Gefühl, ihr Stolz könnte verletzt werden, wenn sie in der Beziehung mit ihrer Familie den ersten Schritt machen würde. Sierra rief alle ihre Kinder und Enkel an, besuchte sie und lud sie in das Elternhaus ein. Außerdem nahm sie allmählich den Kontakt mit alten Freunden wieder auf und verabredete sich sogar auf einen Kaffee und andere gemeinsame Unternehmungen mit Menschen, die sie vorher nicht gekannt hatte.

Und schließlich arbeitete sie daran, die zugrundeliegenden

Gedanken zu verändern, die höchstwahrscheinlich zu ihren Mund- und Zahnproblemen beitrugen (»Ich bin willens, alle Verhaltensmuster in mir zu ändern, die diesen Zustand hervorgerufen haben. Ich liebe und akzeptiere mich. Ich bin in Sicherheit.«). Sie wandte Affirmationen an für Entzündungen allgemein (»Meine Denkweise ist friedlich, ruhig und ausgeglichen«), für gesundheitliche Probleme mit dem Zusatz *-itis* (»Ich bin bereit, alle Muster von Kritik zu verändern. Ich liebe und schätze mich«.), für Knochen allgemein (»Ich bin gut strukturiert und ausgeglichen.«), für Knochendeformierungen (»Ich atme das Leben tief in mich hinein. Ich entspanne mich und vertraue dem Fluss und Prozess des Lebens.«), für Karies (»Ich erfülle meine Entscheidungen mit Liebe und Mitgefühl. Meine neuen Entscheidungen helfen mir und geben mir Kraft. Ich habe neue Ideen und setze sie in die Tat um. Ich bin sicher in meinen neuen Entscheidungen.«) und für Osteomyelitis (»Ich bin im Frieden und voller Vertrauen in den Prozess des Lebens. Ich bin in Sicherheit und geborgen.«).

Sierras neue Essgewohnheiten, Medikamente, Verhaltensmodifikationen und Affirmationen halfen ihr, den Schmerz und die Entzündung in ihrem Mund zu heilen – und nebenbei entwickelte sie ein paar gesunde, dauerhafte Beziehungen.

Nackenprobleme

Schmerzen und einen steifen Nacken bekommen häufig Menschen, die mit außergewöhnlich guten Kommunikationstalenten gesegnet sind – sowohl was das Reden als auch das Zuhören betrifft. Bei dem Versuch, meistens beide Seiten einer Geschichte zu sehen, werden sie häufig krank, wenn ihre Fähigkeit zur klaren Kommunikation nicht so funktioniert, wie sie es erwarten. Wenn eine Auseinandersetzung nicht durch Worte geschlichtet werden kann, oder wenn in ihrem Leben etwas falsch läuft und sie es nicht kontrollieren können, werden diese Menschen oft unleidlich, halten stur an ihrer Meinung fest und weigern sich, andere

Sichtweisen in Betracht zu ziehen. Die Frustration, die zu dem Zusammenbruch der Kommunikation führt, hat dann häufig Nackenprobleme zur Folge.

Falls Sie einer der Millionen von Menschen sind, die unter Schmerzen, Steifheit, Arthritis, Schleudertrauma, Bandscheibenvorfällen und anderen Nackenproblemen leiden, haben Sie es wahrscheinlich bereits mit einer ganzen Skala von Behandlungen versucht, einschließlich Operation, chiropraktischer Behandlung, Akupunktur, Traktion, Yoga oder Schmerzmitteln. Jedes oder alle dieser Mittel bieten vorübergehende Erleichterung, doch werden sie wahrscheinlich keine endgültige Heilung herbeiführen. Was ist also das Rezept für bessere und zufriedenstellende Kommunikation und dauerhafte Heilung schmerzhafter Nackenprobleme?

Zusätzlich zu Medizin und Verhaltensänderungen müssen Sie die negativen Gedanken identifizieren und verändern, die Ihre gesundheitlichen Probleme hervorrufen. In Louises Affirmationstheorie repräsentieren ein gesunder Nacken und Wirbelsäule Flexibilität und die Fähigkeit, beide Seiten einer Konversation zu sehen. Doch wenn Sie dieses Konzept umkehren, indem Sie eine hartnäckige Denkweise oder Sturheit entwickeln, verwandelt sich Ihre Gesundheit in Krankheit – in diesem Fall in einen steifen und schmerzhaften Nacken. Generell neigen Menschen mit Nackenproblemen dazu, nicht so gut zuhören zu können, weil sie an ihrer einmal gefassten Meinung festhalten und keine neuen Ideen zulassen. Sie haben die Tendenz, *hartnäckig* und unflexibel zu sein und sind nicht in der Lage, die Sichtweisen anderer Menschen zu sehen oder zu verstehen. Eine gute Affirmation für mangelnde Flexibilität und die engstirnige Denkweise, die mit generellen Nackenproblemen assoziiert ist, lautet: »Ich heiße neue Ideen und Konzepte willkommen und bin bereit, sie zu verdauen und zu assimilieren. Ich bin im Frieden mit dem Leben.« Obwohl das übergeordnete Thema »Kommunikation« lautet, wird Ihre Affirmation von der Ursache der Schmerzen und zugrundeliegenden Emotion abhängig sein. Zum Beispiel wird ein verrutschter Wirbel oder Bandscheibenvorfall im Nacken mit dem Gefühl assoziiert, vom Leben nicht unterstützt zu werden, unentschieden und unfähig zu sein, Gedanken oder Bedürfnisse klar zu kommunizieren. Um zu heilen, sollten Sie daher über die Worte meditieren: »Das Leben unterstützt alle meine Gedanken; daher liebe und schätze ich mich, und alles ist gut.«

Wenn Sie damit beginnen, Affirmationen zu einem Teil Ihres täglichen Lebens zu machen, werden Sie wahrscheinlich schon bald eine Veränderung in der Art feststellen, wie Sie denken.

Und sobald sich Ihr Nacken bessert, müssen einige fundamentale Veränderungen vorgenommen werden, um ein Gleichgewicht zu wahren, während Sie die nächsten Schritte im Leben machen. Sie müssen lernen, Ihre emotionalen Limitationen im Laufe einer Diskussion zu akzeptieren. Das ist *ein* Schlüssel, um Ihre Nackenprobleme zu bessern. Sie besitzen ohne Frage ein erstaunliches Talent für intuitives Zuhören, Verstehen und logisches Argumentieren. Jedoch müssen Sie akzeptieren, wo Ihre intellektuelle Fähigkeit zu Logik und Kommunikation endet. Wenn Sie in Konflikte geraten, die Sie nicht lösen können, halten Sie nicht stur an Ihrer Meinung fest, was die Frustration in dieser Situation nur noch verstärken würde. Stattdessen erinnern Sie sich daran, dass es für jedes Problem multiple Lösungen gibt. Erkennen Sie, dass Ihre Rolle nur ein Teil der Lösung ist. Eine Balance zu finden zwischen dem, was Sie kontrollieren können und was nicht, und zu wissen, wann es Zeit ist, einen Konflikt hinter sich zu lassen, wird zu besserer Gesundheit in Ihrem fünften emotionalen Zentrum führen.

Wichtige Praktiken für Menschen mit Nackenproblemen sind Meditation und Achtsamkeitsübungen. Meditation kann dazu führen, dass Sie besser in Kontakt mit Ihren Emotionen kommen; Achtsamkeit wird Ihnen helfen zu verstehen, wie sich diese Emotionen im jeweiligen Moment auf Sie auswirken. Wenn Sie erst einmal in der Lage sind, die Empfindungen und Gefühle zu identifizieren, die eine Veränderung in Ihrer Kommunikationsweise vom Diplomaten zum Diktator anzeigen, können Sie sich bewusst entscheiden, noch genauer hinzuhören. Sie können verstärkt daran arbeiten, einen offenen Geist zu behalten. Wenn Sie sich also einem schwierigen Konflikt gegenüber sehen, werden Sie in der Lage sein, ihm mit einer neuen Perspektive und einem Gefühl von Frieden zu begegnen. Es ist wichtig zu erkennen, dass Menschen unterschiedliche Sichtweisen haben und dennoch Harmonie, Frieden und Liebe miteinander teilen können. Was für eine wunderbare Vorstellung!

Allein durch unsere Einstellung können wir unzählige Probleme für uns selbst schaffen. Sturheit, geistige Unbeweglichkeit und der Versuch, andere Menschen gegen ihren Willen zu »reparieren« – dies alles kann zu Nackenproblemen führen.

Aus den Krankenakten:
Nackenprobleme – Patientenstudie

Raelynn, 52 Jahre alt, war in ihrer Familie berühmt für ihre Fähigkeit, einen Streit zu schlichten, oft zur Zufriedenheit aller Beteiligten. Jedes Mal, wenn in den Nachrichten über einen wichtigen Rechtsstreit berichtet wurde, witzelte ihre Familie, dass Raelynn ihn problemlos gewinnen könnte. Egal ob es sich um eine familiäre Auseinandersetzung oder eine Meinungsverschiedenheit im Beruf handelte, Raelynn war stets eine meisterhafte Vermittlerin – fähig, beide Seiten der Auseinandersetzung zu sehen. Doch sie konnte auch stur und eigensinnig sein, wie ein Hund mit einem Knochen, indem sie weder aufgab noch zuhörte. Bei diesen Gelegenheiten wurde sie aggressiv und wütend und schreckte andere ab.

Meistens war Raelynn den Menschen in ihrer Umgebung ein lebensfrohes Vorbild, während sie ihre beiden Kinder alleine aufzog und als Krankenschwester arbeitete. Sie glaubte an die Macht positiven Denkens und lehrte ihre Kinder und auch ihre Patienten, dass alles, was man sich vornimmt und entsprechend angeht, realisierbar ist. Doch für Raelynns Kinder schien das nicht zu gelten. Beide gerieten schon in sehr jungen Jahren mit dem Gesetz in Konflikt, und Raelynn versuchte unermüdlich, ihnen zu helfen.

Als ihre Kinder auch als Erwachsene weiterhin zu kämpfen hatten, fühlte Raelynn bald einen scharfen, stechenden Schmerz in ihrem Nacken, begleitet von Schwäche, Taubheit und Kribbeln in einigen ihrer Finger.

Um Raelynn zu helfen, ihren Nacken zu heilen, musste sie wissen, wie ein gesunder Nacken bzw. eine gesunde Halswirbelsäule aussieht. Unsere Wirbelsäule besteht aus einer Reihe von Wirbelknochen. Sie sitzen einer auf dem anderen. Zwischen zwei Wirbelkörpern liegen jeweils die Bandscheiben. Sie haben die Aufgabe, die Bewegung zwischen den Wirbelkörpern zu ermöglichen und gleichzeitig die Wirbel vor Erschütterungen zu schützen, sie sind sozusagen die Stoßdämpfer der Wirbelsäule.

Die Wirbel und Bandscheiben sind lebenswichtig, da sie das Rückenmark und seine Nerven schützen, die vom Gehirn zu jedem beweglichen Körperglied verlaufen.

Das plötzliche Auftreten der Symptome erschreckte Raelynn, und auch ihre Ärzte waren ziemlich besorgt. Wenn Nackenprobleme sich abrupt verschlimmern, so wie es bei Raelynn der Fall war, vermuten Ärzte häufig, dass eine Bandscheibe oder etwas noch Ernsteres die Nerven oder das Rückenmark zusammendrücken könnte. Obwohl Raelynn rausgehen und »den Schmerz weg joggen« wollte, rieten wir ihr, dem Vorschlag ihres Neurologen zu folgen und ein MRT machen zu lassen, um genauer zu wissen, was in ihrem Nacken los war.

Es gab zwei Möglichkeiten: Entweder hatte sie einen leicht hervortretenden Wirbel, bei dem die Bandscheibe ein wenig deformiert ist, das Rückenmark jedoch noch genug Bewegungsmöglichkeit besitzt. Diese weniger schwere Verletzung könnte mit rezeptfreien Schmerzmitteln wie Aspirin oder Advil behandelt werden. Außerdem standen ihr Akupunktur, Qigong und Yamuna Body Rolling zur Verfügung, um ihre Muskeln oberhalb und unterhalb des Nackens zu stärken und Beschwerden zu vermeiden.

Die zweite Möglichkeit war ein Bandscheibenvorfall, und es stellte sich heraus, dass dies Raelynns Problem war. Die MRT-Untersuchung bestätigte, dass sie einen Bandscheibenvorfall in der Halswirbelsäule hatte. Außerdem war zu sehen, dass die Bandscheibe das Rückenmark zusammenpresste und gegen die Wirbel drückte. Raelynns Ärzte machten sich

Sorgen, dass die Situation eskalieren und zu einer neurologischen Verletzung führen könnte.

Angesichts der rapiden Verschlechterung ihrer Symptome und der Tatsache, dass die Bandscheibe ihr Rückenmark zusammenpresste (Rückenmarkskompression) kamen Raelynns Ärzte zu der Überzeugung, dass eine Operation ihre beste Option war. Sie entschied sich für ein Ärzteteam, dem sie vertraute, und wir sorgten dafür, dass sie vor der Operation ihren Anästhesiologen kennenlernte und sich mit ihm vertraut machte.

Um sich auf ihre Operation vorzubereiten, schlugen wir Raelynn vor, Visualisierungen zu benutzen. Diese Arbeit mit Bildern hat sich als eine Möglichkeit erwiesen, Patienten zu beruhigen und zu entspannen und die Heilung des Gewebes sowohl während als auch nach der Operation zu fördern. Wir halfen Raelynn genau zu visualisieren, was der Chirurg bei der Operation an ihrem Hals tun würde, damit sie ihm bei ihrer eigenen Operation »assistieren« konnte, auch wenn sie anästhetisiert war. Bevor sie sich auf den Operationstisch legte, wusste Raelynn, dass die Neurochirurgen von vorne in ihren Nacken gehen, einen Teil ihres Wirbelknochens »dekomprimieren« oder beseitigen würden sowie die Bandscheibe entfernen und sie durch einen metallenen prothetischen »Käfig« ersetzen würden, um ihren Nacken stabiler zu machen.

Nach der Operation konnte Raelynn es kaum fassen: Sie war hundertprozentig schmerzfrei. Ihre Freude war verständlicherweise riesig. Und sie war entschlossen, alles tun, um ihren Nacken gesund zu halten. Körperliches Training ist ein sehr wichtiger Aspekt der Rehabilitation, doch während der ersten Monate nach ihrer Operation würde das nicht möglich sein. Wir rieten ihr, dass sie – wenn sie schließlich wieder ins Fitnesscenter gehen konnte – das Joggen aufgeben und stattdessen auf dem Laufband trainieren sollte. Der »Cybex Arc Trainer« ist speziell dafür entworfen, die nach vorne geneigte Position, die Verletzungen im Nackenbereich begünstigen kann, zu vermeiden. Außerdem empfahlen wir ihr, sich hochqualitative Schuhe mit großem Dämpfungspotential zu kaufen. Nike Shox, Asics Gel-Kinsei-Schuhe oder andere Modelle in ähnlicher Ausstattung würden helfen, ihre Füße und somit ihre Wirbelsäule zu schützen.

Obgleich Raelynn keine Persönlichkeitsstörung hatte, besorgte sie sich das Buch *Skills Training Manual for Treating Borderline Personality Disorders* von Marsha Linehan und lernte die Kommunikationsübung mit der Bezeichnung DEAR MAN. Diese Achtsamkeits- und Selbstbehauptungs-Übung zeigt Ihnen, wie Sie etwas in der richtigen Lautstärke und mit den richtigen Worten und Betonungen sagen können, um positive Resultate zu maximieren. Durch diese Übung würde Raelynn lernen, wann und wie sie ihren Kindern, Patienten oder Verwandten etwas sagen konnte und wann sie es besser sein ließ. Außerdem versuchte sie täglich zu meditieren, um ihre Gefühle bewusster wahrnehmen zu können. Mit diesen Fertigkeiten würde sie in der Lage sein, die Frustration zu identifizieren, die sie in der Hitze der Gefechtes fühlte und vielleicht einen Schritt zurückzutreten, statt so stur auf ihrer Meinung zu beharren, wie sie es früher oft getan hatte. Und schließlich lernte Raelynn Qigong, was ihr half, ihren Stress zu mindern.

Zusätzlich arbeitete Raelynn mit den Affirmationen für generelle Gesundheit des Nackens (»Ich heiße neue Ideen und Konzepte willkommen und bin bereit, sie zu verdauen und zu assimilieren. Ich bin im Frieden mit dem Leben.«), für Nackenprobleme (»Mit Flexibilität und Leichtigkeit betrachte ich alle Seiten einer Sache. Es gibt unendlich viele verschiedene Möglichkeiten, etwas zu tun und zu sehen. Ich bin in Sicherheit.«), für deformierte Bandscheiben (»Ich bin bereit, mich selbst zu lieben. Ich erlaube meiner Liebe, mich zu unterstützen. Ich lerne, dem Leben zu vertrauen und seine Fülle anzunehmen. Es ist sicher für mich zu vertrauen.«), für Schmerzen allgemein (»Liebevoll lasse ich die Vergangenheit los. Die anderen sind frei, und ich bin frei. Alles ist jetzt gut in meinem Herzen.«) und für generelle Gesundheit der Gelenke (»Ich gebe mich leicht in den Fluss der Veränderung.

Mein Leben steht unter göttlicher Führung, und ich bin immer auf dem richtigen Weg.«).

So wie bei allem anderen in ihrem Leben behielt Raelynn ihre positive Sichtweise und arbeitete daran, ihre Denk- und Verhaltensmuster zu ändern, die ihre Nackenprobleme verursacht hatten. Bald war sie wieder ganz auf der Höhe, mit einer viel besseren Perspektive auf das Leben allgemein und Kommunikation im Besonderen.

Schilddrüsenprobleme

Menschen mit Schilddrüsenproblemen sind oft so intuitiv, dass sie sehen können, was im Leben anderer Menschen geschehen muss, damit es ihnen besser geht. Doch leider sind ihre Lösungen oft unpopulär, und häufig wissen diese Menschen nicht, wie sie das, was sie wissen, auf eine gesellschaftlich akzeptable Weise zum Ausdruck geben können. Sie versuchen oft, sich indirekt auszudrücken und auf das anzuspielen, was ihnen am Herzen liegt. Oder sie sind sehr unverbindlich – alles in dem Bemühen, Konflikte zu vermeiden. Wenn jedoch eine Situation zu schlimm oder ihre Frustration zu groß wird, legen sie eine Intensität an den Tag, die andere abschreckt und es ihnen unmöglich macht, zuzuhören. In beiden Situationen ist der Kommunikationsstil eines Menschen mit Neigung zu Schilddrüsenerkrankungen nicht effektiv.

Schilddrüsenprobleme – egal ob Unter- oder Überfunktion – werden oft von zwei emotionalen Zentren bestimmt. Weil dieses Kommunikationsmuster sehr typisch ist für Familien und Freundeskreise, die nicht genügend Sicherheit bieten, sind häufig das erste und fünfte emotionale Zentrum gleichzeitig betroffen. Das erste emotionale Zentrum ist betroffen, weil bestimmte Schilddrüsenerkrankungen eine Immunkomponente aufweisen. Daher ist es sinnvoll, im Hinblick auf die Heilung der Schilddrüse das Immunsystem untersuchen zu lassen.

In diesem Kapitel werden wir uns jedoch ausschließlich auf die Auswirkungen Ihres Kommunikationsstils auf die Schilddrüse fokussieren.

So wie es bei allen gesundheitlichen Problemen, die wir bisher besprochen haben, der Fall ist, liegt der Schlüssel in der Identifizierung der Denk- und Verhaltensmuster, die die Krankheit auslösen und sie in positive, heilende Muster zu verwandeln. Zum Beispiel haben Schilddrüsenprobleme generell nicht nur mit Kommunikation, sondern auch mit Demütigung zu tun – mit dem Gefühl, dass Sie nie das tun können, was Sie tun wollen, oder sich ständig fragen, wann Sie denn nun endlich an der Reihe sind. Wenn Sie also Schwierigkeiten haben, eine Balance herzustellen zwischen Reden und Zuhören, und es Ihnen schwerfällt, andere zu Wort kommen zu lassen, oder wenn Sie in Auseinandersetzungen zu passiv sind, werden Sie verstärkt Gefahr laufen, an der Schilddrüse zu erkranken. Ändern Sie die Art Ihrer Kommunikation, indem Sie die Affirmation benutzen: »Ich lasse die alten Limitierungen hinter mir und gestatte mir nun, mir frei und schöpferisch Ausdruck zu geben.«

Die Affirmation, die Sie benutzen, wird von den leicht unterschiedlichen Denk- und Verhaltensmustern abhängig sein, die Ihrem Schilddrüsenproblem zugrunde liegen. Im Falle einer Überfunktion sind Sie wahrscheinlich wütend darüber, bei Gesprächen nicht berücksichtigt zu werden. Um die Wut zu besänftigen und sich selbst in Erinnerung zu rufen, dass sie Teil der Konversation sind, wiederholen Sie: »Ich bin das Zentrum des Lebens, und ich bejahe mich selbst und alles, was ich sehe.«

Schilddrüsenunterfunktion andererseits hat damit zu tun, aufzugeben und sich hoffnungslos erstickt zu fühlen. Wenn Sie sich darin wiedererkennen, lautet Ihre Heilungsaffirmation: »Ich kreiere eine neue Lebensweise mit neuen Regeln, die mich hundertprozentig unterstützen.«

Ziel ist es, eine Balance in Ihrem Leben herzustellen, vor allem in der Art, wie Sie kommunizieren. Es gibt Augenblicke im Leben, da macht es Sinn, sich zurückzuhalten und anderen die Führung zu überlassen. Manchmal ist es weise, die eigene Meinung für sich zu behalten. Im Laufe der Zeit jedoch kann dieser Mangel an Bestimmtheit Ihre Gesundheit, Beziehungen und finanzielle Sicherheit gefährden. Sie müssen lernen, für das einzustehen, was Sie denken. Sie müssen lernen, rechtzeitig zu denken, selbst wenn

Sie nur besprechen, wo Sie abends essen gehen wollen. Und Sie müssen lernen, wann Sie am besten nichts sagen, und wann Sie alles sagen. Oder etwas dazwischen. Eine verzwickte Sache.

Keine Frage, dieser neue Kommunikationsstil wird zunächst ein bisschen schwierig sein. Wenn Sie jahrelang den Mund nicht aufgemacht haben, fangen Sie am besten damit an, Ihre Meinung in kleinen Häppchen und in einer sicheren Umgebung zum Ausdruck zu bringen. Zum Beispiel etwas so Einfaches wie »Nein« zu sagen, wenn Sie eine Coca Cola bestellen und der Kellner sagt: »Ist Pepsi okay?« Das kann Ihnen ein Gefühl geben, wie es ist, wenn Sie anderen sagen, was Sie wollen und wie Sie sich fühlen. Außerdem ist es gut, hilfreiche Freunde auf Ihrer Seite zu haben. Bitten Sie Ihre besten Freunde, Sie auf Ihre Verantwortung hinzuweisen, wenn Entscheidungen getroffen werden. Bitten Sie diese Freunde, Sie zu fragen, was Sie *wirklich* darüber denken, wenn Sie zunächst sagen, es sei Ihnen egal, wie die Entscheidung ausfällt.

Die Personen in Ihrer Umgebung müssen Sie unterstützen, während Sie versuchen, Ihre Stimme zu finden. Verbringen Sie weniger Zeit damit sich vorzustellen, wie die anderen vielleicht reagieren, und mehr damit, Ideen zu diskutieren. Doch lassen Sie Vorsicht walten und schwingen Sie nicht zu sehr in die andere Richtung. Die Menschen schätzen es nicht, bevormundet zu werden. Vergessen Sie nicht, dass bei jeder Kommunikation – wie bei den meisten Dingen – Balance das Wichtigste ist.

Aus den Krankenakten:
Schilddrüsenprobleme – Patientenstudie

Ralph, 38, wurde von seinem Schwiegervater Sam darauf getrimmt, das Familiengeschäft zu übernehmen. Obwohl er geplant hatte, früher mit dem Arbeiten aufzuhören, verschob Sam aufgrund der schlechten wirtschaftlichen Lage seinen Ruhestand.

Ralph hatte seit Jahren zusammen mit seinem Schwiegervater das Unternehmen geleitet, wurde jedoch nicht als gleichberechtigter Partner anerkannt. Selbst wenn er nicht mit Sams geschäftlichen Entscheidungen einverstanden war, be-

saß Ralph nicht die Kraft und Courage, seinen Schwiegervater zu überstimmen – er machte erst gar nicht den Versuch.

Nachdem er jahrelang seine eigenen Meinungen unterdrückt hatte, begann Ralphs Gesundheit zu leiden. Er war
erschöpft und depressiv; er fühlte Taubheit in seinen Extremitäten, nahm an Gewicht zu und litt unter Verstopfung. Als
er zum ersten Mal zu mir in die Praxis kam, war bei ihm eine
Hashimoto-Erkrankung diagnostiziert worden, die häufigste
Ursache für eine Schilddrüsenunterfunktion. Ralph kam zu
uns, weil er sich nicht wirklich besser fühlte, obwohl er seine
Medikamente zuverlässig nahm.

Wir wollten Ralph zu kompletter Heilung verhelfen, also
lehrten wir ihn als Erstes alles über seine Schilddrüse. Die
Schilddrüse ist eines der wichtigsten Organe des menschli-
chen Körpers, da sie bei sämtlichen Stoffwechselvorgängen
eine entscheidende Rolle spielt. Sie produziert die Hormone
Thyroxin (T4) und Triiodothyronin (T3), die Ihren Grund-
umsatz und somit viele Funktionen des Körpers beeinflussen
und steuern wie die Herz-Kreislauf-Aktivität und den Ener-
giestoffwechsel. Sie regulieren die zellularen Funktionen aller
Muskeln, einschließlich der Ihrer Arme, Beine, Ihres Herzens und Verdauungstraktes. Darüber hinaus unterstützen
die Schilddrüsenhormone die Funktion Ihres Gehirns, Ihrer
Nieren und Ihres Fortpflanzungssystems.

Wenn also diese Hormone nicht ausreichend produziert
werden, wie bei der Hashimoto Thyreoiditis (eine Autoimmunerkrankung, die eine Entzündung des Schilddrüsenge-
webes und eine Unterfunktion zur Folge hat), verlangsamt
sich der Stoffwechsel und die Muskeln werden schwach.

Müdigkeit, Lethargie, Gewichtszunahme, Kältegefühle, unregelmäßige Menstruation sind häufig Zeichen eines Problems mit der Schilddrüse. Bei Unterfunktion zeigt sich die
Muskelschwäche als Verstopfung, steife und verkrampfte Extremitäten, langsame Bewegungen und eine tiefere Stimme.

Da Hashimotos Schilddrüsenunterfunktion eine Autoimmunerkrankung ist, forderten wir Ralph zuerst auf, zu einem
Internisten zu gehen, um sich bestätigen zu lassen, dass er

keine andere unbehandelte Autoimmunerkrankung hatte, die zusammen mit der Unterfunktion behandelt werden musste. Zu diesen anderen Erkrankungen gehören zum Beispiel Sjögrens-Syndrom (chronisch trockene Augen), Lupus, Rheumatische Arthritis, Sarkoidose, Sklerodermie und Diabetes mellitus Typ1(DM). Zum Glück hatte Ralph keine dieser anderen Krankheiten; wir konnten uns ganz auf die Schilddrüsenprobleme fokussieren.

Der nächste Schritt bestand darin, alle in Frage kommenden physischen Ursachen anzuschauen, die seinen Hormonspiegel nach unten treiben konnten, einschließlich Medikamenten wie Lithium, Tamoxifen, Testosteronersatz, Interferon Alpha oder hohe Dosen Steroide oder Östrogen. Möglich war auch, dass die Unterfunktion auf eine Erkrankung der Hypophyse oder des Hypothalamus zurückzuführen war. Doch weder nahm Ralph eines dieser Medikamente, noch hatte er Probleme mit Hypophyse oder Hypothalamus, also schauten wir uns das Medikament an, das er gegenwärtig für seine Schilddrüsenprobleme nahm, um zu sehen, ob uns dies einen Hinweis geben würde. Und genauso war es.

Ralphs Arzt hatte ihm nur ein Medikament verschrieben, das die T4-Hormone ersetzte. Manche Patienten reagieren positiv auf diese Version der Ergänzung; doch manche brauchen eine Zufuhr beider Hormone. Von T3 wird behauptet, dass es schneller vom Gehirn aufgenommen wird. Wir baten Ralph, sich zu überlegen, ob er noch einmal zu einem Internisten oder Endokrinologen gehen wollte, der ihm sowohl eine T4- als auch T3-Ergänzung verschreiben würde.

Da es einige Zeit braucht, bis das T3 die Serotoninfunktion im Gehirn regulieren kann, empfahlen wir Ralph, seinen Arzt zu fragen, ob es okay war, wenn er ein paar Zusatzmittel nahm, um seinem Serotoninspiegel einen zusätzlichen Kick zu geben. Ralph begann mit der Einnahme von 5HTP. Sollte ihm dies nicht genügend Erleichterung geben, konnte er stattdessen SAMe versuchen.

Als Nächstes musste Ralph die Autoimmunprobleme angehen, die Hashimoto zugrunde lagen. Seine Schilddrüsenunterfunktion war entstanden, weil das Immunsystem seines Körpers entzündliche Antikörper gegen seine Schilddrüse gebildet hatte. Die Ursache können eine Vielzahl von Dingen sein, doch in den meisten Fällen sind die Auslöser ein Virus oder Nahrungsallergien. Ralph sagte uns jedoch, dass er nicht zu irgendwelchen einschränkenden Essensmaßnahmen bereit sei, also verzichteten wir auf Allergietests.

Zudem musste Ralph zu einem Akupunkteur und chinesischen Kräuterheiler gehen, um zusätzliche Unterstützung bei der Heilung sowohl seines Immunsystems als auch seiner anormalen Schilddrüse zu erhalten. Er begann, Kelp, Polygoni multiflori radix, Fructus jujubae und Pinelliae zu nehmen, die eine positive Wirkung auf seine Verstopfung, Wasseransammlung, Müdigkeit und Schwäche haben würden.

Schließlich schickten wir Ralph zu einem Coach, der ihn dazu anleiten würde, bestimmter aufzutreten und sich gekonnt Gehör zu verschaffen, vor allem in aufgeheizten geschäftlichen Situationen. Ralph bat seinen ältesten und besten Freund um Hilfe. Dieser kam der Bitte nach und brachte Ralph in spezifische Situationen, wo er seine Meinung äußern musste.

Ralph fing an, mit den Affirmationen für generelle Gesundheit der Schilddrüse zu arbeiten (»Ich lasse die alten Begrenzungen hinter mir und gestatte mir nun, mir frei und schöpferisch Ausdruck zu geben.«), für Schilddrüsenunterfunktion (»Ich schaffe mir eine neue Lebensweise mit neuen Regeln, die mich hundertprozentig unterstützen.«) und für Depression (»Ich begebe mich jetzt jenseits der Angst und Limitationen anderer Menschen. Ich gestalte mein Leben.«). Außerdem sorgten wir dafür, dass er Affirmationen für einige der Symptome benutzte, die ihm als Resultat seiner Schilddrüsenprobleme zu schaffen machten: Ermüdung (»Das Leben begeistert mich und erfüllt mich mit neuer Energie und Enthusiasmus.«), Taubheitsgefühle (»Ich teile meine Gefühle und meine Liebe mit. Ich reagiere auf die Liebe in jedem.«) und Übergewicht (»Ich bin im Frieden mit meinen Gefühlen und Empfindungen. Ich bin in Sicherheit, wo ich auch bin.

Ich schaffe mir meine Sicherheit selbst. Ich liebe und akzeptiere mich.«).

Mit Übung und unter der Führung seines Teams von Heilern lernte Ralph, wann er sich zu Wort melden musste und wann es besser war, sich zurückzuhalten. Seine Gesundheit und sein Leben blühten auf, und er fing sogar an, im gemeinsamen Unternehmen mehr für seine eigene Meinung einzustehen – was seinen Schwiegervater zu der Überzeugung brachte, dass es tatsächlich Zeit war, in den Ruhestand zu gehen.

Alles ist gut im fünften emotionalen Zentrum

Sie haben die Macht, sich einen gesunden Nacken, Schilddrüse und Mundbereich zu schaffen, indem Sie Medizin, Intuition und Affirmationen zu Hilfe nehmen. Wenn Sie Schwierigkeiten haben mit bestimmtem Auftreten – indem Sie entweder zu aggressiv oder zu passiv sind – kann es sein, dass Sie bereits gesundheitliche Probleme in diesen Bereichen haben. Indem Sie auf Ihren Körper hören und Ihre Denk- und Verhaltensweise entsprechend ändern, können Sie gleichzeitig lernen, Ihre Kommunikationsfähigkeiten zu sublimieren, Ihren Körper zu heilen und die Art zu verändern, wie Sie an Beziehungen herangehen.

Finden Sie heraus, wie Sie mit Ihrer Familie, Ihren Kindern, Mutter, Vater und Vorgesetzten reden können, damit Sie verstanden werden. Wenn Sie Kommunikationsprobleme haben, ist es wichtig, genau festzustellen, worin sie bestehen, damit Sie einen Weg finden können, mit ihnen umzugehen und die Gesundheit in Ihrem fünften emotionalen Zentrum wiederherzustellen.

Die Welt hört zu. Alles ist gut.

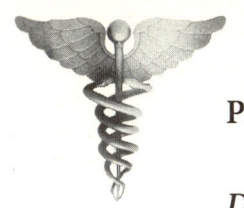

PLÖTZLICH SEHE ICH KLAR

Das sechste emotionale Zentrum: Gehirn, Augen und Ohren

Das sechste emotionale Zentrum ist das Zentrum von Gehirn, Augen und Ohren. Die Gesundheit in diesem Bereich hängt davon ab, wie gut Sie in der Lage sind, Informationen aus allen Ebenen aufzunehmen – sowohl der irdischen als auch der mystischen – und diese Information in Ihrem Leben anzuwenden. Sie hängt davon ab, wie flexibel Ihre Denkweise ist und ob Sie fähig sind, andere Perspektiven zu akzeptieren und eventuell daraus zu lernen. Um Gesundheit in Ihrem sechsten emotionalen Zentrum zu schaffen, müssen Sie die Fähigkeit haben, sich den Veränderungen des Lebens anzupassen. In manchen Situationen werden Sie auf Ihrem Standpunkt beharren, sozusagen eine Sache durchziehen, und in anderen eine forschende und freie Denkweise wählen. Diese Balance erlaubt es Ihnen zu wachsen, mit den Veränderungen des Lebens zu fließen und sich auf das zu fokussieren, was vor Ihnen liegt. Sie sollten sich nicht verzweifelt an Gewohnheiten und Denkweisen festhalten, die der Vergangenheit angehören und sich wünschen, Sie könnten die Zeit zurückdrehen.

Die gesundheitlichen Probleme im Zusammenhang mit dem sechsten emotionalen Zentrum reichen von Erkrankungen des Gehirns, der Augen und Ohren zu umfassenderen Bereichen bezüglich Lernen und entwicklungsbedingten Problemen. So wie bei den anderen emotionalen Zentren gilt auch hier, dass die Erkrankung eines Körperbereiches, auf den wir uns jeweils fokussieren, oft von bestimmten Gedanken- und Verhaltensmustern verursacht wird. Wenn wir jedoch die übergeordneten Themen diskutieren, sind die Gedanken und Verhaltensweisen nicht als Ursache zu betrachten; sie sind lediglich ein Faktor, der bestimmte

Tendenzen verschlimmert, wie zum Beispiel ADHS oder Legasthenie. Wir werden genauer darauf eingehen, wenn wir uns später in diesem Kapitel mit den einzelnen Körperteilen und Problemen beschäftigen.

Bei Menschen, die unter gesundheitlichen Problemen im sechsten emotionalen Zentrum leiden, ist die Art und Weise, wie sie die Welt sehen und von ihr lernen können, aus dem Gleichgewicht geraten. Manche der Betroffenen sind fest in der irdischen Ebene verankert, ohne Verbindung zum übergeordneten Universum. Andere wiederum stehen ausschließlich mit dem mystischen Bereich in Verbindung und haben nicht einen Fuß auf dem Boden. Einen Weg zu finden, die Balance zwischen den Einflüssen dieser beiden Ebenen zu erreichen, wenn man mit den Höhen und Tiefen des Lebens konfrontiert ist, wird die Gesundheit im sechsten emotionalen Zentrum wiederherstellen.

Sechstes emotionales Zentrum: Affirmation und Wissenschaft

Entsprechend der Affirmationstheorie von Louise Hay setzt die Gesundheit im sechsten emotionalen Zentrum – Gehirn, Augen und Ohren – die Fähigkeit voraus, empfänglich für Informationen zu sein und flexibel genug, intelligente und vernünftige Lösungen für Situationen zu finden, mit denen Sie konfrontiert sind.

Das Gehirn arbeitet wie ein Computer, indem es Informationen empfängt, verarbeitet und dann die entsprechenden Funktionen ausführt. Information gelangt von jedem Teil des Körpers zum Gehirn und vom Gehirn zum Körper. Das Gehirn kann jedoch durch seine emotionalen Komponenten wie Angst, Wut und Inflexibilität von seiner Arbeit abgelenkt werden. Zum Beispiel kann ein Mensch mit Parkinson (Schüttellähmung) von Angst und dem intensiven Wunsch beherrscht werden, alles und jeden zu kontrollieren.

Augen und Ohren sind die »Kanäle«, durch die Sie die äußere Welt erfahren. Probleme in diesen Bereichen haben damit zu tun, dass Ihnen die Information, die Sie aufnehmen, nicht gefällt.

Beispielsweise haben sämtliche Augenprobleme mit Angst oder Wut über die Situation zu tun, in der Sie sich befinden. Kinder mit Augenproblemen versuchen nicht zu sehen, was in ihren Familien passiert, während ältere Menschen, die unter Katarakten leiden, Angst vor dem haben, was die Zukunft bringen wird.

Also wollen wir uns nun anschauen, was die medizinische Wissenschaft über die Körper-Geist-Verbindung zu sagen hat, die den Erkrankungen im sechsten emotionalen Zentrum zugrunde liegen.

Es gibt eine Menge Literatur darüber, dass der Persönlichkeitsstil bestimmte Menschen beispielsweise für Morbus Ménière oder andere Ohrenerkrankungen prädisponiert. Menschen mit einer Typ-A-Persönlichkeit sind für diese Krankheit besonders anfällig. Es ist bewiesen, dass Typ-A-Persönlichkeiten dazu tendieren, in einer Diskussion mit einem Partner nur 20 Prozent von dem zu hören, was ihnen gesagt wird.[1] Obwohl sie nach außen hin ruhig und kontrolliert erscheinen, haben Ménière-Patienten oft ihr Leben lang Probleme mit der Außenwelt – sie leiden unter Angst, Phobien, Depression und dem Gefühl, die Kontrolle zu verlieren.[2] Im Grunde genommen sind Menschen mit dieser Krankheit nicht in der Lage, mit der Unsicherheit fertig zu werden, die Veränderungen mit sich bringen.

Augenprobleme wie zum Beispiel Gerstenkorn, trockene Augen und Grüner Star sind in der Traditionellen Chinesischen Medizin seit Tausenden von Jahren mit emotionaler Frustration, Wut und Gereiztheit assoziiert worden.

Es ist interessant festzustellen, dass mittlerweile auch wissenschaftliche Untersuchungen die psychologischen Aspekte von Augenkrankheiten erkennen. In einer Studie sagten Personen mit Augenschmerzen, dass sie aktiv schmerzhafte Gefühle »ausblenden«, weil sie befürchteten, sie nicht ertragen zu können.[3]

Personen mit Parkinson zeigen häufig ein lebenslanges Muster von Depression, Angst, Sorgen und die Tendenz, sowohl ihre Emotionen als auch ihre Umgebung kontrollieren zu wollen. Wissenschaftliche Untersuchungen vermuten, dass diese Patienten vielleicht mit einem niedrigen Dopaminspiegel geboren wurden, was zu einem Persönlichkeitsstil führte, der Risiken vermeidet und vor Veränderungen zurückscheut. Sie neigen dazu, stoisch und gesetzestreu zu sein, sind vertrauenswürdige Staatsbürger, arbeitsam und Mitglieder der unterschiedlichsten Organisationen. Man kann davon ausgehen, dass sie leitende oder kontrollierende Funktionen ausüben.[4]

Nachdem Sie sich jetzt mit der Wissenschaft im Zusammenhang mit diesen Erkrankungen vertraut gemacht haben, folgt die Frage: Was ist der nächste Schritt bei der Heilung Ihres sechsten emotionalen Zentrums?

Das Gehirn

Menschen mit gehirnspezifischen Problemen wie beispielsweise Migräne, Sinus-Kopfschmerzen, Schlaflosigkeit, Krampfanfälle, Schwierigkeiten mit dem Gedächtnis, Schlaganfall, Multiple Sklerose, Alzheimer- oder Parkinson-Erkrankung, versuchen, Zeit ihres Lebens mit beiden Füßen fest auf dem Boden verankert zu bleiben. Sie wollen sich auszeichnen bei Aktivitäten, die sowohl die kreative rechte als auch die strukturierte linke Gehirnseite benutzen. Diese Menschen haben oft das Ziel, in vielen Bereichen des Lebens qualifiziert zu sein, angefangen bei Geometrie über Geschichte zu Malen oder Musik. Lange Zeit so zu leben, führt in vielen Fällen zu einer Krise, die sie zwingt, die Welt aus einer neuen Perspektive zu sehen. Mit einer Gehirnerkrankung können sie sich nicht länger auf den vertrauten Weg des Lernens verlassen, den sie immer benutzt haben. Sie müssen sich zusätzlichen Quellen der Intelligenz und des Vertrauens zuwenden – den Informationen von einer höheren Macht.

Wenn Sie unter einem der oben beschriebenen Gehirnprobleme leiden, sollten Sie zunächst zu einem Arzt gehen, da es wirksame Medikamente und erfahrene Therapeuten für diese Krankheiten gibt. Doch ist es eine Tatsache, dass die moderne Medizin und alternative Heilmethoden alleine nur begrenzt helfen können. Sobald Sie die akuten Symptome in den Griff bekommen haben, machen Sie den nächsten Schritt in Ihrer Heilung. Ihre langfristige Gesundheit hängt von einer Änderung negativer Denk- und Verhaltensmuster ab, die sich auf die Funktion Ihres Gehirns auswirken und Krankheiten verursachen – in manchen Fällen sehr ernste Krankheiten.

Neue Formen von Intelligenz zu erlernen und die Welt durch die Augen des Glaubens und Vertrauens zu erleben, kann einerseits das Risiko mindern, eine Gehirnerkrankung zu entwickeln und andererseits Symptome reduzieren, die bereits vorhanden sind. Die meisten Menschen, bei denen eine Gehirnerkrankung diagnostiziert wird, empfinden große Angst und Furcht. Affirmationen sind *so* wichtig, weil sie helfen, das Gehirn neu zu verkabeln, weg von diesen Denkmustern, die Ihre Krankheit verschlimmern, Sie helfen Ihnen, sich eine neue Denkweise anzueignen und bringen Ihnen Vertrauen in das Universum. Affirmationen können tatsächlich Ihre Heilung auf die nächste Ebene bringen.

Wenn Sie Ihr Gehirn für eine positivere Denkweise neu verkabeln und Vertrauen in Ihren Erfahrungen finden, können Gedanken verjagt werden, die Ihre Krankheit verschlimmern könnten. Zum Beispiel haben in der Affirmationstheorie Denkmuster, die mit Epilepsie assoziiert werden, mit der Ablehnung des Lebens, ständigem Kampf und einem Gefühl des Verfolgtseins zu tun. Sie können sich dem Leben öffnen und das Gute darin sehen, wenn Sie affirmieren: »Ich beschließe, das Leben als ewig und freudig zu betrachten. Ich selbst bin ewig und freudig und im Frieden.«

Schlaflosigkeit wird mit Gefühlen von Angst und Schuld und mit mangelndem Vertrauen in den Lebensprozess in Verbindung gebracht. Wenn Sie unter Schlaflosigkeit in Verbindung mit Angstgefühlen leiden, können Sie Ihre Nerven beruhigen und besser schlafen mit der Affirmation: »Liebevoll lasse ich den Tag hinter mir und gleite in einen friedlichen Schlaf in dem Wissen, dass der morgige Tag für sich selbst sorgen wird.«

Ähnlich verhält es sich bei Migräne-Kopfschmerzen, die mit Widerstand gegen das Leben und auch mit der Angst zu tun haben, hin und her gestoßen oder angetrieben zu werden. Sie können Erleichterung von Ihrer Migräne finden, indem Sie loslassen und die folgende Affirmation wiederholen: »Ich entspanne mich in den Strom des Lebens und lasse das Leben leicht und bequem für alles sorgen, was ich brauche. Das Leben ist stets auf meiner Seite.«

Alzheimer und andere Formen von Demenz werden mit der Weigerung assoziiert, die Welt so anzunehmen wie sie ist, in alten Denkweisen festzustecken, neue Ideen zu fürchten und einem Gefühl von Hilflosigkeit und Wut. Wenn Sie sich darin wiedererkennen, öffnen Sie Ihr Herz und Ihren Geist für neue Wege, an das Leben heranzugehen, mit dieser Affirmation: »Es gibt immer einen neueren und besseren Weg für mich, das Leben zu erfahren. Ich vergebe der Vergangenheit und lasse sie los. Ich schreite weiter zur Freude.« Wenn Sie sich Sorgen über das Älterwerden und Gedächtnisschwäche machen und das Gefühl haben, Sie stecken im immergleichen Trott fest, lassen Sie diese negative Denkweise los mit der Affirmation: »Ich liebe und akzeptiere mich in jedem Alter. Jeder Augenblick im Leben ist vollkommen.«

Parkinson oder Schüttellähmung hat mit Angst zu tun und dem intensiven Bedürfnis, alles und jeden zu kontrollieren. Geben Sie einen Teil dieser Kontrolle auf, indem Sie über die Affirmation meditieren: »Ich entspanne mich in dem Wissen, dass ich in Sicherheit bin. Das Leben ist auf meiner Seite und ich vertraue dem Prozess des Lebens.« Multiple Sklerose wird mit einem Mangel an Flexibilität sowie geistiger Verhärtung und einem eisernen Willen assoziiert. Daher müssen wir den unnachgiebigen Verstand mit dieser Affirmation erweichen: »Indem ich liebevolle und freudige Gedanken wähle, schaffe ich eine liebevolle, freudige Welt. Ich bin in Sicherheit und frei.«

Dies sind einige der am häufigsten auftretenden Gehirnerkrankungen. Für Affirmationen, die Louise für andere Gehirnprobleme empfiehlt, suchen Sie bitte ab Seite 233 nach Ihrem spezifischen Problem.

Um Probleme im sechsten emotionalen Zentrum zu heilen, müssen Sie daran arbeiten, das Spirituelle in Ihr Leben zu bringen, und damit meinen wir hier nicht unbedingt Religion. Vielmehr geht es um eine Verbindung zu etwas, das größer ist als Sie selbst. Die genannten Probleme können nicht durch Lernen oder Logik gelöst werden, sondern durch Meditation und Gebet. Es ist wichtig für Sie zu verstehen, dass es eine unendliche Macht gibt, die alles Leben miteinander verbindet – und dazu gehören auch Sie.

Sie müssen daran arbeiten, eine Verbindung mit dem Göttlichen herzustellen. Wie Sie dabei vorgehen, ist Ihre ganz persönliche Angelegenheit. Vielleicht sollten Sie sich jeden Tag morgens ein wenig Zeit frei halten, um zu meditieren. Oder Sie können sich die Zeit nehmen, in der freien Natur spazieren zu gehen – ohne zu urteilen, zu denken oder Lösungen finden zu wollen. Erleben Sie einfach die Schönheit, die überall existiert.

Wenn Sie in der Lage sind, eine Balance zu finden zwischen dem Input des Göttlichen und der irdischen Welt, werden Sie Ihrem sechsten emotionalen Zentrum zu neuer Gesundheit verhelfen.

Aus den Krankenakten:
Gehirnerkrankung – Patientenstudie

Vanessa, eine 27-jährige freiberufliche Web-Designerin, hat ein erstaunliches Gedächtnis und ist leidenschaftlich an allem interessiert, von Kunst bis Chemie. Obgleich sie nicht die finanziellen Mittel hatte, sich nach der Highschool voll einem College-Studium zu widmen, war sie wild entschlossen, etwas zu lernen und absolvierte Abendkurse am örtlichen *Community College* (Volkshochschule). Bekannt für ihren brillanten Verstand und die Tatsache, immer für ein Gespräch offen zu sein, war Vanessa ein beliebter Dinner- und Partygast und es fiel ihr leicht, Freundschaften zu schließen.

Vanessa wurde eine erfolgreiche freiberufliche Web-Designerin. Sie verdiente Geld und fühlte sich kreativ gefordert. Doch nach ein paar Jahren bemerkte sie immer öfter ein kribbeliges Taubheitsgefühl in Armen und Beinen. Sie war ständig erschöpft und hatte dröhnende Kopfschmerzen. In der Annahme, es handele sich dabei um die Folgen einer extremen Verspannung im Nacken aufgrund der endlosen Stunden vor dem Computer, gab sie viel Geld für ergonomische Geräte in ihrem Büro aus. Doch nichts schien zu helfen. Eines Morgens wachte Vanessa auf, sah alles um sich herum wie durch einen Nebel und merkte, dass sie unsicher auf den Beinen war. Sie konsultierte ihren Arzt, der sie sofort zu einem Neurologen überwies. Sie war fassungslos und konnte es nicht glauben, als der Arzt ihr sagte, dass es sich bei ihren Symptomen eventuell um Multiple Sklerose (MS) handeln könnte. Er beschrieb ihr die Krankheit als »eine progressive neurologische Erkrankung, bei der Nervenfasern im Gehirn und Rückenmark beschädigt sind«. Obwohl der Arzt weitere Tests machen wollte, hatte Vanessa solche Angst, dass sie nicht mehr zu ihm ging.

Als sie zu uns kam, halfen wir ihr als Erstes zu verstehen, dass eine MS-Diagnose nicht das Ende der Welt bedeutet. Mit der richtigen Behandlung sind viele Betroffene in der Lage, die Krankheit in Remission zu bringen und ein produktives, glückliches, angenehmes Leben zu führen. Doch um Dr. Phil zu zitieren: »Wenn man es nicht benennen kann, kann man es nicht reparieren«. Also ermutigten wir Vanessa, zur Weiterbehandlung einen Neurologen ihres Vertrauens aufzusuchen, um herauszufinden, was in ihrem Zentralnervensystem, im Gehirn und Rückenmark los war. Im Laufe der nächsten vier Wochen legte sie mit ihrem Arzt Termine fest: für ein MRT, um eventuelle Schäden im Gehirn oder Rückenmark zu sehen; für eine Lumbalpunktion, um festzustellen, ob spezifische Proteine – sogenannte oligoclonale Banden – vorhanden waren; und für einen VEP-Test (visuell evoziertes Potential), um elektrische Aktivität im Gehirn zu messen. Die Ergebnisse des MRT und der Lumbalpunktion zeigten, dass sie tatsächlich MS hatte. Zusätzliche Blutuntersuchungen bewiesen, dass ihre Symptome nicht auf eine andere Erkrankung wie zum Beispiel Borreliose, Schlaganfall oder AIDS zurückzuführen waren.

Vanessa setzte sich nun mit einem Team aus verschiedenen Ärzten zusammen, um die nächsten Schritte für die Behandlung der MS zu besprechen.

Zunächst halfen wir ihr, bildlich zu verstehen, wie ein gesundes Gehirn und Nervensystem aussieht. Unser Zentralnervensystem, Gehirn und Rückenmark sieht aus wie eine

Orange am Stiel. Ähnlich einer Orange hat das Gehirn eine äußere, raue, dunklere Zellschicht, die einen inneren, helleren Bereich von Nervenfasern umgibt. Das Rückenmark ist sozusagen der Stiel der Orange. MS ist eine Autoimmunerkrankung, bei der die weißen Blutzellen Antikörper produzieren, die diesen hellen inneren Bereich angreifen. Dadurch entstehen Entzündungen, die zu Plaques vernarben. Bei MS sind Nervenfasern im Inneren des Gehirns und auch die Nervenleitungsbahnen entlang des Rückenmarks durch Plaques vernarbt und daher nicht mehr in der Lage, auf normale Weise Signale weiterzugeben.

Mit diesem Wissen konnte Vanessa Visualisierung anwenden, um sich vorzustellen, wie ihre Nervenfasern wieder gesund werden und die Narben verschwinden. Mit unserer Hilfe fand sie Audioversionen von geführten Fantasiereisen, einschließlich einer CD speziell für Menschen mit MS. Die CD, *A Meditation to Help You with Multiple Sclerosis*, wurde von Belleruth Naparstek kreiert, einer der Pioniere im Bereich von Fantasiereisen, die geholfen haben, die segensreichen Wirkungen dieser Art von Behandlung zu beweisen.

Als Nächstes halfen wir Vanessa herauszufinden, welche Medikamente zur Behandlung ihrer MS verfügbar waren. Ärzte verschreiben Medikamente für diese Krankheit aus drei Gründen: Um die Symptome zu behandeln, einen Rückfall zu verhindern, und um den langfristigen Verlauf der Krankheit zu modifizieren.

Zu Vanessas Symptomen gehörten Taubheitsgefühle, Kribbeln und Unsicherheit in ihren Händen und Füßen (die medizinischen Begriffe dafür sind Spastizität und Ataxie). Außerdem litt sie unter Erschöpfung, verschwommener Sicht und hämmernden Kopfschmerzen. Vanessas Ärzte empfahlen ihr Baclofen, Dantrolen und Physiotherapie für die Symptome in ihren Armen und Beinen, plus Amantidin und Modafinil für ihre Erschöpfung. Aufgrund der plötzlich aufgetretenen Eigenart ihrer Symptome – die periodischen Kopfschmerzen und Sehtrübung – schlug man ihr eine Steroidbehandlung vor. Außerdem rieten die Ärzte ihr zu Beta-

Interferon, Glatirameracetat oder zu anderen Medikamenten, um die langfristigen Auswirkungen der Krankheit abzuschwächen. Diese Medikamente sind dafür bekannt, Rückfallraten um mindestens 30 bis 60 Prozent zu senken, doch bei allen besteht die Möglichkeit schwerer Nebenwirkungen. Nach langem Nachdenken und weil ihre Symptome leicht waren, entschied Vanessa sich für einen kurzen Steroidzyklus. Sie wollte so lange wie möglich die anderen Medikamente vermeiden, jedoch mit ihrem Neurologen in ständigem Kontakt bleiben, um den Schweregrad ihrer Symptome zu überwachen.

Als Nächstes ging Vanessa zu einer ganzheitlich praktizierenden Ärztin und Ernährungsberaterin, die ihre Krankheit auch von einem symptom- und krankheitsverhindernden Blickwinkel aus betrachten konnte. Die Ernährungsberaterin arbeitete daran, Vanessas außer Kontrolle geratenes Immunsystem, das ihr Gehirn und Rückenmark attackierte, wieder ins Gleichgewicht zu bringen. Vanessa begann mit der Einnahme von DHA, Kalzium, Magnesium, Kupfer, Selen und einem pharmazeutischen Vitamin B-Komplex mit Thiamin, B6 und B12. Auch verzichtete sie ab sofort auf koffeinhaltige Getränke und Nahrungsmittel, die Aspartam oder den Geschmacksverstärker MSG (Monosodium Glutamate) enthielten. Es ist bekannt, dass diese Mittel negative Auswirkungen auf Menschen mit MS haben. Außerdem fragte Vanessa sich, ob eine Weizenintoleranz vielleicht ihre Symptome verschlimmern könnte, also strich sie nach und nach auch Weizenprodukte von ihrer Ernährungsliste.

Dann suchte sie einen Akupunkteur und chinesischen Kräuterheiler auf, der bestimmte Druckpunkte und Kräuter benutzte, um sowohl die Spastizität in ihren Extremitäten als auch ihre Kopfschmerzen zu mildern. Er empfahl ihr Boswellia serata, das die Autoimmunattacken auf das Gehirn reduzieren könnte, plus Gingko biloba, das erwiesenermaßen die entzündliche Reaktion im Gehirn von MS-Patienten bekämpft. Außerdem nahm sie Rosskastanie, ein weiteres Heilkraut mit sowohl entzündungshemmender als auch abschwellender Wirkung. Er schlug ihr sogar vor, sich vorübergehend makrobiotisch zu ernähren, um zu versuchen, ihr außer Kontrolle geratenes Immunsystem wieder »auf Kurs zu bringen«.

Ein weiteres Mitglied ihres Ärzteteams war ein tibetischer Kräuterkundiger. Er half ihr, eine Kräuterkombination zu finden, die ihren individuellen Bedürfnissen entsprach. Es ist bewiesen, dass diese Kombinationen die Muskelkraft stärken, und bei Patienten, die diese Kräuter genommen haben, wurden sogar Besserungen in einigen ihrer neurologischen Tests festgestellt.

Zusätzlich zu diesen Programmen begann Vanessa, an einer Veränderung der Gedankenmuster zu arbeiten, die ihren Zustand vielleicht verschlimmern könnten. Sie begann mit den Affirmationen für MS (»Indem ich liebevolle und freudige Gedanken habe, erschaffe ich eine liebevolle, freudige Welt. Ich bin in Sicherheit und frei.«) und folgte dann mit Affirmationen für Taubheitsgefühle (»Ich teile meine Gefühle und meine Liebe mit. Ich spreche auf die Liebe in jedem an.«), für Ermüdung (»Das Leben begeistert mich und erfüllt mich mit neuer Energie.«), für Kopfschmerzen (»Ich liebe und akzeptiere mich. Ich betrachte mich und alles, was ich tue, mit Augen der Liebe. Ich bin in Sicherheit.«), für generelle Augengesundheit (»Ich sehe mit Liebe und Freude.«) und für Augenprobleme (»Ich erschaffe jetzt das Leben, das ich gerne betrachte.«).

Und natürlich sagten wir Vanessa, wie wichtig es ist, eine Verbindung mit dem Göttlichen herzustellen. Zunächst zögerte sie, beschloss jedoch, es zu versuchen. Sie nahm sich jeden Morgen eine Stunde Zeit, um im Wald in der Nähe ihres Hauses einfach nur still zu sitzen und zu meditieren.

Mit Hilfe dieser umfangreichen Heilungsbemühungen gelang es Vanessa, die Symptome von MS einzudämmen, und weiterhin ein gesundes und produktives Leben zu führen. Sie war nach wie vor eine erfolgreiche Web-Designerin und immer noch der Mittelpunkt jeder Party, doch jetzt war da noch etwas Neues – Vertrauen in das Universum.

Lern- und Entwicklungsprobleme

Während viele Menschen Lern- und Entwicklungsprobleme als
Gehirnerkrankungen klassifizieren, betrachten wir sie aus einem
anderen Blickwinkel. Jeder Mensch kommt mit einem individuell
vernetzten Gehirn auf die Welt. Manche funktionieren mehr aus
der räumlichen, emotionalen rechten Gehirnhälfte und andere
aus der logischen, strukturierten linken Gehirnhälfte. In Bezug
auf Lernprobleme haben wir festgestellt, dass die davon Betroffenen in Umgebungen leben, lernen und arbeiten, die sie verwirren
und ihnen das Lernen erschweren. Nach wiederholtem Versagen
in der Schule und im Job haben sie sich eine ungesunde Denkweise angeeignet und leben in dem Glauben, dumm, faul und ein
Versager zu sein. Viele ihrer Probleme sind darauf zurückzuführen, dass sie entweder nur ihre linke oder nur ihre rechte Gehirnseite benutzen. Beide Extreme haben Vor- und Nachteile.

Zum Beispiel sind Personen mit Fixierung auf die rechte Gehirnhälfte häufig in der Lage, das übergeordnete Bild einer Situation zu erkennen und sie vielleicht aus einer neuen und aufregenden Perspektive zu sehen. Es fällt ihnen jedoch schwer, mit den
Details unserer hochstrukturierten Gesellschaft umzugehen. Personen mit einer Betonung der linken Gehirnseite lieben Mathe-
matik und Wissenschaft, können aber nicht mit dem emotionalen Teil des Lebens umgehen. Diese Konditionen beruhen jedoch
nicht nur darauf, dass die eine oder andere Gehirnhälfte bevor-
zugt wird– vielmehr sind sie ein Zeichen einer extremen Unausgewogenheit in der einen oder anderen Richtung, ohne die Fähigkeit, die Eigenschaften der anderen Seite nutzen zu können.

Es gibt Therapien und in manchen Fällen Medikamente, die
bei den Symptomen der Entwicklungs- und Lernprobleme helfen
können; Patentlösungen sind sie jedoch nicht. Um die Gesundheit
im sechsten emotionalen Zentrum von Grund auf herzustellen,
ist es erforderlich, an den Verhaltensweisen und zugrundeliegenden Denkmustern zu arbeiten, die vielleicht zu einer Verschlim-
merung Ihrer Probleme beitragen.

Wenn wir uns Entwicklungs- und Lernprobleme anschauen,
fallen uns die extremen Formen bei Legasthenie, ADHS, Asper-

ger-Syndrom und ähnlichen Störungen ins Auge. Bei Menschen mit Legasthenie, einer sprachbezogenen Lernstörung, ist in der Regel die rechte Gehirnseite stärker als die linke – die Betroffenen sind nicht in der Lage, sich auf die Details der Sprache zu fokussieren. Bei Menschen mit Asperger-Syndrom (eine tiefgreifende Entwicklungsstörung) ist die linke Gehirnhälfte stärker betont; die Betreffenden zeigen ein obsessives und detailorientiertes Verhalten und zeichnen sich durch überragende mathematische Fähigkeiten aus. Das Gehirn eines jeden Menschen funktioniert individuell, dank seiner einzigartigen Stärken und Schwächen. Doch Menschen mit ADHS, Asperger-Syndrom und Legasthenie weisen extreme Unterschiede in der Art auf, wie ihr Gehirn verkabelt ist. Das ist der Grund, warum Louises Affirmationstheorie diese Erscheinungen nicht als echte Störungen betrachtet – denn wir alle tragen in den meisten Fällen Aspekte dieser Probleme in uns. Entscheidend ist es, Ihrem Gehirn beizubringen, auf die möglichst beste – und effektivste – Weise zu funktionieren. Eine Möglichkeit, das zu erreichen, besteht darin, die negativen Denkmuster zu identifizieren, die Ihnen in die Quere kommen.

Um die Denkmuster zu ändern, die ADHS zugrunde liegen, empfiehlt Louise die Affirmation: »Das Leben liebt mich. Ich liebe mich genauso, wie ich bin. Ich bin frei, ein freudiges Leben zu kreieren, das mir zusagt. Alles ist gut in meiner Welt.«

Doch darüber hinaus empfiehlt sie, auch andere Affirmationen zu benutzen, die einige der weitverbreiteten Eigenschaften dieser Störung ansprechen. Zum Beispiel geht die hyperaktive Störung ADHS oft mit Denkmustern einher, die mit Hektik und dem Gefühl, unter Druck zu stehen, verbunden sind. Wenn Sie also dazu neigen, hyperaktiv oder unfokussiert zu sein, brauchen Sie vielleicht eine beruhigende Affirmation, damit Sie die Nervosität und Angst loslassen können. Eine gute allgemeine Affirmation lautet: »Ich bin in Sicherheit. Aller Druck verschwindet. Ich BIN gut genug.« Stottern, ein Verhalten, das mit Legasthenie in Verbindung gebracht werden kann, beruht unter Umständen auf einem Gefühl der Unsicherheit und mangelndem Selbstausdruck. Wenn Sie stottern, schalten Sie einen Gang herunter und rufen sich mit folgender Affirmation in Erinnerung, dass Sie die Kraft und das

Selbstvertrauen haben, Ihre Bedürfnisse zu artikulieren: »Ich habe die Freiheit, für mich selbst zu sprechen. Ich bin jetzt sicher in meinem Ausdruck. Ich teile mich immer liebevoll mit.«

Asperger-Syndrom wird häufig mit Depression assoziiert; sollten Sie also darunter leiden, können Sie die Affirmation benutzen: »Ich bewege mich jetzt weg von der Angst und den Vorschriften anderer Menschen. Ich gestalte mein eigenes Leben.«

Während Sie beginnen, Louises Affirmationen zu einem Teil Ihres Lebens zu machen, werden Sie sehen, wie sich die vergangenen Gedanken- und Verhaltensweisen, die Sie früher niedergedrückt haben, allmählich ändern. Sie müssten sich bald weniger ängstlich und nervös fühlen, sondern ruhiger und fokussiert. Es ist ganz natürlich, hin und wieder in die alten Muster zu verfallen. Wahrscheinlich haben Sie sich die längste Zeit Ihres Lebens so verhalten, also erwarten Sie nicht, von heute auf morgen geheilt zu sein. Beglückwünschen Sie sich selbst zu den Veränderungen, die Sie vorgenommen haben und machen Sie sich bewusst, woran Sie noch arbeiten müssen.

Als jemand, der mit einer extremen Gehirnstruktur lebt, brauchen Sie vielleicht die Freiheit, sich mit Themen beschäftigen zu können, die Sie wirklich interessieren. Unerwartete Veränderung, Regeln, Aufgaben und Anforderungen können dazu führen, dass Sie dicht machen. Doch eine Lernstörung muss nicht unbedingt heißen, dass Sie immer damit zu kämpfen haben oder dass Ihr Leben unglücklich sein wird. Menschen mit Aufmerksamkeitsstörungen und anderen Lern- und Entwicklungsproblemen, die diese neue Körper-Geist-Verbindung vornehmen, werden verblüfft sehen, wie viel Energie sie durch ihre Zerstreutheit und planlose Vorgehensweise vergeudet haben. Wenn Sie sich ein paar neue Angewohnheiten zulegen, um den Überblick über Ihre Verantwortlichkeiten zu behalten, werden Sie mehr Zeit gewinnen, Ihre erstaunliche Kreativität zu kultivieren. Es ist möglich, den Überblick über eine Sache zu bewahren und gleichzeitig den Blick für die Details nicht zu verlieren. Sie müssen nur die Art verändern, wie Sie denken und handeln. Bemühen Sie sich, eine Balance herzustellen zwischen der Entwicklung Ihrer wunderbaren Kreativität und der Absicht, fest in der realen Welt verankert zu sein. Sie sind ein fähiges und starkes menschliches Wesen. Rufen Sie sich diese Tatsache immer wieder in Erinnerung mit der Affirmation: »Ich selbst programmiere mein Gehirn. Ich liebe mich genauso, wie ich bin. Ich BIN gut genug. Alles ist gut.«

Außer Affirmationen gibt es eine Reihe von Verhaltensänderungen, um die Balance in den Gehirnen von Menschen mit Entwicklungs- und Lernstörungen herzustellen. Für Ihre emotionale Heilung beginnen Sie, sich mehr auf die »vernachlässigte« Seite Ihres Gehirns zu fokussieren. Zum Beispiel müssen detailorientierte, strukturliebende Menschen mit Betonung der linken Gehirnhälfte alles tun, um mehr frei fließende Emotionen und Kreativität in ihr Leben zu bringen. Das kann jedoch zunächst sehr furchterregend sein, also tun Sie es nicht alleine. Bitten Sie eine Person Ihres Vertrauens, einen Tag – oder eine Stunde – einzuplanen, wo Sie mit allem einverstanden sind und alles tun, was derjenige vorschlägt. Sie werden nicht wissen, was auf Sie zukommt, doch Sie werden in der Lage sein, sich auf eine Reise zu begeben in dem Wissen, dass jemand, der nur das Beste für Sie will, die Struktur dafür geschaffen hat. Sich auf diese Art von Spontanität einzulassen, bietet Ihnen eine sichere Basis, auch wenn es sich vielleicht nicht so anfühlt. Zudem ist es wichtig, dass Sie die Hilfe eines professionellen Therapeuten suchen. Versuchen Sie es mit einem Verhaltenstherapeuten oder jemanden, der auf DBT (Dialectic Behavioral Therapie) spezialisiert ist, damit er Ihnen hilft, Denkmuster zu identifizieren, die zu Angst und Nervosität führen.

Wenn Sie hingegen ein frei fließender Mensch mit Betonung der rechten Gehirnhälfte sind, sollten Sie genau das Gegenteil tun. Sie müssen Schritt für Schritt daran arbeiten, Struktur in Ihr Leben zu bringen. Stürzen Sie sich nicht sofort mit aller Kraft auf diese Aufgabe, da Sie sich sonst überwältigt fühlen, was Ihre Bemühungen zunichte machen könnte. Eine nützliche Strategie hierbei ist die sogenannte »Two-Step-Technique« (Zwei-Schritt-Technik). Wenn Sie feststellen, dass Sie nicht in der Lage sind, Ihren Geist lange genug zu fokussieren, um eine Entscheidung zu treffen oder ein Problem zu lösen, machen Sie nur jeweils zwei Schritte auf einmal. Dafür nehmen Sie einen Stift und ein Blatt Papier und schreiben Sie zwei Dinge auf, von denen Sie wissen, dass sie auf die Situation zutreffen. Dann lassen Sie sich zwei weitere relevante Faktoren einfallen. Und dann noch mal zwei. Wenn Sie diesen Prozess wiederholen, werden Sie feststellen, dass Sie irgendwann zum Kern der Situation vorstoßen. Diese Technik wird Ihnen helfen, sich zu fokussieren, selbst wenn Sie sich zerstreut fühlen.

Außerdem können Sie nach jemandem Ausschau halten, der Sie langsam mit dem Konzept von Organisation vertraut macht. Ein Ausbildungscoach kann Ihnen die Grundsätze zeigen, um ein Leben mit mehr Struktur zu führen. Außerdem kann er Ihnen helfen, Werkzeuge und Hilfsmittel zu finden, die für Sie von Nutzen sind – sei es ein Terminkalender, Karteikarten oder irgendeine andere Methode, die Ihnen hilft, eine Ordnung herzustellen. Wenn Sie sich wirklich verwegen fühlen, könnten Sie versuchen, einen Teilzeitjob oder eine ehrenamtliche Tätigkeit anzunehmen, bei der sowohl Ihre kreativen Fertigkeiten als auch ein gewisser Fokus auf Details erforderlich ist.

Aus den Krankenakten:
Lernstörungen – Patientenstudie

Tara, mittlerweile Mitte dreißig, wuchs in einer Familie heran, die wie eine Militäreinheit geführt wurde. Ihr Vater war Marinesoldat, und er bestand auf Disziplin, Struktur und Fokus. Manche Kinder reagieren positiv auf diese Art Erziehung, doch Tara gehörte nicht dazu. Ihre Schule gehörte zum Militärstützpunkt und vertrat eine ähnlich strikte Philosophie, bei der Auswendiglernen und andere traditionelle Lehrmethoden angewandt wurden. Das machte die Sache noch schlimmer und Tara fühlte sich total verloren. Sie konnte sich nicht konzentrieren und hatte Schwierigkeiten, ihre Hausaufgaben immer rechtzeitig zu erledigen.

Da die Eltern wegen der schwachen schulischen Leistungen ihrer Tochter sehr besorgt waren, brachten sie Tara zu einem Psychiater, der ADHS diagnostizierte und Ritalin verschrieb. Taras Konzentration besserte sich ein wenig, doch

Ritalin konnte nicht ihr eigentliches Problem beheben – sie reagierte einfach nicht auf eine konventionelle Erziehung.

Sobald sie alt genug war, beschloss Tara, nach New York City umzuziehen, um sich auf ihre beachtliche Kreativität zu fokussieren. Sie studierte Design und nahm einen Job in der Modeindustrie an. Auch hier hatte sie Probleme, ihre akademischen Aufgaben zu erfüllen. Obwohl es ein Leichtes für sie war, etwas zu entwerfen, führte ihre Unfähigkeit, die Dinge zu organisieren und ihre Projekte zu planen, zu Schwierigkeiten. Ihr Studium war gefährdet trotz der Tatsache, dass ihre Lehrer ihre Entwürfe und ihren brillanten, kreativen Geist lobten. Ein Mangel an Zielgerichtetheit hatte sie als Kind in der Schule versagen lassen, und jetzt war es wieder so.

Tara begann mit dem Versuch, ihre Gedanken mit Hilfe einer Affirmation für ADHS umzuprogrammieren: »Das Leben liebt mich. Ich liebe mich genauso, wie ich bin. Ich bin frei, ein freudiges Leben zu schaffen, das mir zusagt. Alles ist gut in meiner Welt.« Als sie zum ersten Mal zu uns kam, schlugen wir ihr außerdem die Affirmation für Angst (»Ich liebe und akzeptiere mich und vertraue dem Prozess des Lebens. Ich bin in Sicherheit.«) und für Hyperaktivität vor (»Ich bin in Sicherheit. Aller Druck löst sich auf. Ich BIN gut genug.«).

Darüber hinaus wollten wir ihr beim Thema Medizin und Verhaltensänderungen helfen. Zuerst zeigten wir ihr, wie das Gehirn generell funktioniert bei Menschen mit der Fähigkeit, sich zu fokussieren und achtzugeben. Wir sagten ihr Folgendes: Die rechte Gehirnhälfte fokussiert sich in erster Linie auf Formen, Farben, Emotionen und übergeordnete Themen, die linke Gehirnhälfte fühlt sich mehr hingezogen auf Details, Worte und Logik zu achten. Für uns Menschen gibt es vier Möglichkeiten, achtzugeben und aufmerksam zu sein:

- *Fokussierte Aufmerksamkeit:* Wir können Ablenkungen ignorieren und Prioritäten setzen bezüglich dessen, worauf wir uns als Erstes, Nächstes und Letztes fokussieren wollen.

- *Geteilte Aufmerksamkeit:* Dies erlaubt uns, unseren Fokus auf eine Reihe von Dingen in unserer Umgebung zu richten.

- *Anhaltende Aufmerksamkeit:* Dieser Zustand erfordert Wachsamkeit und geistiges Durchhaltevermögen.

- *Emotionale und intuitive Aufmerksamkeit:* Diese Art von Aufmerksamkeit dirigiert unseren Fokus auf Ereignisse in unserem Leben, bei denen wir oder ein uns nahestehender Mensch Not leidet, verliebt ist oder sich in irgendeiner anderen emotional aufgeladenen Situation befindet.

Die Art, wie Ihr Gehirn verkabelt ist, bestimmt Ihre Neigung zu einem dieser Aufmerksamkeitsmodelle, was sich allerdings mit dem Alter ändert. Im Alter von drei bis vier Jahren wird unser Leben von intuitiver Aufmerksamkeit beherrscht, also fokussieren wir uns auf das, was wir wollen, egal ob es eine Süßigkeit oder ein Mittagsschläfchen ist. Wenn wir heranwachsen, lernen wir in der Regel auch die anderen Aufmerksamkeitsmodelle kennen. Wir beginnen, unsere Kapazität für fokussierte, geteilte, anhaltende und emotionale Aufmerksamkeit zu entwickeln. Zum Beispiel haben die meisten von uns beim Eintritt ins Gymnasium gelernt, die Aufmerksamkeit zwischen dem zu teilen, was der Lehrer gerade sagt, und dem, was unser »Schwarm« gerade tut. Vielleicht gelingt es uns auch besser, uns nicht mehr von Musik ablenken zu lassen, während wir uns auf unsere Hausaufgaben konzentrieren. Ich sage »die meisten von uns«, da nicht jeder diese Fähigkeiten entwickelt. Doch das bedeutet nicht, dass diese Menschen nicht lernen können, jedes der Aufmerksamkeitsmodelle anzuzapfen, die wir alle von Natur aus besitzen. Jeder Einzelne von uns hat Stärken und Schwächen, die mit erzieherischer, pharmazeutischer und ernährungsbedingter Unterstützung verbessert oder gemildert werden können.

Also sorgten wir zuerst dafür, dass Tara eine neuropsychologische Beurteilung vornehmen ließ, um die individuelle

Arbeitsweise ihres Gehirns im Hinblick auf Aufmerksamkeit, Lernen und Erinnerung bzw. Gedächtnis genau feststellen zu können. Wie man bei einem Künstler erwarten konnte, besaß Tara eine ausgeprägte Aufmerksamkeit für dreidimensionale Formen und andere Wesenszüge der rechten Gehirnhälfte. Sie wurde jedoch schnell abgelenkt, wenn es um Details der linken Gehirnhälfte ging. Tatsächlich wurde ihr Sprachdefizit zum ersten Mal als Legasthenie diagnostiziert.

Als der Neuropsychologe Tara ihren wahren Gehirnmodus erklärte, war sie begeistert! Plötzlich erkannte sie, warum es ihr so schwer gefallen war, ihre Lese-Hausaufgaben rechtzeitig zu erledigen. Sie war nicht dumm. Und die Tatsache, dass ihre »visuell-räumlichen« IQ-Werte der rechten Gehirnhälfte denen der linken überlegen oder »wahnsinnig hoch« waren, wies darauf hin, dass ihr Gehirn von Anfang an das eines Künstlers war. Sie musste nur ihren Lernstil entsprechend anpassen, damit sie im Unterricht ihre Aufmerksamkeit auf Details lenken konnte, um ihre Aufgaben zu Ende bringen zu können.

Ausgerüstet mit einem neu gefundenen Selbstvertrauen sah Tara sich nach einem Mentor um; sie fand einen Professor, der selbst Legastheniker war und eine ADD (Aufmerksamkeitsstörung) hatte, sich aber irgendwie erfolgreich im Labyrinth des Trainings zurechtgefunden hatte. Unter seiner Anleitung lernte sie eine Vielzahl kompensatorischer Techniken wie zum Beispiel

- die Benutzung farbkodierter Kalendersysteme, um ihren Zeitplan einzuhalten;

- die Anwendung einer lauten Stoppuhr, die sie immer dann, wenn sie bei einem Detail steckenzubleiben begann, daran erinnerte, dass sie weitergehen sollte, um das Projekt fertigzustellen;

- Schemata und die Aufstellung von Flussdiagrammen, damit sie ihre Prioritäten und ihr Timing besser im Auge behielt.

Unter der Führung und Hilfe ihres Arztes erarbeitete sie ein System, zu dem einerseits die Einnahme von Metadate gehörte, ein Ritalin-ähnliches Medikament, wann immer sie übermäßigen Stress hatte; und andererseits die Einnahme von Wellbutrin in Zeiten, wo der Druck nicht so groß war. Sie arbeitete sogar mit ihrem Arzt daran, ein paar Monate ganz ohne Medikamente auszukommen. Wir empfahlen ihr jedoch, täglich eine Kombination aus Acetyl-L-Carnitin, DHA und Gingko biloba zu nehmen, um ihren Fokus besser wahren zu können.

Aufgrund von Erfahrung rieten wir Tara, sie solle ihren Koffeinkonsum so niedrig wie möglich halten, da auch Koffein ein Anregungsmittel ist, das zu einer Reduzierung ihrer Fokussierungsfähigkeit führen konnte. Und schließlich empfahlen wir ihr, aufmerksam ihren Geisteszustand einzuschätzen, wann immer sie Alkohol trinkt oder Marijuana raucht. Dann kam der Tag, wo Tara beschloss, sich von diesen Substanzen fernzuhalten, weil sie ihren Geist vernebelten.

Mit Hilfe dieser Taktiken gelang es Tara, ihr Modestudium erfolgreich abzuschließen. Heute verdient sie ihr Geld als Designerin, und ihre Entwürfe werden sogar in einigen großen Kaufhäusern angeboten.

Augen und Ohren

Menschen, die Probleme mit den Augen und Ohren haben, verbringen einen Großteil ihrer Zeit in den luftigen Höhen spiritueller Kontemplation, Gebet und Mystizismus. Doch wenn Sie sich zu häufig in dieser Dimension aufhalten, werden Sie kaum mit den Füßen fest auf dem Boden stehen und sich um irdische Angelegenheiten wie beispielsweise um Kultur, Politik oder andere Themen kümmern können, mit denen sich die meisten Menschen beschäftigen. Das Ergebnis: Sie ziehen sich häufig zurück und isolieren sich von Freunden, Liebhabern oder Kollegen.

Erkrankungen der Augen und Ohren werden durch Denk- und Verhaltensmuster verursacht, die Ihre Kapazität blockieren, das zu sehen oder zu hören, was man Ihnen zeigt oder sagt. Daher ist es wichtig, diese Gedanken und Verhaltensweisen zu ändern.

Louise bietet eine Reihe von Affirmationen an, die Ihnen helfen werden, sich die Angst und Befürchtungen näher anzuschauen, die oft mit Augen- und Ohrproblemen assoziiert werden. Zum Beispiel haben Augenprobleme generell damit zu tun, dass Ihnen das, was Sie im Leben sehen, nicht gefällt. Um dem entgegenzuwirken, können Sie die Affirmation benutzen: »Ich sehe mit Liebe und Freude.« Kurzsichtigkeit hat spezifisch mit der Angst vor der Zukunft zu tun. Wenn Sie sich ständig Sorgen darüber machen, was die Zukunft bringen wird, wenden Sie folgende Affirmation an, um stets in der Gegenwart zu bleiben: »Ich vertraue dem Prozess des Lebens. Ich bin in Sicherheit.« Weitsichtigkeit hingegen ist die Angst vor der Gegenwart. Wenn Sie Probleme haben, das zu sehen, was direkt vor Ihnen liegt, öffnen Sie Ihre Augen mit der Affirmation: »Ich bin sicher im Hier und Jetzt. Ich sehe es deutlich.« Eine Erkrankung des Auges wie zum Beispiel Grauer Star (Katarakt) – eine Trübung der Augenlinse – hat damit zu tun, dem Leben nicht zu vertrauen und die Zukunft als dunkel und trostlos zu sehen. Probieren Sie als neues Denkmuster aus: »Das Leben ist ewig und von Freude erfüllt. Ich freue mich auf jeden neuen Augenblick. Ich bin in Sicherheit. Das Leben liebt mich.« Grüner Star (Glaukom), eine Erkrankung des Sehnervs, geht mit einer verzerrten Wahrnehmung des Lebens einher, hervorgerufen durch einen großen, seit langem bestehenden Schmerz. Lassen Sie den vergangenen Schmerz los und beginnen den Heilungsprozess mit der Affirmation: »Ich sehe mit Liebe, Vergebung und Zärtlichkeit.«

Dies sind einige der wichtigsten Erkrankungen des Auges, doch Sie können sich darüber hinaus die Tabelle ab Seite 233 anschauen, um weitere augenspezifische Affirmationen zu finden.

Die Ohren repräsentieren unsere Fähigkeit zu hören. Bei einer Störung der Gesundheit bzw. der Funktion des Ohres sind Sie nicht in der Lage, die Außenwelt zu hören – oder Ihren Geist der Außenwelt zu öffnen. Außerdem werden Ohrprobleme mit einem Mangel an Vertrauen assoziiert. Eine gute generelle Heilungsaffirmation lautet: »Ich lerne jetzt, meinem höheren Selbst zu vertrauen. Ich lasse alles los, was nicht der Liebe entspricht. Ich lausche liebevoll meiner inneren Stimme.«

Taubheit wird mit Isolation und Starrsinn in Verbindung gebracht und mit dem, was Sie nicht hören wollen. Öffnen Sie sich neuen Ideen mit der Affirmation: »Ich lausche dem Göttlichen und freue mich über alles, was ich hören kann. Ich bin eins mit allem.« Ohrenschmerzen sind ein Zeichen dafür, nicht hören zu wollen, begleitet von einem Gefühl der Wut und Erinnerungen an Turbulenzen wie zum Beispiel an einen Streit der Eltern. Lassen Sie die Wut und das Chaos in Ihrem Kopf los mit der Affirmation: »Harmonie umgibt mich. Ich lausche mit Liebe dem Angenehmen und Guten. Ich bin ein Mittelpunkt der Liebe.«

Mittelohrprobleme wie Gleichgewichtsstörungen und Schwindel (Vertigo) werden durch eine flatterhafte und zerstreute Denkweise verursacht. Wenn Sie sich oft abgelenkt oder durcheinander fühlen, fokussieren Sie Ihren Geist mit folgender Affirmation: »Ich bin vollkommen zentriert und in Frieden mit meinem Leben. Es ist sicher für mich, lebendig und voller Freude zu sein.«

Tinnitus oder ständiges Rauschen im Ohr tritt bei der Ménière-Krankheit auf, es wird mit Starrköpfigkeit und einer Weigerung assoziiert, auf Ihre innere Stimme zu hören. Rufen Sie sich mit der Affirmation in Erinnerung, dass Sie in Ihrem Inneren alle nötigen Antworten haben: »Ich vertraue meinem höheren Selbst. Ich lausche liebevoll meiner inneren Stimme. Ich lasse alles los, was nicht der Liebe entspricht.«

Sie nehmen diese Veränderungen in Ihrem Verhalten vor, um sich eine Lebensweise anzugewöhnen, die Sie stärker mit der Erde verbindet. Sie müssen sich von einem übermäßig spirituell zentrierten Dasein entfernen, was ein bewusstes Bemühen erfordern wird. Also schauen Sie sich die Welt um Sie herum an, entscheiden Sie, was Ihrer Meinung nach oberflächlich ist und versuchen Sie, diesbezüglich etwas zu unternehmen. Seien Sie unnachgiebig mit sich selbst; Sie schaffen es. Oberflächlichkeit hat auch ihre guten Seiten. Damit will ich nicht sagen, Sie sollten Ihre mystische Ebene total verlassen. Doch sollten Sie etwas tun, was Ihnen die Fähigkeit gibt, eine Verbindung mit den Menschen in Ihrem Umfeld aufzunehmen. Schauen Sie hin und wieder fern. Lesen Sie einen Bestseller-Roman. Hören Sie Musik. Machen Sie sich ein wenig vertrauter mit den Dingen, die heute in der Welt passieren, egal ob bei Fußball, Oper oder Politik.

Außerdem müssen Sie dem Drang widerstehen, sich von allem auszuschließen. Machen Sie, ausgerüstet mit Ihrem neuen Wissen über die Welt, den Versuch, mit Menschen zu reden. Nehmen Sie sich in der Küche oder bei der Arbeit ein paar Minuten Zeit, Ihre Gedanken zur letzten Episode von *Dancing with the Stars* mitzuteilen. Sie sollten wirklich versuchen, sich ein paar Shows anzusehen, über die jeder spricht – nicht um unbedingt die Show zu sehen, sondern um in der Lage zu sein, am nächsten Tag bei den Konversationen und geselligem Beisammensein mitreden zu können. Sie können Ihre interaktiven Fertigkeiten sogar trainieren, indem Sie mit der Kassiererin im Supermarkt reden – das Wetter zum Beispiel ist immer ein gutes Thema – wie gesagt: Fußball, Oper, Politik, Wetter, alles eignet sich!

Und schließlich sollten Sie einige Aktivitäten ausprobieren, die mit körperlichen Empfindungen zu tun haben. Lassen Sie sich massieren, gehen Sie ins Fitnesscenter oder zum Tanzen. Jede physische Aktivität wird Sie stärker mit Ihrem Körper verbinden und Sie hier auf der Erde verankern.

Aus den Krankenakten:
Ohren und Augen – Patientenstudie

Wanda, 44 Jahre alt, war einer der sensitivsten und spirituellsten Menschen, die uns je begegnet sind. Als sie zu uns kam, hatte sie seit mehr als einem Jahrzehnt mystische Visionen gehabt. Wanda musste bereits als kleines Kind eine Brille tragen. Als Teenager hatte sie mit Gewichtsproblemen, Angst und Gereiztheit zu kämpfen, also vergrub sie sich in ihren Büchern und verschloss sich immer mehr der Außenwelt. Nach der Highschool wurde sie Buchhalterin – der perfekte Job für jemanden, der sich vor dem Leben verstecken wollte. Doch nach Jahren der immer gleichen Arbeit – dem

Addieren von Zahlenkolonnen – stellten sich Probleme mit dem Sehen ein. Sie merkte, dass ihr Fehler und Irrtümer unterliefen, was vorher nie passiert war. Außerdem erlebte sie immer häufiger eine Verzerrung ihres Blicks, wenn sie spätabends von der Arbeit nach Hause fuhr. In der Annahme, dass sie eine Brille brauchte, machte sie einen Termin mit einem Augenarzt, der einen Grauen Star bei ihr diagnostizierte.

Unser erster Schritt für eine Besserung von Wandas Sehvermögen bestand darin, ihr zu helfen zu visualisieren (kein Wortwitz!), wie ein schönes, gesundes Auge aussah. Der Augapfel ist eine Art Kugel. An der Rückseite befindet sich die Netzhaut (Retina). Das ist eine Nervenschicht, in der alle optischen Wahrnehmungen über die Stäbchen und Zapfen aufgenommen werden. Die Linse befindet sich an der Vorderseite. Sie ist mit einer sehr sensitiven, feinen Schicht versehen, die Cornea genannt wird.

In einem gesunden Auge ist die Linse schön und klar. Wenn jemand einen Grauen Star entwickelt, trübt sich die Linse – manchmal so sehr, dass sie jegliche Sicht verhindert. Und genau das war bei Wanda der Fall.

Das Risiko, an einem Grauen Star zu erkranken, kann durch verschiedene Ursachen verschlimmert werden, einschließlich Augentrauma, einer Autoimmunerkrankung des Auges (Uveitis oder Mondblindheit), Diabetes, Strahlentherapie und Steroid-Medikation. Um ihr gegenwärtiges Problem zu mildern und nach Möglichkeit die Entwicklung eines Katarakts in ihrem anderen Auge zu verhindern, mussten wir herausfinden, ob es bei Wanda irgendeinen der oben genannten Faktoren gab. Wir merkten, dass sie 50 Pfund Übergewicht hatte. Doch weil sie seit Jahren nicht beim Arzt gewesen war, wusste sie nicht, ob sie Diabetes hatte oder nicht. Auf unser Drängen hin ging sie zu einem Internisten und ließ ihren Blutzucker untersuchen. Sie hatte Typ-2-Diabetes. Um ihr bei diesem Problemteil zu helfen, verschrieben wir Wanda eine strenge kohlehydratarme Diät, um Gewicht zu verlieren. Und wir halfen ihr, passende Aerobic-Übungen zu finden, die sie jeden Tag 20 Minuten lang absolvieren konnte. Wanda war mit dem Trainingsplan voll einverstanden, inspiriert von der Tatsache, auf diese Weise ihren Blutzuckerspiegel, die Gesundheit ihres Herzens und letzten Endes ihr Sehvermögen verbessern zu können.

Bei der Suche nach weiteren Behandlungsmöglichkeiten sahen wir uns zunächst die traditionellen medizinischen Optionen genauer an. Doch leider ist die einzige medizinische Behandlung bei einem Grauen Star die Operation; dabei wird die trübe Linse des Patienten entfernt und durch eine künstliche ersetzt. Wanda machte sich Sorgen, dass die Operation vielleicht nicht den gewünschten Erfolg bringen könnte, doch der Augenchirurg versicherte ihr, dass 95 Prozent der Patienten danach klar und deutlich sehen können. Aufgrund dieser Information beschloss Wanda, ihren Grauen Star operieren zu lassen.

Doch das war nicht alles. Sie wollte wissen, wie sie die Bildung eines Katarakts in ihrem anderen Auge verhindern konnte. Wir empfahlen ihr, weiterhin durch regelmäßiges Training und die empfohlene Diät abzunehmen. Doch gleichzeitig schickten wir sie zu einem Akupunkteur und chinesischen Naturheilkundearzt sowie einer Ernährungsberaterin, die versuchen würden, die Entzündung in ihrem Körper zu heilen, die das Risiko eines weiteren Katarakts erhöhten. Der Akupunkteur und der chinesische Heilkundige empfahlen Wanda die Anwendung von Huang Lian, das Coptidis, Bupleurean und Scutellariae enthält.

Die Ernährungsberaterin gab Wanda ein Ergänzungsmittel, das vor allem auf die Wiederherstellung der Augengesundheit spezialisiert ist. Es beinhaltet Vitamin E, Vitamin A, DHA, Vitamin C, Riboflavin, Zink, Selen, Kupfer, Curcuma, Traubenkernextrakt, Lutein und Glutathion. Desweiteren nahm Wanda Antioxidantien, unter anderem Alpha-Linolensäure, Coenzym Q10, Acetyl-L-Carnitin und Quercitin. Darüber hinaus legte die Ernährungsberaterin Wanda nahe, Kuhmilch zu meiden, da diese den Grauen Star verschlimmern könnte.

Und schließlich begann Wanda, die Denk- und Verhaltensweise zu ändern, die eventuell zu ihrer Erkrankung beigetragen hatten. Sie beschloss, sich jeden Monat zwei Filme im Kino anzusehen, um ein Gefühl für die populäre Kultur zu entwickeln. Das war etwas, was sie alleine tun konnte und was ihr gleichzeitig die Möglichkeit gab, mit anderen Menschen darüber zu reden. Außerdem begann sie, mit anderen zu plaudern, wann immer sich die Gelegenheit dazu bot.

Um ihr bei der Veränderung der grundlegenden Denkweise zu helfen, die wahrscheinlich ihr Sehvermögen beeinträchtigte, arbeitete Wanda mit Affirmationen für generelle Augengesundheit (»Ich sehe mit Liebe und Freude.«), für Augenprobleme (»Ich erschaffe jetzt das Leben, das ich gerne betrachte.«), für Grauen Star (»Das Leben ist ewig und von Freude erfüllt. Ich freue mich auf jeden neuen Augenblick. Ich bin in Sicherheit. Das Leben liebt mich.«) und für Angst (»Ich liebe und akzeptiere mich und vertraue dem Prozess des Lebens. Ich bin in Sicherheit.«).

Diese Veränderungen halfen ihr, eine stärkere Verbindung zu der Welt um sie herum, anstatt zu der Welt über ihr herzustellen. Wandas Sehvermögen verbesserte sich. Sie verlor 25 Pfund, ihr Blutzucker normalisierte sich, und ihr anderes Auge blieb gesund.

Alles ist gut im sechsten emotionalen Zentrum

Wenn Menschen unter Gehirn-, Augen- oder Ohrproblemen leiden, müssen sie auch hier prüfen, wie es mit der Balance in ihrem Leben steht. Gesundheit im sechsten emotionalen Zentrum bedeutet, in der Lage zu sein, Informationen sowohl aus der Welt um Sie herum als auch aus der göttlichen Ebene aufzunehmen. Diese unterschiedlichen Perspektiven helfen Ihnen, auf angenehme Weise durchs Leben zu gehen – indem sie eine ausgewogene Wissensbasis bieten, mit der Sie sich jeder Situation stellen können.

Ihr Gehirn und Ihre Fähigkeiten zu sehen und Probleme zu lösen, ist so individuell und einzigartig, wie Sie es sind. Verleugnen

Sie nicht Ihre speziellen Talente, sondern versuchen Sie, eine weite, facettenreiche Methode zur Erlangung von Wissen zu entwickeln. Lernen Sie zu vertrauen und zu glauben; benutzen Sie Meditation, Gebet oder stille Momente, doch vernachlässigen Sie auch nicht die Logik, Struktur und Kreativität der irdischen Welt.

Um eine achtsamere Herangehensweise an Ihr Leben zu erleichtern, versuchen Sie es mit Louises Affirmation für das sechste emotionale Zentrum: »Wenn ich meine Kreativität, Intellekt und Spiritualität in eine ausgewogene Balance mit Disziplin und Flexibilität bringe, werde ich immer erfolgreich sein.«

Ihr Herz und Ihr Geist sind weit offen. Alles ist gut.

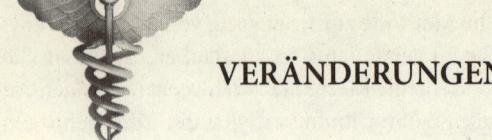

VERÄNDERUNGEN

Das siebte emotionale Zentrum: Chronische und degenerative Störungen sowie lebensgefährliche Erkrankungen

Das siebte emotionale Zentrum unterscheidet sich ein wenig von den anderen. Hier geht es um Probleme, die häufig in den anderen emotionalen Zentren beginnen, sich dann aber zu ihrer extremsten Form entwickeln. Zum Beispiel ist die Gesundheit der Brüste eine Angelegenheit des vierten emotionalen Zentrums, doch lebensbedrohlicher Brustkrebs fällt sowohl in das vierte als auch siebte emotionale Zentrum.

Das gleiche Muster gilt für jede Krankheit, die chronisch oder lebensgefährlich wird – von Gewichtsproblemen bis zu Erkrankungen des Immunsystems.

Um die Gesundheit im siebten emotionalen Zentrum wiederherzustellen, müssen lebenslange emotionale Muster von Hoffnungslosigkeit und Verzweiflung überwunden werden. Es geht darum, die eigene Lebensaufgabe und damit eine spirituelle Verbindung zu finden. Wenn Sie glauben, dass Sie machtlos sind oder wenn Sie Ihre Verbindung zu etwas, das größer ist als Sie, verloren haben – egal ob Gott oder irgendeine andere höhere Macht – kann es sein, dass Sie sich mit den Problemen des siebten emotionalen Zentrums konfrontiert sehen. Eine unmittelbar lebensbedrohende oder allmähliche degenerative Erkrankung könnte ein dringender Hinweis Ihres Körpers sein, Ihre Lebensaufgabe neu zu überdenken, sich von dem Groll und den Ressentiments zu befreien, die Sie mit sich herumtragen und sich an eine höhere Macht zu wenden. Um gesund zu leben, müssen Sie erkennen, das Ihr Leben sowohl von göttlicher Gnade als auch von persönlichen Entscheidungen geführt ist.

Zu den negativen Gedanken und Verhaltensweisen, die sowohl mit chronischen oder degenerativen Erkrankungen als auch mit Krebs in Verbindung gebracht werden, gehören Angst, Sorgen, Hoffnungslosigkeit und das Gefühl, nicht gut genug zu sein. Bei dem Prozess der Identifizierung von Gedanken und Verhaltensweisen, die Sie vielleicht krank machen oder Ihre Symptome verschlimmern, geht es nicht darum, sich irgendwelche Schuldgefühle aufzuladen. Sie haben Ihre Krankheit nicht verursacht. Jede Krankheit ist zum Teil auf Faktoren wie Ernährung, Umweltbedingungen und genetische Veranlagung zurückzuführen. Doch ebenso gilt, dass jede Krankheit durch Ihre Emotionen schlimmer oder besser werden kann. Transformieren Sie Ihre negativen Denk- und Verhaltensmuster positiv und damit heilend, indem Sie Louises Affirmationen und Verhaltensänderungen in Ihr tägliches Leben integrieren. Dies kann Ihnen helfen, Ihren weltlichen Verstand mit Ihrer höheren Macht in Übereinstimmung zu bringen, damit Sie gesund werden können.

Siebtes emotionales Zentrum: Affirmation und Wissenschaft

Wenn es um das siebte emotionale Zentrum geht, erforscht die Affirmationstheorie von Louise die Emotionen, die chronischen, lebensbedrohlichen Krankheiten wie Krebs, ALS (Amyotrophe Lateralsklerose, auch als Lou-Gehrig-Krankheit bekannt) oder anderen degenerativen Erkrankungen zugrunde liegen. Diese Krankheiten sind für Louise ein Zeichen der Stagnation – egal ob diese Stagnation sich in einem Job, einer Ehe oder generell im Leben zeigt.

Die Denkmuster des siebten emotionalen Zentrums, die mit Krebs und chronischen oder degenerativen Erkrankungen assoziiert sind, haben oft mit Angst oder Verleugnung von Erfolg zu tun und letztendlich mit der Weigerung zu glauben, dass Sie gut oder wertvoll genug sind.

Was sagt die medizinische Wissenschaft zu dieser Körper-Geist-Verbindung bei lebensbedrohlichen Erkrankungen des siebten emotionalen Zentrums?

Es gibt ein klares, seit langem bekanntes Muster im Hinblick auf Emotionen, das bei Menschen mit chronischen Gesundheitsproblemen oder lebensbedrohlichen Krankheiten beobachtet worden ist.[1] Zum Beispiel zeigen Untersuchungen, dass Menschen mit degenerativen Erkrankungen häufig unter Depression, Hoffnungslosigkeit und Angst leiden, was auf einen Verlust von etwas zurückzuführen ist, was entscheidend für ihr Leben war, etwas, das ihrem Leben Sinn und Richtung gegeben hat. Während diese Emotionen generell das Risiko einer chronischen Erkrankung vergrößern können, hat eine Untersuchung gezeigt, dass diese Gefühle auch direkt mit Multipler Sklerose (MS) verbunden sind. Der Verlust einer Beziehung aufgrund von Tod oder Untreue, der Tod des eigenen Kindes oder die Diagnose, dass man keine Kinder haben kann – bei all diesen Situationen hat sich gezeigt, dass sie den Beginn einer Multiplen Sklerose beschleunigen.[2]

Der Tod eines geliebten Menschen oder ein anderer schwerer Verlust führt häufig dazu, dass Menschen den Sinn ihres Leben neu überdenken. Eine andere Studie zeigt jedoch, dass Personen, die unfähig waren, ihrem Leben eine Aufgabe und neuen Sinn zu geben – indem sie liebevolle Unterstützung durch den Aufbau neuer Beziehungen erhalten oder eine Berufung finden – nach der MS-Diagnose eine schlechtere Prognose hatten.[3]

Untersuchungen haben außerdem gezeigt, dass das Tempo der Verschlechterung einer Erkrankung oder sogar die Remission neurodegenerativer Erkrankungen wie ALS beeinflusst werden kann durch die Art und Weise, wie wir mit Stress umgehen und in den Widrigkeiten des Lebens Sinn und Bestimmung finden.[4] Eine bahnbrechende Studie von Evelyn McDonald über ALS hat gezeigt, dass Menschen, die eine starke Lebensaufgabe hatten und daran glaubten, ihr Leben zu ändern sowie psychologisch stabil waren, nach der Diagnose im Durchschnitt noch vier Jahre lebten. Personen, die nicht diese positive Denkweise hatten, überlebten nur ein Jahr.[5] Diese Studie wurde in den *Archives of Neurology* veröffentlicht wurde und machte einen so starken Eindruck auf die Ärzteschaft, dass sie sich darauf auswirkte, wie ALS diagnostiziert und kategorisiert wird. Vor der Studie wurde eine ALS-Diagnose übereinstimmend als düstere Prognose betrachtet. Doch offensichtlich ist es auch bei einer lebensgefährlichen, degenerativen Erkrankung möglich, Ihren Körper zu heilen und Ihr Leben zu ändern.

Menschen, die an einer chronischen oder lebensbedrohlichen Krankheit wie zum Beispiel MS, ALS und Krebs erkranken, leiden oft unter schwerer Depression, sind chronisch besorgt oder wütend über irgendwelche nicht geheilten, ungelösten traumatischen Erlebnisse in der Vergangenheit. Dabei ist es egal, ob es sich um eine aufreibende Scheidung handelt, den Tod eines Kindes oder irgendeine andere Katastrophe.[6] Der effektive Umgang mit diesen Emotionen, egal ob sie die Form von Angst, Trauer oder Frustration annehmen, kann selbst während einer Krebsbehandlung zu einem optimalen Ergebnis führen. In einer Untersuchung bei Männern vor und nach einer Prostatakrebs-Operation zeigte sich ein auffallender Unterschied zwischen der Kontrollgruppe, die nur unterstützende Therapie benutzte, und der Gruppe, die geführte Fantasiereisen und andere stressreduzierende Techniken anwandten. Die zweite Gruppe hatte bessere Immunsystem-Parameter und erholte sich schneller von dem Eingriff.[7] Wenn wir den Stress identifizieren und verarbeiten, die negativen Denkmuster durch Affirmationen, geführte Fantasiereisen oder andere Methoden ändern und alle zur Verfügung stehenden medizinischen Optionen ausschöpfen, ist es möglich, ein sinnvolles und erfülltes Leben zu führen.

Chronische und degenerative Erkrankungen

Menschen, die anfällig sind für chronische oder degenerative Erkrankungen wie beispielsweise Fibromyalgie, Borreliose oder ALS, versuchen, ihr Schicksal zu kontrollieren. Oft haben sie eine ganze Liste von Lebenszielen – eine erfolgreiche Karriere, viel Geld, perfekte Figur und perfektes Familienleben – die ihre Handlungen und Aktivitäten beherrschen. Jedoch besteht die Wahrscheinlichkeit, dass sie nie an die Möglichkeit irgendeiner Art göttlicher Intervention gedacht haben. Unglücklicherweise hat jedoch das Universum das Talent, Ihnen einen Stock zwischen die Beine zu werfen, wenn Sie Ihr Leben lang immer nur Ihre eigenen Pläne im Kopf hatten, ohne Raum für Abweichungen. Um das erzwungene Gefühl schwelender Hilflosigkeit zu überwinden, das häufig mit unerwarteten Ereignissen einhergeht, ist es wichtig, eine gesunde Balance zwischen irdischem Sinn und Ziel und himmlischer Intervention zu kultivieren.

Wenn Sie einer der vielen Millionen Menschen sind, die an einer progressiven ernsten und unheilbaren Krankheit leiden, haben Sie wahrscheinlich alles ausprobiert – von konventionellen medizinischen Behandlungsmethoden bis zu alternativen Therapien. Aber scheint sich Ihre Krankheit zu verschlechtern, egal mit wie viel Geld und Ressourcen Sie das Problem zu bekämpfen versuchen? Vielleicht sollten Sie einen neuen Kurs einschlagen. Nach unserer Erfahrung ist Medizin zwar hilfreich, aber nicht die komplette Antwort. Wenn Sie Medizin, Verhaltensmodifizierungen und Affirmationen kombinieren können, wird die Wahrscheinlichkeit viel größer sein, dass sich Ihre Gesundheit und Ihr Leben generell positiv verändert. Nichts ist so geeignet wie eine gesundheitliche Krise, um Ihnen zu helfen, eine Bestandsaufnahme Ihrer Vergangenheit, Gegenwart und Zukunft vorzunehmen – und Ihre Prioritäten neu zu überdenken.

Louise glaubt, dass der Hauptgrund für das Ungleichgewicht zwischen dem Persönlichen und dem Spirituellen die grundlegende Weigerung ist, alte Denkweisen zu ändern, die Unfähigkeit, alte Verletzungen, Ressentiments, Muster und Glaubenssätze loszulassen und mangelnder Glaube an sich selbst. Chronische Krankheiten haben generell damit zu tun, keine Änderungen aus Angst vor der Zukunft vornehmen zu wollen. Um trotz Ihrer Ängste die Fähigkeit zur Veränderung zu fördern, benutzen Sie die Affirmation: »Ich bin willens, mich zu wandeln und zu wachsen. Ich baue mir jetzt eine sichere, neue Zukunft auf.« Wenn wir uns einige der degenerativen Erkrankungen näher anschauen, sehen wir ein ähnliches Angstmuster. Menschen mit ALS haben oft große Fähigkeiten, aber tief in ihrem Inneren sind sie davon überzeugt, dass sie Heuchler sind und der Welt nur etwas vortäuschen. Sie leben mit der extrem unangenehmen Vorstellung: »Wenn die Leute nur wüssten …« Sie haben das abgrundtiefe Gefühl, nicht gut genug zu sein, und je näher sie dem Erfolg sind, desto schwerer machen sie es sich selbst. Erinnern Sie sich daran, dass Sie machtvoll und talentiert sind mit der Affirmation: »Ich weiß, dass ich wertvoll bin. Es bedeutet keine Gefahr für mich, Erfolg zu haben. Ich bin in Sicherheit. Das Leben liebt mich.«

AIDS wird mit ähnlichen Denkmustern der Wehrlosigkeit, Hoffnungslosigkeit und Einsamkeit assoziiert. Um diese Gefühle zu bekämpfen, können Sie die folgende Affirmation benutzen: »Ich bin Teil des universellen Plans. Ich bin wichtig und werde vom Leben selbst geliebt. Ich bin stark und fähig. Ich liebe und akzeptiere mich total.« Wenn Ihnen gesagt wird, Ihre Krankheit sei unheilbar, schenken Sie sich selbst Hoffnung, indem Sie über die folgende Affirmation meditieren: »Wunder geschehen jeden Tag. Ich gehe nach innen, um das Muster aufzulösen, das zu diesem Zustand geführt hat, und ich nehme eine göttliche Heilung an. Und so ist es!«

Das Verändern der Denkweise ist entscheidend, um Gesundheit im siebten emotionalen Zentrum zu gewährleisten. Während Sie anfangen, Ihre negativen Gedanken und Verhaltensweisen positiv umzuwandeln, ist es auch wichtig, sich Ihre Beziehung zur mystischen Ebene anzuschauen. Sie werden erkennen, dass Ihre Lebensaufgabe nicht etwas ist, das Sie alleine entscheiden und ausführen. Die Krankheit kann Ihnen helfen, erneut einzuschätzen, worin Ihre wahre Lebensaufgabe besteht, wenn Sie offen dafür sind. Suchen Sie nach einer Führung, die nicht nur Ihren logischen Verstand benutzt. Akzeptieren Sie die Tatsache, dass es eine höhere Macht gibt, die Sie bei Ihren Bemühungen unterstützt, und versuchen Sie, die darin enthaltene Weisheit anzuzapfen. Ihr Glaube an etwas, das größer ist als Sie selbst, wird Ihnen helfen, die Angst und Hoffnungslosigkeit zu vertreiben, die sich einstellt, wenn Ihr Leben aus den Fugen zu geraten scheint.

Ein Werkzeug, das wir Menschen empfehlen, die versuchen, eine Verbindung mit dem Göttlichen herzustellen, ist das sogenannte »Life Grant Proposal« – ein Antrag auf ein Stipendium für das Leben. Ein solches Proposal ist vergleichbar mit den Unterstützungsanträgen, die Forscher oder gemeinnützige Organisationen schreiben, um finanzielle Förderung zu erhalten. Doch hier handelt es sich um einen Antrag, den Sie für das Universum, Gott oder eine andere höhere Macht verfassen, an die Sie glauben und in dem Sie beschreiben, wie viel länger Sie leben wollen und was Sie mit den zusätzlichen Jahren machen wollen, die Ihnen zugestanden werden.

Nehmen Sie ein Blatt Papier und schreiben Sie oben Ihren Namen und Ihr Geburtsdatum hin. Darunter setzen Sie ANTRAG AUF EIN LEBENSSTIPENDIUM, gefolgt von einem Zeitabschnitt in Anführungszeichen, wie zum Beispiel »Für die Zeit von 2013 – 2048«, indem Sie das gegenwärtige Jahr nehmen und das Jahr, das anzeigt, wie lange Sie noch leben möchten. Unter diese Überschrift teilen Sie den Antrag in Fünf-Jahres-Phasen ein. So wäre bei dem o. g. Beispiel die 1. Phase von 2013 – 2017, die 2. Phase von 2018 – 2022, und so weiter.

Unter jede Phase schreiben Sie, was Ihrer Meinung nach Ihre göttlich geführte Lebensaufgabe während dieses Zeitraumes sein könnte. Dann führen Sie im Einzelnen auf, welche Hilfsmittel Sie benötigen, um die von Ihnen vorgeschlagenen Pläne realisieren zu können. Schreiben Sie nicht Ziele auf, an denen Sie bereits arbeiten, wie beispielsweise Ihre Tätigkeit als ehrenamtliche Helferin in einer wohltätigen Einrichtung, oder Ihre Liebe zur Natur. Diese Informationen sind wichtig für eine Antragserneuerung – nicht für einen Unterstützungsantrag. Mit dieser Übung bekennen Sie sich nicht erneut zu Ihrer alten Aufgabe, sondern bereiten sich auf eine völlig neue Aufgabe vor. Zudem sollten Sie versuchen, vage Aufgaben zu vermeiden, wie zum Beispiel »Frieden auf der Welt schaffen« oder: »Meine Enkel lieben«. Aller Wahrscheinlichkeit nach lieben Sie Ihre Enkel schon jetzt, und Weltfrieden zu schaffen ist eine derart nebulöse Aussage, dass sie in Wahrheit nicht viel bedeutet, sondern Ihren Antrag schwächt und es weniger wahrscheinlich macht, dass er durchkommt.

Eine bessere Lebensaufgabe würde ungefähr so lauten:

*»Ich habe bisher immer 12 Stunden am Tag gearbeitet,
sieben Tage in der Woche. In der ersten Phase meines
neuen Lebens plane ich, meinen Arbeitstag auf
acht Stunden zu reduzieren, sechs Tage in der Woche.
Den Rest meines Tages werde ich bei liebevollen und
geruhsamen Aktivitäten mit meinem Enkelkindern
verbringen, wenigstens einmal im Jahr mit ihnen zelten,
ihr Fußballteam trainieren und ihnen Angeln und Stricken
beibringen.«*

Haben Sie es verstanden? Gehen Sie ins Detail, aber nicht so sehr, dass Sie keinen Raum lassen für eine höhere Macht, die vielleicht Variationen vorschlägt. Der Prozess des schriftlichen Festhaltens eines Antrages auf ein Lebensstipendium ist tatsächlich eine tiefgehende Übung bei der Neubewertung Ihres Lebensentwurfes und gibt Ihnen die Möglichkeit, mit Intention und Demut Ihre göttlich geführte Lebensaufgabe zu beginnen.

Viele Aspekte bei der Entwicklung einer Krankheit liegen außerhalb Ihrer Kontrolle, doch gleichzeitig gibt es vieles, was Sie kontrollieren können. Versuchen Sie, sich nicht von Angst überwältigen zu lassen. Bleiben Sie in engem Kontakt mit Ihren Freunden und Familie, damit sie einen hilfreichen Kreis um Sie bilden können. Lernen Sie, auf Ihre Instinkte und Bauchgefühle zu hören. Es handelt sich dabei um göttlich geführte Zeichen, die Sie zu Ihrer wahren Aufgabe führen. Glauben Sie an sich selbst, aber auch an etwas, das über Sie hinausgeht und in das Sie eingebettet sind.

Aus den Krankenakten:
Degenerative Störungen – Patientenstudie

Yvette war 62 Jahre alt und in ausgezeichneter physischer Verfassung, als sie zum ersten Mal zu uns kam. Jeder in ihrer Familie war ein Athlet. Yvette war sportbegeistert und als Teenager eine enthusiastische Langstreckenläuferin.

Als Erwachsene machte Yvette weiterhin Langlauf, auch während ihrer Schwangerschaft und zum Zeitpunkt unserer ersten Begegnung. Im Laufe ihres Lebens bekam sie immer wieder mal Knie- und Rückenverletzungen, doch ihre positive Einstellung und die Überzeugung, dass es ihr bald wieder besser gehen würde, halfen ihr durch diese Perioden. Im Großen und Ganzen war Yvette zufrieden mit ihrem Leben. Sie hatte ein schönes Haus, einen gut aussehenden Ehemann, jede Menge Geld und ihre Gesundheit.

Doch dann brach langsam alles zusammen. Eines Nachts wachte Yvette durch starkes Zittern in ihrer Seite auf, was tagelang anhielt. Sie ging zu ihrem Arzt, dann zu einem Neurologen und danach zu einem zweiten Neurologen. Keiner hatte eine definitive Antwort, doch die Ärzte glaubten, dass es ALS (Amyotrophe Lateralsklerose) sein könnte. Yvette war am Boden zerstört.

Als erstes legten wir ihr nahe, die Bezeichnung der Erkrankung/Diagnose nicht in ihren Geist »einzuzementieren«, sondern sich daran zu erinnern, dass ihr Arzt gesagt hatte, sie *könne vielleicht* ALS haben und dass es keine »definitive Antwort« gab. Wir hoben Yvette gegenüber hervor, dass ihre Symptome nur in den »grauen Bereich« fielen – die »vor-diagnostische« Phase. Das mag nicht sehr beruhigend klingen, weil Menschen oft einen festgesetzten Namen für die Erkrankung haben wollen, unter der sie leiden. Doch aus unserer Perspektive war dies entscheidend, weil es ohne sichere Diagnose leichter ist, Symptome umzukehren und in Remission zu bringen. ALS ist ein perfektes Beispiel für diese Art von Krankheit.

ALS führt zu einer fortschreitenden Degeneration der Nervenzellen im Gehirn und im Rückenmark, die Bewegungen kontrollieren. Ein Mensch kann Schwäche in Armen und Beinen erleben und, in späteren Stadien, Schwierigkeiten beim Sprechen und Schlucken bekommen. Früher ging man davon aus, dass diese Krankheit immer tödlich verläuft, mittlerweile ist das nicht mehr der Fall. Es ist erwiesen, dass ein Patient mit ALS, der Sinn in seinem Leben findet und an seiner Lebensaufgabe arbeitet, weniger körperliche Symptome hat und länger lebt.

Um Yvette zu helfen, empfahlen wir ihr einige weiterführende diagnostische Untersuchungen, um herauszufinden, ob eine andere Erkrankung ihr Zittern verursachte. Doch die Ärzte konnten nichts finden, alles war in Ordnung. Sie hatte weder Probleme mit Nacken, Hals, Schilddrüse oder Nebenschilddrüsen, noch fanden wir irgendeine seltene oder ungewöhnliche Erkrankung, die ihren Zustand erklären konnte. Sowohl die Ergebnisse ihrer MRT als auch ihr EMG (Elektromyogramm) waren normal. Also fokussierten wir uns darauf, einen Weg zu finden, ihre ALS in Remission zu bringen.

Wir schickten Yvette zu einem integrativen/ganzheitlich praktizierenden Neurologen. Er würde ihre Symptome über einen bestimmten Zeitraum verfolgen und ihr außerdem eine Reihe von Nahrungsergänzungsmitteln verschreiben, um die Degeneration in ihrem Nervensystem zu stoppen und ihre Genesung mittels eines Prozesses zu fördern, der »Plastizität« genannt wird. Die erste von ihm vorgeschlagene Therapie war eine Serie von hyperbarer Sauerstoffbehandlung. Es ist erwiesen, dass diese Methode eine gewisse Wirkung (Verlangsamung) auf die Neurodegeneration bei Multipler Sklerose ausübt. Ärzte haben deshalb begonnen, sie auch bei der Behandlung von ALS einzusetzen. Außerdem empfahl der Arzt eine Serie von hochwirksamen Behandlungen mit Antioxidantien, einschließlich Glutathione und einem pharmazeutischen Multivitaminpräparat, in Kombination mit DHA.

Die abschließende physische Behandlung für Yvette war eine Kombination von Tai Chi und Qigong, da diese Übungen in China seit Jahrhunderten angewandt werden, um komplexen neurologischen Störungen entgegenzuwirken, die vor allem im fortgeschrittenen Alter auftreten.

Darüber hinaus begann Yvette, mit ALS-spezifischen Affirmationen zu arbeiten (»Ich weiß, dass ich wertvoll bin. Ich bin in Sicherheit und verdiene es, Erfolg zu haben. Das Leben liebt mich.«), sowie mit Affirmationen für generelle Gesundheit des Gehirns (»Ich bin der liebevolle Programmierer meines Gehirns.«) und für Ticks (»Ich bin vom Leben anerkannt. Alles ist gut. Ich bin in Sicherheit.«).

Gestärkt durch diese unterschiedlichen Behandlungsmethoden und Affirmationen begann Yvette, sich ihr Leben und das, was sie damit erreichen wollte, sehr genau anzuschauen. Es bedurfte der Krise einer möglichen Krankheit wie ALS, um sie zu zwingen, auf ihre Intuition zu hören und mit Leidenschaft und Zielgerichtetheit zu leben. Und als ihr Arzt sie ein Jahr später erneut untersuchte, stellte er fest, dass sich ihre Krankheit nicht weiterentwickelt hatte. Hin und wieder, wenn sie gestresst war, hatte sie ein Zittern im Arm, aber es eskalierte nicht.

Lebensbedrohliche Krankheiten

Was ist es im Leben eines Menschen, das dazu führt, dass eine Krankheit sich zu einer lebensbedrohlichen Gefahr entwickelt? Menschen, die anfällig sind für lebensgefährliche Erkrankungen, haben sich häufig sehr lange hilflos gefühlt in Bezug auf ihr Leben – schon bevor sie krank wurden.

Diese Menschen glauben, dass alles in ihrem Leben in den Händen des Schicksals liegt. Sie fühlen sich machtlos und nicht in der Lage, ihr Los zu verbessern – und sie warten, warten, warten in der Hoffnung, dass die Dinge irgendwie und irgendwann endlich besser werden. Doch sie werden nicht besser.

Die Behandlung von lebensbedrohenden Krankheiten ist unterschiedlich und für jeden Erkrankten spezifisch. Doch wir können bei jedem Fall eine Reihe ähnlicher Verhaltens- und Denkmuster erkennen, die unter Umständen zu der Krankheit beitragen. Nachdem Sie mit Ihrem Arzt besprochen haben, welche Behandlungsmodalitäten für Ihre Situation optimal sind, ist es wichtig, intuitives Denken und Affirmationen in Ihren Behandlungsplan einzubauen. Da lebensbedrohende Krankheiten ihre Ursache in der angegriffenen Gesundheit in einem der anderen emotionalen Zentren hat, müssen Sie die Gedanken ändern, die mit beiden Zentren assoziiert sind. Wenn Sie zum Beispiel an Brustkrebs erkrankt sind, haben Sie zwar die Tendenz, andere zu bemuttern und zu versorgen, doch gleichzeitig liegt eine tiefe Verletzung und seit langem bestehende Verbitterung vor. Um sich von diesen Gedanken zu befreien, würden Sie mit der Affirmation für Brustprobleme arbeiten (»Ich bin wichtig. Ich habe Bedeutung. Ich versorge und bemuttere mich jetzt selbst mit Liebe und mit Freude. Ich gestehe anderen die Freiheit zu, sie selbst zu sein. Wir alle sind in Sicherheit und frei.«), sowie die Affirmation für Krebs (»Liebevoll vergebe und löse ich alles Vergangene. Ich beschließe, meine Welt mit Freude zu füllen. Ich liebe und akzeptiere mich.«).

Dies ist nur ein Beispiel. Vielleicht möchten Sie in der Tabelle ab Seite 233 nachschauen, um die Verbindung zwischen dem Organ Ihres Körpers zu finden, das vom Krebs befallen ist, und der Denkweise, die mit diesem Bereich assoziiert ist.

Um die Verhaltensweisen zu ändern, die zu einer rapiden Verschlechterung Ihrer Krankheit beitragen können, ist es erforderlich, dass Sie eine gesunde Kontrolle über Ihr Leben übernehmen. Sie müssen erkennen, dass es zwar eine göttliche hilfreiche Präsenz in Ihrem Leben gibt, die jedoch nicht alles bestimmen kann. Sie haben darüber hinaus persönliche Macht, mit der Sie zur Erschaffung Ihrer Welt, so wie Sie sie sich vorstellen, beitragen können.

Mit diesem Wissen und den Empfehlungen in den anderen Kapiteln dieses Buches können Sie Ihre gesundheitlichen Probleme angehen. Bei Leukämie zum Beispiel arbeiten Sie mit der Information in dem Teil von Kapitel »Wir sind eine Familie«, der sich mit Bluterkrankungen beschäftigt, damit Sie ein Gefühl der Sicherheit in Ihrer Familie und Ihren Freundschaften schaffen können. Wenn Sie an Brustkrebs erkrankt sind, gehen Sie zu Kapitel »Süße Gefühle« und lernen Sie, wie Sie sich genauso gut um sich selbst wie um andere kümmern können. Wenn Ihre Gewichtsprobleme lebensbedrohlich geworden sind, machen Sie sich Ihre eigene Macht bewusst und gehen Sie zu Kapitel »Eine neue Herangehensweise«, um ein Gleichgewicht im dritten emotionalen Zentrum herzustellen.

Der wichtigste Schritt, wenn es um die Gesundheit im siebten emotionalen Zentrum geht, besteht darin, das Gleichgewicht zwischen der Macht des Göttlichen und der Macht in Ihrem eigenen Inneren herzustellen. Werden Sie aktiv. Befreien Sie sich.

Aus den Krankenakten:
Krebs – Patientenstudie

Angelina ist 50 Jahre alt. Sie hat alle Prüfungen erlebt, die man sich vorstellen kann – finanziell, physisch und emotional – doch sie hat sich nicht unterkriegen lassen.

Ihr Leben ist praktisch von Krankheiten bestimmt gewesen: Ein Desaster folgte dem anderen. Im Kindesalter hatte sie einen Blinddarmdurchbruch, was zu einer schweren Blutvergiftung führte, die einen längeren Krankenhausaufenthalt erforderlich machte. Aufgrund eines Autounfalls in ihren Zwanzigern litt sie unter chronischen Kopf-und Rückenschmerzen. Mitte Dreißig bekam sie Schilddrüsenprobleme und nahm übermäßig zu. Zudem hatte sie Asthma. Und in ihren frühen Vierzigern wurde bei ihr Brustkrebs diagnostiziert. Sie kämpfte und gewann den Kampf mit dem Krebs in ihrer linken Brust, indem sie sich für eine brusterhaltende Operation mit anschließender Strahlenbehandlung entschied. Danach war Angelina vielleicht zum ersten Mal in ihrem Leben physisch gesund. Doch emotional war sie ein Wrack – immer voller Angst vor dem nächsten medizinischen Desaster. Als sie einen hartnäckigen Husten bekam, der nicht weggehen wollte und ihr Arzt einen Schatten auf der Mammografie ihrer rechten Brust fand, war sie sicher, dass der Brustkrebs zurückgekommen war.

Zu dem Zeitpunkt, als Angelina zu uns kam, las sich ihre Gesundheits- bzw. Krankengeschichte wie die Inhaltsangabe in diesem Buch, denn sie hatte große Probleme mit jedem einzelnen emotionalen Zentrum erfahren: 1. Blutvergiftung; 2. Chronische Rückenschmerzen; 3. Gewichtszunahme; 4. Asthma; 5. Schilddrüsenunterfunktion; 6. Chronische Kopfschmerzen; und 7. Krebs. Während sie in der Vergangenheit scheinbar endlose Energie und eine positive Einstellung hatte, die nie schwankte, war sie jetzt erschöpft, und zum ersten Mal fühlte sie sich hoffnungslos.

Als wir begannen, einen Gesundheitsplan für Angelina zusammenzustellen, fühlte sie sich total überfordert, also änderten wir ihren Plan in zwei Teile: einen kurzfristigen und einen langfristigen.

Wir fingen mit den kurzfristigen Gesundheitszielen an. Bei diesen Zielen ging es darum, Liebe und Freude in ihr Leben zu bringen. Sie musste sich mindestens eine Stunde täglich auf jedes emotionale Zentrum fokussieren, was mindestens sieben Stunden täglicher Arbeit bedeutete. Um ihr bei der zeitlichen Planung zu helfen, besorgte sich Angelina einen 24-Stunden-Terminkalender und programmierte ihr Telefon mit wiederholten Erinnerungen, damit sie dieses neue System besser einhalten konnte.

Unsere Absicht war, Angelinas Leben mit Liebe und Freude zu durchfluten. Diese Emotionen erhöhen die Opiate und natürlichen Killerzellenaktivitäten und reduzieren Entzündungserreger. Hier ist ein typischer Tag für Angelina nach unserem neuen Plan:

Erstes emotionales Zentrum (Blut): Verbringen Sie bei einer Tasse Kaffee (vielleicht entkoffeiniert) Zeit mit einer Freundin/einem Freund oder Familienmitglied. Machen Sie es sich bequem und schauen Sie sich alte Fotos von Familie und Freunden an.

Zweites emotionales Zentrum (Lendenwirbelsäule): Verabreden Sie sich, auch wenn es nur mit einer Freundin ist. Ziehen Sie sich etwas Hübsches an und machen Sie sich einen schönen Abend in der Stadt. Kaufen Sie ein kleines Geschenk und geben Sie es jemandem, den Sie lieben. Schauen Sie Kindern auf dem Spielplatz beim Spielen zu.

Drittes emotionales Zentrum (Gewicht): Erlauben Sie sich vor 15.00 Uhr eine 100-Kalorien-Süßigkeit. Bitten Sie eine Freundin, Ihnen zu helfen, Ihren Kleiderschrank neu zu organisieren, und gehen Sie zur Kosmetikerin, um sich eine Gesichtsbehandlung zu gönnen. Trainieren Sie auf einem Standrad oder Laufband, während Sie sich fröhliche Musik anhören. Tanzen Sie wie eine Wilde.

Viertes emotionales Zentrum (Asthma): Schauen Sie sich im Kino einen lustigen Film oder im Fernsehen eine Komödie an. Ihr Ziel ist es zu lachen. Gehen Sie in einen Laden für Kunstbedarf und kaufen Sie Wasserfarben, Wachsstifte oder Bundstifte und Papier oder einen Malblock und malen Sie munter drauflos.

Fünftes emotionales Zentrum (Schilddrüsenunterfunktion): Unternehmen Sie eine Spazierfahrt mit dem Auto. Stellen Sie das Radio an und singen Sie mit, so laut Sie können. Spielen Sie mit einem Tier, auch wenn es nicht Ihr eigenes ist.

Sechstes emotionales Zentrum (Kopfschmerzen): Erinnern Sie sich an die Taten liebevoller Personen in Ihrem Leben und seien Sie dankbar dafür. Überlegen Sie, was sich seit der vergangenen Woche bei Ihnen verbessert hat. Lernen Sie eine neue Sprache. Nehmen Sie Tanzunterricht.

Siebtes emotionales Zentrum (möglicher Krebsrückfall): Wachen Sie jeden Tag mit dem Gedanken auf: »Ich bin begeistert und dankbar dafür, am Leben zu sein.« Versuchen Sie etwas Neues: Schalten Sie einen neuen Radiosender ein; essen Sie etwas, das Sie noch nie probiert haben; schauen Sie ein neues Fernsehprogramm an oder etwas im Internet, was Sie noch nicht kennen. Gehen Sie raus, sehen Sie in den Himmel und versuchen Sie, Kontakt mit Ihrer höheren Macht herzustellen.

Die anderen Stunden des Tages hatten wir für ihre langfristigen Ziele frei gehalten:

Erstes emotionales Zentrum (Blut): Gehen Sie zu einem Akupunkteur und/oder chinesischen Heilkundigen, der Ihr Blut mit Kräutern nähren kann, einschließlich Angelika, Gecko, Fructus lycii, Paeonia und anderen. Nehmen Sie ein pharmazeutisches Multivitaminpräparat mit Folsäure, Pantothensäure, Riboflavin, Thiamin, Kupfer, Eisen, Zink, DHA und den Vitaminen A, E, B6 und B12.

Zweites emotionales Zentrum (Lendenwirbelsäule): Zusätzlich zu dem Multivitamin nehmen Sie gegen Eisenmangel SAMe und Wellbutrin, um die Schmerzen im Rücken zu erleichtern. Für die Schmerzen bei Lendenwirbel-Arthritis nehmen Sie Traubenkernextrakt und Glucosamin Sulfat. Außerdem empfehlen wir Ihnen Yamuna Body Rolling, um die Flexibilität in Ihrer Wirbelsäule und den Gelenken zu verbessern und die Schmerzen zu beseitigen.

Drittes emotionales Zentrum (Gewichtsprobleme): Nehmen Sie ab, indem Sie ein reichhaltiges Frühstück essen, ein noch üppigeres Mittagessen und ein sehr bescheidenes Dinner. Jede Mahlzeit außer dem Abendessen muss sensibel portioniert sein: 1/3 Kohlehydrate, 1/3 Proteine und 1/3 Gemüse oder Salat. Zum Abendessen gibt es dann nur einen kleinen Proteinsnack und etwas grünes Blattgemüse. Außerdem können Sie, wenn Sie möchten, zwischen 10 und 15 Uhr einen halben Proteinsnack mit einer Flasche Wasser zu sich nehmen. Nach 15 Uhr sind keine Kohlehydrate mehr erlaubt. Suchen Sie nach einer makrobiotischen Heilungsdiät – sie wird die Kapazität des Immunsystems unterstützen und helfen, den Krebs fernzuhalten.

Viertes emotionales Zentrum (Asthma): Benutzen Sie einen Asthma-Inhalator und gehen Sie zu einem Akupunkteur und/oder chinesischen Kräuterheiler und lassen Sie sich Crocody Smooth Tea Pills, Kalmegh und Respyrin geben, um Kurzatmigkeit weiter zu lindern. Außerdem nehmen Sie das Nahrungsergänzungsmittel Q10 zur Unterstützung des Immunsystems.

Fünftes emotionales Zentrum (Schilddrüsenunterfunktion): Gehen Sie zu einem ganzheitlich praktizierenden Arzt, um herauszufinden, ob es helfen würde, L-Thyroxin (T4) durch ein Schilddrüsenhormon zu ersetzen, das sowohl T4 als auch T3 beinhaltet.

Sechstes emotionales Zentrum (Kopfschmerzen): Entscheiden Sie, ob Sie ein Migräne-Schmerzmittel nehmen wollen. Oder Sie gehen zu einem Akupunkteur und/oder chinesischen Kräuterheiler für wöchentliche Behandlungen und lassen sich das Heilkraut Tian Ma Huan geben.

Siebtes emotionales Zentrum (möglicher Krebsrückfall): Holen Sie eine zweite und dritte Meinung ein, um die Resultate der ersten Mammografie zu bestätigen oder zu negieren.

Mit diesen Instruktionen begann Angelina ihr neues Medizin- und Trainingsregime. Da sie große Angst hatte vor einer Rückkehr ihres ersten Brustkrebses und damit einer »lebensbedrohlichen« Prognose, holte sie als Erstes eine zweite und dritte Meinung ein. Beide dieser Ärzte stimmten überein, dass es sich um einen zweiten primären Krebs handelte, was bedeutete, dass Angelina einen neuen Tumor in ihrer rechten Brust hatte. Es war keine Rückkehr des ursprünglichen Brustkrebses.

Sie hatte auch dieses Mal eine brusterhaltende Operation mit anschließender Strahlentherapie, doch anders als beim ersten Mal hatte der Krebs einen Lymphknoten befallen. Nachdem Angelina sich gegen eine Chemotherapie entschieden hatte, hatte ihr Onkologe zunächst Bedenken, war aber dann bereit, weiter mit ihr zu arbeiten. Da es sich nur um einen einzigen Lymphknoten handelte, hatte er das Gefühl, dass sein Wissen hilfreich sein konnte – auch ohne die typischen Behandlungsmethoden.

Doch die Ausbreitung des Krebs wirkte sich anders auf Angelina aus: Es brachte sie zu der Erkenntnis, dass sie *entscheidende* lebensrettende Änderungen in ihrem Leben vornehmen musste. Sie musste ihre Lebensaufgabe finden.

Von nun an ging Angelina zwei Mal im Monat zu einem Berufsberater. Zusammen arbeiteten sie an einem langfristigen Plan, wie ihre Karriere in bestimmten Abschnitten aussehen sollte – in sechs Monaten, einem Jahr, zwei Jahren und fünf Jahren. Sie erstellte eine Liste all der Personen, mit denen sie »unerledigte Dinge« zu klären hatte – Personen, denen gegenüber sie Groll oder Verbitterung empfand. Der Reihe nach rief sie die Betreffenden an, um sich zum Lunch zu verabreden und reinen Tisch zu machen.

Angelina zog sich für ein Wochenende allein in die Waldhütte einer Freundin zurück, um ihre Zukunft zu planen. Sie schrieb einen Antrag für ein Lebensstipendium an die höhere Macht ihrer Wahl, wobei sie im Einzelnen beschrieb, welche Menschen und finanzielle Unterstützung sie brauchte, um ihre Lebensziele zu realisieren. Sie schrieb den Antrag in ein Heft und segnete ihn mit einem Gebet.

Als Nächstes arbeitete Angelina mit einer Lebensberaterin, um sicher zu gehen, dass sie geschickt mit Heilungsaffirmationen arbeiten und damit die Kapazität ihres Körpers optimieren konnte, den Krebs fernzuhalten.

Um die zugrunde liegenden Gedankenmuster anzusprechen, die sich negativ auf ihre Gesundheit auswirkten, mussten wir mehrere Affirmationen auswählen. Außer den Affirmationen für spezifische Körperbereiche (zum Beispiel Brüste und Lunge) entschieden wir uns für Affirmationen in Bezug auf Krebs (»Liebevoll vergebe ich und löse alles Vergangene. Ich beschließe, meine Welt mit Freude zu füllen. Ich liebe und akzeptiere mich.«), auf Depression (»Ich begebe mich jetzt jenseits der Angst und Limitationen anderer Menschen. Ich gestalte mein eigenes Leben.«), auf Tod (»Mit Freuden gehe ich weiter zu neuen Erfahrungsebenen. Alles ist gut.«) und auf chronische Krankheiten (»Ich bin willens, mich zu wandeln und zu wachsen. Ich baue mir jetzt eine sichere, neue Zukunft auf.«).

Indem sie all diese Techniken benutzte und unermüdlich daran arbeitete, Freude und Liebe in ihr Leben zurückzubringen, gelang es Angelina, ihren Krebs zu überwinden und die nächsten Schritte in ihrem Leben zu machen.

Alles ist gut im siebten emotionalen Zentrum

In diesem Kapitel haben wir uns mit den gesundheitlichen Problemen des siebten emotionalen Zentrums befasst, die sowohl emotional als auch physisch besonders zerstörerisch sind. Wenn Sie an einer chronischen, degenerativen oder lebensbedrohenden Krankheit leiden, werden Sie jeder Menge Prüfungen unterworfen auf eine Weise, die Sie sich nie hätten vorstellen können. Vielleicht sehen Sie sich gezwungen, sich Gedanken über Ihre Sterblichkeit zu machen und sich die Frage zu stellen: »Was ist der Sinn des Lebens?«, oder: »Wie kann ich Frieden mit einer höheren Macht finden?« Wie Sie mit diesen schwierigen Konzepten umgehen, wird bestimmen, wie lange Sie leben und wie gesund und glücklich Sie während Ihres Lebens sind.

Um Gesundheit im siebten emotionalen Zentrum zu erlangen und beizubehalten, sollten Sie nach Ihrer Aufgabe im Leben suchen, Ihren Glauben stärken und danach streben, weiterhin zu lernen und sich zu verändern. Wenn das negative Gedankenmuster für chronische und degenerative Erkrankungen sowie Krebs gelautet hat: »Warum ich?«, lautet das neue Gedankenmuster: »In Partnerschaft mit dem Universum gehe ich durch emotionale Konflikte, um eine friedliche Lösung zu finden. Während ich auf meine eigene Intuition höre, versuche ich gleichzeitig, mich auf die Weisheit einer höheren Macht einzustimmen.«

Ich habe überlebt und es geht mir bestens. Alles ist gut.

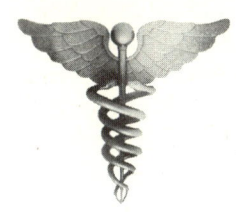

DIE
GESUND-SEIN-TABELLEN

PROBLEM	Wahrscheinlicher Grund
Abszess	Gärende Gedanken an Verletzungen, Kränkungen und Rache.
Addisonsche Krankheit	Bedenkliche emotionale Unterernährung. Wut gegen sich selbst.
After	Entlastungsstation. Müllabladeplatz.
After (Abszess)	Wut auf das, was du nicht loslassen willst.
After (Blutung)	Wut und Enttäuschung.
After (Fistel)	Unvollständige Abgabe von Müll. Festhalten am Müll der Vergangenheit.
After (Hämorrhoiden)	Angst vor dem Tödlichen. Wut auf die Vergangenheit. Furcht, loszulassen. Fühlt sich belastet.
After (Jucken)	Schuldgefühle über Vergangenes. Reue.
After (Schmerz)	Schuldgefühl. Wunsch nach Bestrafung. Gefühl, nicht gut genug zu sein.
AIDS	Fühlt sich wehr- und hoffnungslos. Keiner kümmert sich. Starke Überzeugung, nicht gut genug zu sein. Verleugnung des Selbst. Sexuelle Schuldgefühle.

Neues Gedankenmuster

Ich erlaube meinen Gedanken, frei zu sein.
Die Vergangenheit ist vorbei. Ich bin in Frieden.

Ich nehme mich liebevoll meines Körpers, meines Denkens
und meiner Gefühle an.

Leicht und mühelos löse ich mich von dem, was ich im
Leben nicht mehr brauche.

Es ist gut loszulassen. Nur was ich nicht mehr brauche,
geht aus meinem Körper hinaus.

Ich traue dem Prozeß des Lebens. Nur was richtig und gut ist,
findet in meinem Leben statt.

Liebevoll lasse ich ganz los von der Vergangenheit. Ich bin
frei. Ich bin Liebe.

Ich lasse alles los, das nicht Liebe ist. Für alles, was ich
tun will, ist Zeit und Raum vorhanden.

Liebevoll vergebe ich mir. Ich bin frei.

Die Vergangenheit ist vorbei. Ich entscheide mich bewußt,
mich im Jetzt zu lieben und zu akzeptieren.

Ich bin Teil des universellen Planes. Ich bin wichtig und
werde vom Leben selbst geliebt. Ich bin stark und fähig.
Ich liebe und akzeptiere mich völlig.

PROBLEM	Wahrscheinlicher Grund
Akne	Sich selbst nicht annehmen. Sich selbst nicht mögen.
Alkoholismus	»Was soll's?«-Gefühl von Sinnlosigkeit, Schuld, Unzulänglichkeit. Selbstablehnung.
Allergien	Gegen wen bist du allergisch? Leugnung der eigenen Kraft.
Altwerden als Problem	Negative gesellschaftliche Vorstellungen. Altes Denken. Angst, man selbst zu sein. Ablehnung des Jetzt.
Alzheimersche Krankheit (s. Demenz und Senilität)	Weigerung, mit der Welt so umzugehen, wie sie ist. Hoffnungs- und Hilflosigkeit. Wut.
Anämie	»Ja, aber«-Haltung. Mangel an Freude. Angst vor dem Leben. Fühlt sich nicht gut genug.
Angst	Kein Vertrauen in den Fluss und Fortgang des Lebens.
Anorexie (s. Magersucht)	
Apathie	Widerstand gegen Empfindungen. Selbstabtötung. Angst.

Neues Gedankenmuster

Ich bin eine göttliche Ausdrucksform des Lebens. Ich liebe und akzeptiere mich in diesem Augenblick und dort, wo ich bin.

Ich lebe im Jetzt. Jeder Augenblick ist neu. Ich erkenne meinen Selbstwert. Ich liebe und akzeptiere mich.

Die Welt ist sicher und freundlich. Ich bin im Frieden mit dem Leben.

Ich liebe und akzeptiere mich in jedem Alter. Jeder Augenblick im Leben ist vollkommen.

Es gibt für mich immer einen neuen und besseren Weg, das Leben zu erfahren. Ich vergebe der Vergangenheit und lasse sie los. Ich schreite weiter zur Freude.

Es ist gut für mich, Freude in jedem Bereich meines Lebens zu erfahren. Ich liebe das Leben.

Ich liebe und akzeptiere mich und traue dem Prozess des Lebens. Ich bin in Sicherheit.

Es ist gut, zu fühlen. Ich öffne mich dem Leben. Ich bin gewillt, das Leben zu erfahren.

PROBLEM	Wahrscheinlicher Grund
Appetit (zu viel)	Angst. Braucht Schutz. Verurteilt Gefühle.
Appetit (zu wenig) (s. Magersucht)	Angst. Schützt sich. Traut dem Leben nicht.
Arme	stehen für die Fähigkeit, die Erfahrungen des Lebens festzuhalten.
Arterien	transportieren die Lebensfreude.
Arteriosklerose	Widerstand, Spannung, sture Engstirnigkeit, weigert sich, das Gute im Leben zu sehen.
Arthritis	Fühlt sich ungeliebt. Kritiksucht, Groll.
Arthritis deformans	Tiefe Kritik an der Autorität. Fühlt sich sehr ausgenutzt.
Asthma	Erstickende Liebe. Unfähigkeit, für sich selbst zu atmen. Fühlt sich erdrückt, unterdrücktes Weinen.
Asthma	Angst vor dem Leben. Will nicht hier sein.
Atem des Kleinkindes	steht für die Fähigkeit, Leben aufzunehmen.

Neues Gedankenmuster

Ich bin in Sicherheit. Es ist gut, Gefühle zu haben.
Meine Gefühle sind normal und annehmbar.

Ich liebe und akzeptiere mich. Ich bin in Sicherheit,
Liebe ist sicher und freudvoll.

Liebevoll halte und umarme ich meine Erfahrungen.

Ich bin erfüllt von Freude. Sie durchströmt mich mit
jedem Pulsschlag meines Herzens.

Ich bin ganz offen für Leben und Freude. Ich will mit
Augen der Liebe sehen.

Ich bin Liebe. Ich beschließe, mich zu lieben und zu
akzeptieren. Ich sehe andere mit Augen der Liebe.

Ich bin meine eigene Autorität. Ich liebe und akzeptiere mich.
Das Leben ist gut.

Es ist gut für mich, mein Leben jetzt selbst in die Hand zu
nehmen. Ich entscheide mich für die Freiheit.

Dieses Kind ist sicher und geliebt. Es ist willkommen und
umsorgt.

In perfekter Harmonie nehme ich Nahrung auf und gebe sie
wieder ab.

PROBLEM	Wahrscheinlicher Grund
Atemprobleme	Angst oder Weigerung, sich ganz für das Leben zu öffnen. Gefühl, kein Recht zu haben, eigenen Lebensraum, eigenes Leben zu beanspruchen.
Aufstoßen	Angst. Schlingt das Leben zu rasch in sich herein.
Augen	stehen für die Fähigkeit, deutlich die Vergangenheit, Gegenwart und Zukunft zu sehen.
Augenprobleme	Dir gefällt nicht, was du in deinem Leben siehst.
Augenprobleme (Astigmatismus)	»Ich-Problem«. Angst, seinem wahren Ich ins Auge zu sehen.
Augenprobleme (auswärts- schielend)	Angst, die Gegenwart zu betrachten, die unmittelbar vor einem liegt.
Augenprobleme (Bindehautentz.)	Wut und Enttäuschung über das, was du im Leben siehst.
Augenprobleme (grauer Star)	Unfähig, freudig vorauszublicken. Dunkle Zukunft.
Augenprobleme (grüner Star)	Starre Unversöhnlichkeit. Druck lange bestehender Verletztheit. Alles ist zu viel.
Augenprobleme (Hornhautentz.)	Äußerste Wut. Starkes Verlangen zu schlagen, was oder wen du siehst.

Neues Gedankenmuster

Es ist mein Recht, erfüllt und frei zu leben. Ich bin liebenswert.

Für alles, was ich (zu tun) brauche, ist Zeit und Raum vorhanden. Ich lebe in Frieden.

Ich sehe mit Liebe und Freude.

Ich erschaffe jetzt das Leben, das ich gerne betrachte.

Ich bin willens, meine eigene Schönheit und Großartigkeit zu sehen.

Ich liebe und akzeptiere mich hier und jetzt.

Ich sehe mit Augen der Liebe. Es gibt eine harmonische Lösung, und ich akzeptiere sie jetzt.

Das Leben ist ewig und von Freude erfüllt. Ich freue mich auf jeden neuen Augenblick.

Ich sehe mit Liebe, Vergebung und Zärtlichkeit.

Ich erlaube der Liebe in meinem Herzen, alles zu heilen, was ich sehe. Ich wähle den Frieden. Alles ist gut in meiner Welt.

PROBLEM	Wahrscheinlicher Grund
Augenprobleme (infektiöse Bindehautentz.)	Wut und Enttäuschung. Will nicht sehen.
Augenprobleme (kurzsichtig)	Angst vor der Zukunft.
Augenprobleme (Schielen)	Will nicht sehen, was sich zeigt. Widersprüchlichkeit.
Augenprobleme (weitsichtig)	Angst vor der Gegenwart.
Bandscheibenvorfall	Fühlt sich vom Leben im Stich gelassen. Unentschlossen.
Bandwurm	Starker Glaube, unrein und Opfer geworden zu sein. Hilflos angesichts der scheinbaren Haltung anderer.
Bauchkrämpfe	Angst. Bringt den weiteren Fortgang zum Stillstand.
Bauchspeicheldrüse	steht für die Süße des Lebens.
Bauchspeicheldrüse (Entzündung)	Ablehnung. Wut und Enttäuschung, weil das Leben seine süße Seite verloren zu haben scheint.
Beine	tragen uns im Leben voran.
Beinprobleme (o.)	Festhalten an alten Kindheitstraumata.

Neues Gedankenmuster

Ich löse mich von dem Bedürfnis, recht zu haben. Ich bin friedvoll. Ich liebe und akzeptiere mich.

Ich nehme die göttliche Führung an und bin immer sicher und geborgen.

Es ist gut, wenn ich hinschaue. Ich bin friedvoll.

Ich lebe sicher im Hier und Jetzt. Ich sehe alles klar und deutlich.

Das Leben unterstützt alle meine Gedanken. Deshalb liebe und akzeptiere ich mich, und alles ist gut.

Andere spiegeln nur die guten Gefühle wider, die ich in Bezug auf mich selbst habe. Ich liebe und akzeptiere alles, was ich bin.

Ich traue dem Prozess des Lebens. Ich bin in Sicherheit.

Mein Leben ist süß.

Ich liebe und akzeptiere mich, und ich allein bin es, der/die Süße und Freude in meinem Leben erzeugt.

Das Leben ist für mich da.

Ich lasse die Vergangenheit liebevoll hinter mir.

PROBLEM	Wahrscheinlicher Grund
Beinprobleme (u.)	Angst vor der Zukunft. Will nicht weitergehen.
Bettnässen	Angst vor den Eltern, gewöhnlich vor dem Vater.
Blasenprobleme (Entzündung)	Ängstlichkeit. Hält fest an alten Vorstellungen. Angst, loszulassen.
Blähungen	Zupacken. Angst. Unverdaute Vorstellungen.
Bläschen-ausschlag (Herpes genitalis)	Der allgemeine Glaube an sexuelle Schuld und die Notwendigkeit von Bestrafung. Öffentliche Schande. Glaube an einen strafenden Gott. Ablehnung der eigenen Genitalien und Geschlechtlichkeit.
Blinddarm-entzündung	Angst. Angst vor dem Leben. Den Fluss des Guten blockieren.
Blut	steht für die im Körper frei fließende Freude.
Blut gerinnt	Der Fluss der Lebensfreude ist gehemmt.
Blutdruck (hoch)	Lange bestehendes, ungelöstes emotionales Problem.
Blutdruck (niedrig)	Zu wenig Liebe als Kind. Defätismus. »Was soll's? Es wird ohnehin nicht gehen.«

Neues Gedankenmuster

Voll Freude und Vertrauen gehe ich vorwärts und weiß, dass in meiner Zukunft alles gut ist.

Dieses Kind wird mit Liebe, Mitgefühl und Verständnis gesehen und behandelt. Alles ist gut.

Leicht und mühelos lasse ich das Alte gehen und heiße das Neue in meinem Leben willkommen. Ich bin in Sicherheit.

Ich entspanne und lasse das Leben mit Leichtigkeit durch mich fließen.

Mein Gottesbild unterstützt mich. Ich bin normal und natürlich. Ich erfreue mich an meiner Sexualität und meinem Körper. Ich bin wunderbar.

Ich bin in Sicherheit. Ich entspanne mich und lasse das Leben freudig fließen.

Ich bin die Lebensfreude, die gibt und empfängt.

Ich wecke neues Leben in mir. Ich fließe.

Freudig lasse ich die Vergangenheit hinter mir. Ich bin in Frieden.

Ich beschließe, im immer freudvollen Jetzt zu leben. Mein Leben ist eine Freude.

PROBLEM	Wahrscheinlicher Grund
Blutprobleme	Mangel an Freude, Ideen zirkulieren nicht genug.
Blutung	Freude geht verloren. Wut – aber wo?
Bronchitis	»Entzündete« familiäre Umgebung. Streiten und Schreien. Manchmal auch Schweigen.
Bruch (Hernie)	Bruch in Beziehungen. Spannung, Belastung, unangemessener Ausdruck schöpferischer Kraft.
Brustprobleme (Zysten, Knoten, Wundheit [Mastitis])	Übertriebenes Bemuttern und Beschützen. Anmaßende Haltung.
Buckel	Wut im Rücken. Aufgestauter Ärger.
Bulimie	Hoffnungslose Angst. Zwanghaftes, rauschhaftes Sich-Vollstopfen. Wunsch, sich von Selbsthass zu reinigen.
Candidose (s. Soor, Hefepilz- infektionen)	Viel Frustration und Wut. Forderndes und misstrauisches Beziehungsverhalten.
Cholesterin- ablagerungen	verstopfen die Bahnen der Freude. Angst, Freude anzunehmen.

Neues Gedankenmuster

Freudvolle neue Ideen zirkulieren ungehindert und frei.

Ich bin Lebensfreude, gebe und nehme in perfektem Rhythmus.

Ich erkläre Frieden und Harmonie in mir und um mich. Alles ist gut.

Mein Denken ist freundlich und harmonisch. Ich liebe und akzeptiere mich. Ich bin frei, ich selbst zu sein.

Ich bin frei, ich selbst zu sein, und ich gestehe anderen dieselbe Freiheit zu.

Ich sehe die Vergangenheit mit Freude. Keiner hat mir je geschadet.

Das Leben selbst liebt und ernährt mich. Sicher und behütet lebe und liebe ich.

Ich gestatte mir, alles zu sein, was ich sein kann, und ich verdiene das Beste im Leben.

Ich beschließe, das Leben zu lieben. Meine Bahnen der Freude sind weit offen. Es ist gut, empfänglich zu sein.

PROBLEM	Wahrscheinlicher Grund
Chronische Krankheiten	Weigerung sich zu ändern. Angst vor der Zukunft. Unsicherheit.
Cushing-Syndrom	Mentale Unausgeglichenheit. Zu viele Gedanken, die einander erdrücken. Gefühl, überwältigt zu werden.
Dauerschmerz	Sehnsucht nach Liebe und Halt.
Demenz (s. Alzheimersche Krankheit und Senilität)	Weigerung, mit der Welt so umzugehen, wie sie ist. Hoffnungs- und Hilflosigkeit.
Diabetes	Sehnsucht nach dem, was gewesen sein könnte. Großes Bedürfnis nach Kontrolle. Tiefer Kummer. Das Leben hat nichts Süßes mehr.
Dickdarm (verschleimt)	Abgelagerte Reste alter, wirrer Gedanken verstopfen den Ausscheidungsweg. Schwelgen im klebrigen Schlamm der Vergangenheit.
Dornwarze	Wut an der Basis deines Verstehens. Frustration über die Zukunft macht sich breit.
Drüsenprobleme (s. Addinsonsche Krankheit und Cushing-Syndrom)	Es mangelt an aktiver Umsetzung von Ideen.

Neues Gedankenmuster

Ich bin willens, mich zu wandeln und zu wachsen. Ich baue mir jetzt eine sichere neue Zukunft auf.

Liebevoll bringe ich Denken und Körper ins Gleichgewicht. Ich erzeuge jetzt Gedanken, die sich für mich gut anfühlen.

Ich liebe und akzeptiere mich. Ich bin liebevoll und liebenswert.

Ich bin zur rechten Zeit am rechten Ort und immer sicher und geborgen.

Dieser Augenblick ist von Freude erfüllt. Ich beschließe jetzt, die Süße dieses Tages zu erfahren.

Ich löse die Vergangenheit auf und löse mich von ihr. Ich bin ein Klardenker. Ich lebe friedlich und freudig im Jetzt.

Ich schreite vertrauensvoll und leicht voran. Ich vertraue und fließe mit dem Prozess des Lebens.

Ich habe göttliche Ideen und verwirkliche diese aktiv.

PROBLEM	Wahrscheinlicher Grund
Durchfall	Angst. Ablehnung. Entgleisung.
Eierstöcke	stellen Quellen der Schöpfung dar. Kreativität.
Ekzem	Atemberaubende Gegensätze. Mentale Ausbrüche.
Ellbogen	steht für den Richtungswechsel und das Annehmen neuer Erfahrungen.
Emphysem	Angst, das Leben anzunehmen. Fühlt sich nicht liebenswert.
Entzündung	Angst. Rotsehen. Erhitztes Denken.
Epilepsie	Gefühl, verfolgt zu werden. Ablehnung des Lebens. Das Leben als großer Kampf. Gewalt gegen sich selbst.
Eppstein-Barr-Virus	Selbstüberforderung. Angst, nicht gut genug zu sein. Stress-Virus.
Erkältungen	Zu viel auf einmal. Verwirrung, Unordnung im Denken. Kleine Verletzungen. Überzeugung wie: »Ich bekomme jeden Winter drei Erkältungen.«
Ermüdung	Widerstand, Langeweile. Mangelnde Liebe für das, was man tut.

Neues Gedankenmuster

Aufnahme, Verdauung und Ausscheidung sind in vollkommener Ordnung. Ich bin in Frieden mit dem Leben.

Ich bin ausgeglichen in meinem Strom der Kreativität.

Harmonie und Frieden, Liebe und Freude umgeben und erfüllen mich. Ich bin geborgen und in Sicherheit.

Ich vertraue mich gerne dem Fluss neuer Erfahrungen an und bin offen für Veränderungen.

Es ist mein Recht, voll, ganz und frei zu leben. Ich liebe das Leben. Ich liebe mich selbst.

Mein Denken ist friedvoll, ruhig und ausgeglichen.

Ich beschließe, das Leben als ewig und freudig zu betrachten. Ich selbst bin ewig und freudig und in Frieden.

Ich entspanne mich und erkenne, dass ich ein wertvoller Mensch bin. Das Leben ist leicht und freudvoll.

Ich gestatte meinem Denken, sich zu entspannen und Frieden zu finden. Klarheit und Harmonie erfüllen und umgeben mich. Alles ist gut.

Das Leben begeistert mich und erfüllt mich mit neuer Energie.

PROBLEM	Wahrscheinlicher Grund
Erstickungs-anfälle	Angst. Kein Vertrauen in den Prozess des Lebens. Bleibt in der Kindheit hängen.
Fehlgeburt	Angst. Angst vor der Zukunft. »Nicht jetzt – später.« Ungeeigneter Zeitpunkt.
Fett	Überempfindlichkeit. Steht oft für Angst und zeigt ein Bedürfnis nach Schutz. Angst kann auch die Maske einer verborgenen Wut und starker Vergebungsunwilligkeit sein.
Fieber	Wut, Aufgezehrtwerden.
Finger	stehen für die Einzelheiten im Leben.
Finger (arthritisch)	Wunsch, zu bestrafen. Vorwurf. Fühlt sich schikaniert.
Finger (Daumen)	steht für Intellekt und Sorgen.
Finger (Zeigefinger)	steht für Ego und Angst.
Finger (Mittelfinger)	steht für Wut und Sexualität.
Finger (Ringfinger)	steht für Vereinigungen und Trauer.
Finger (kleiner Finger)	steht für Familie und Rollenspiel.

Neues Gedankenmuster

Es ist gut, erwachsen zu werden. Die Welt ist sicher.
Ich bin in Sicherheit.

Göttlich-Richtiges geschieht überall in meinem Leben.
Ich liebe und akzeptiere mich. Alles ist gut.

Ich stehe unter dem Schutz göttlicher Liebe. Ich bin immer
in Sicherheit und geborgen. Ich bin willens, aufzuwachsen
und die Verantwortung für mein Leben selbst in die Hand
zu nehmen. Ich vergebe anderen und ich erschaffe mir jetzt
mein Leben selbst, wie ich es will. Ich bin in Sicherheit.

Ich bin der ruhige, stille Ausdruck von Frieden und Liebe.

Ich bin auch mit den Details des Lebens in Frieden.

Mein Blick ist liebe- und verständnisvoll. Ich halte alle meine
Erfahrungen ins Licht empor.

Mein Denken ist in Frieden.

Ich bin geborgen.

Ich fühle mich wohl mit meiner Sexualität.

Ich liebe in Frieden.

Ich bin Teil der Familie des Lebens.

PROBLEM	Wahrscheinlicher Grund
Fistel	Angst. Blockade, loszulassen.
Flüssigkeits-ansammlungen	Was fürchtest du zu verlieren?
Frauenleiden	Selbstverleugnung. Ablehnung der eigenen Weiblichkeit und des femininen Prinzips.
Frigidität	Angst. Lustverleugnung. Glaube, dass Sex etwas Schlechtes sei. Gefühllose Partner. Angst vor dem Vater.
Frösteln	Mentaler Rückzug nach innen. Verlangen, sich zu entfernen. »Lass mich allein!«
Furunkel	Wut, kocht über.
Fußpilz	Enttäuschung, nicht akzeptiert zu werden. Unfähig, leichten Schrittes voranzugehen.
Fußprobleme	Angst vor der Zukunft und vor dem Voranschreiten im Leben.
Füße	stehen für unser Verstehen – in Bezug auf uns selbst, das Leben und die anderen.
Gallensteine	Verbitterung. Harte Gedanken. Verdammen. Stolz.
Gangrän	Krank machendes Denken. Freude wird in vergiftenden Gedanken ertränkt.

Neues Gedankenmuster

Ich bin in Sicherheit. Ich vertraue ganz dem Prozess des Lebens. Das Leben ist für mich.

Ich lasse willentlich und mit Freuden los.

Ich freue mich an meiner Weiblichkeit. Ich liebe es, Frau zu sein. Ich liebe meinen Körper.

Es ist gut, dass ich Freude an und mit meinem Körper habe. Ich liebe es, Frau zu sein. Ich liebe meinen Körper.

Ich bin jederzeit sicher und geborgen. Liebe umgibt und schützt mich. Alles ist gut.

Ich zeige Liebe und Freude und bin in Frieden.

Ich liebe und akzeptiere mich. Ich gebe mir die Erlaubnis, voranzuschreiten. Es ist gut, weiterzugehen.

Ich bewege mich mit Freude und Leichtigkeit vorwärts.

Mein Verständnis ist klar, und ich bin bereit, mich nach den Erfordernissen der Zeit zu wandeln. Ich bin in Sicherheit.

Ich lasse die Vergangenheit freudig los. Das Leben ist süß, und auch ich bin voll Süße.

Ich wähle jetzt harmonische Gedanken und lasse die Freude ungehindert durch mich strömen.

PROBLEM	Wahrscheinlicher Grund
Gastritis	Anhaltende Ungewissheit. Schlimme Befürchtung.
Gebärmutter	steht für das Zuhause der Kreativität.
Geburtsdefekte	Karmisch. Du hast selbst diesen Weg gewählt. Wir suchen unsere Eltern und Kinder selbst aus. Unerledigte Geschäfte.
Gedächtnisschwund	Angst. Weglaufen vor dem Leben. Unfähigkeit, für sich selbst einzustehen.
Gehirn(tumor)	Unrichtiges, computerhaftes Denken. Starrköpfig, weigert sich, alte Denkmuster zu ändern.
Gelähmtheit	Angst. Schrecken. Flieht vor einer Situation oder Person. Widerstand.
Gelbsucht	Innere und äußere Vorurteile. Unausgewogenes Verstandesdenken.
Gelenke	stehen für Richtungsänderungen im Leben und für die Leichtigkeit dieser Bewegungen.
Genitalien	stehen für maskulines/feminines Prinzip.
Genitalien (Probleme)	Sorge, nicht gut genug zu sein.
Gesäß	steht für Macht. Schlaffe Muskulatur: Machtverlust.

Neues Gedankenmuster

Ich liebe und akzeptiere mich. Ich bin in Sicherheit.

Ich bin in meinem Körper zu Hause.

Jede Erfahrung ist perfekt für unseren Wachstumsprozess. Ich bin in Frieden, wo und wie ich bin.

Intelligenz, Mut und Selbstwert sind ein Teil von mir. Es ist gut, am Leben zu sein.

Es fällt mir leicht, meinen Denkcomputer umzuprogrammieren. Alles im Leben wandelt sich, und auch mein Denken erneuert sich ständig.

Ich bin eins mit allem Leben. Ich bin jeder Situation völlig gewachsen.

Ich empfinde Toleranz, Mitgefühl und Liebe für alle Menschen einschließlich mir selbst.

Ich fließe harmonisch mit den Veränderungen des Lebens. Mein Leben steht unter göttlicher Führung, und ich gehe immer in die beste Richtung.

Es ist gut, zu sein, wer und was ich bin.

Ich freue mich, auf meine Weise schöpferisch zu sein. Ich bin vollkommen, wie ich bin. Ich liebe und akzeptiere mich.

Ich gebrauche meine Macht klug. Ich bin stark. Ich bin in Sicherheit. Alles ist gut.

PROBLEM	Wahrscheinlicher Grund
Geschlechts-krankheiten	Sexuelle Schuldgefühle. Glaube, dass die Geschlechtsteile sündhaft oder schmutzig seien. Bedürfnis nach Bestrafung.
Geschwüre	Angst. Starker Glaube, nicht gut genug zu sein. Was nagt an dir?
Gesicht	steht für das, was wir der Welt zeigen.
Gesichtszüge (hängend)	Kommen von »durchhängenden« Gedanken. Groll gegen das Leben.
Gicht	Bedürfnis zu dominieren. Ungeduld, Wut.
Gleichgewichts-störungen	Zerstreutes Denken, unkonzentriert.
Grippe	Reaktion auf Massennegativität und -glauben. Furcht. Glaube an Statistiken.
Gürtelrose	Angst und Spannung. Zu empfindlich.
Haar (Ausfall)	Angst. Spannung. Versuch, alles unter Kontrolle zu halten. Mangelndes Lebensvertrauen.
Haar (grau)	Stress. Glaube an Druck und Anspannung.

Neues Gedankenmuster

Ich nehme meine Sexualität und ihre Ausdrucksformen liebend und mit Freude an. Ich akzeptiere nur Gedanken, die mich unterstützen und mit denen ich mich wohlfühle.

Ich liebe und akzeptiere mich. Ich bin in Frieden. Alles ist gut.

Es ist gut, ich zu sein. Ich verleihe meinem Selbst Ausdruck.

Ich zeige Lebensfreude und erlaube mir, jeden Augenblick jedes Tages zu genießen. Ich werde wieder jung.

Ich bin sicher und geborgen. Ich bin in Frieden mit mir selbst und mit anderen.

Ich sammle mich sicher in meiner Mitte und nehme die Vollkommenheit meines Lebens an.

Ich werde nicht von Gruppenmeinungen oder dem Kalender beeinflusst. Ich bin frei von allen Stauungen und frei von Grippe.

Ich bin entspannt und friedlich, weil ich auf den Prozess des Lebens vertraue. Alles ist gut in meiner Welt.

Ich bin in Sicherheit. Ich liebe und akzeptiere mich. Ich vertraue dem Leben.

Ich lebe friedvoll und fühle mich wohl in jedem Bereich meines Lebens. Ich habe die Kraft und schaffe es.

PROBLEM	Wahrscheinlicher Grund
Halsentzündung	Starke Überzeugung, du könntest nicht für dich selbst eintreten und um das bitten, was du brauchst.
Halsprobleme	Unfähigkeit, für sich selbst zu sprechen. Geschluckter Zorn. Erstickte Kreativität. Weigerung, sich zu ändern.
Handgelenk	steht für Bewegung und Leichtigkeit.
Handprobleme	Furcht vor neuen Ideen.
Harnwegs-infektion	Stocksauer, gewöhnlich über das andere Geschlecht oder eine(n) Geliebte(n). Beschuldigt andere.
Hautausschlag	Irritiert wegen Verzögerungen. Kleinkindlicher Versuch, Aufmerksamkeit auf sich zu lenken.
Hautblasen	Widerstand. Mangel an emotionalem Schutz.
Hände	Halten und Behandeln. Fassen, Greifen, Packen, Loslassen. Streicheln. Stehlen. Alle Arten, mit Erfahrungen umzugehen.
Hefepilz-infektionen (s. Candidose, Soor)	Leugnung der eigenen Bedürfnisse. Unterstützt sich selbst nicht genug.

Neues Gedankenmuster

Es ist mein Recht, dass meine Bedürfnisse erfüllt werden.
Mit Liebe und Leichtigkeit erbitte ich jetzt das, was ich
brauche.

Es ist in Ordnung, meine Stimme erschallen zu lassen.
Ich äußere mich frei und freudig. Mit Leichtigkeit spreche
ich für mich. Ich gebe meiner Kreativität Ausdruck.
Ich bin willens, mich zu wandeln.

Ich heiße alle Erfahrungen mit Weisheit, Liebe und
Leichtigkeit willkommen.

Ich handhabe alle Ideen mit Liebe und Leichtigkeit.

Ich entlasse das Muster, das zu diesem Zustand geführt hat,
aus meinem Bewusstsein. Ich bin willens, mich zu ändern.
Ich liebe und akzeptiere mich.

Ich liebe und akzeptiere mich. Ich fließe friedvoll mit dem
Leben.

Ich begebe mich frei in den Fluss des Lebens und Erlebens.
Alles ist gut.

Ich beschließe, alle meine Erlebnisse mit Liebe, Freude und
Leichtigkeit zu behandeln.

Ich entscheide mich jetzt bewusst dafür, mich selbst liebevoll
zu unterstützen.

PROBLEM	Wahrscheinlicher Grund
Herz	steht für das Zentrum der Liebe und Sicherheit.
Herz (Anfall [Infarkt])	Presst sich wegen Geld, Karriere o. Ä. alle Freude aus dem Herzen.
Herzkranzgefäß-thrombose	Fühlt sich einsam und voller Angst. »Ich bin nicht gut genug. Ich tue nicht genug. Ich werde es nie schaffen.«
Herzprobleme	Lange bestehende emotionale Probleme. Mangel an Freude. Verhärtung des Herzens. Glaube an Stress, Anspannung.
Heuschnupfen	Emotionale Stauung. Angst vor dem Kalender. Glaube, verfolgt zu werden. Schuldgefühle.
Hoden	Maskulines Prinzip, Männlichkeit.
Hodgkinsche Krankheit (Lymphdrüsen-krebs)	Selbstvorwürfe und mächtige Angst, nicht gut genug zu sein. Wahnsinniger Wettlauf, sich zu beweisen, solange, bis das Blut nicht mehr genug Substanz hat, sich selbst zu erhalten. Die Freude am Leben gerät dabei in Vergessenheit.
Husten	Verlangen, die Welt anzubellen. »Seht mich an! Hört mir zu!«
Hüfte	trägt den Körper in vollkommenem Gleichgewicht. Wichtigster Aspekt beim Vorankommen.

Neues Gedankenmuster

Mein Herz schlägt im Rhythmus der Liebe.

Ich bringe Freude zurück in die Mitte meines Herzens.
Ich zeige allen Menschen meine Liebe.

Ich bin eins mit allem Leben. Das Universum gibt mir
volle Unterstützung. Alles ist gut.

Freude, Freude, Freude! Liebevoll lasse ich Freude durch
Herz und Sinn, Leib und Erleben fließen.

Ich bin eins mit allem Leben. Ich bin zu jeder Zeit in
Sicherheit.

Es ist gut, ein Mann zu sein.

Ich bin glücklich, ich selbst zu sein. Ich bin gut genug, so,
wie ich bin. Ich liebe und akzeptiere mich. Ich empfange
und zeige Freude.

Ich werde auf positivste Weise bemerkt und geschätzt.
Ich werde geliebt.

In jedem neuen Tag liegt Freude. Ich bin ausgeglichen
und frei.

PROBLEM	Wahrscheinlicher Grund
Hüftprobleme	Angst, bei großen Entscheidungen vorwärts zu gehen.
Hyperaktivität	Angst. Stress und wilde Unruhe.
Hyperglykämie (s. Diabetes)	
Hyperventilation	Angst. Widerstand gegen Veränderung. Kein Vertrauen in den Prozess des Lebens.
Hypoglykämie (Unterzucker)	Überwältigt durch die Last des Lebens. »Was soll's?«-Gefühl der Sinnlosigkeit.
Ileitis (Morbus Crohn)	Angst. Kummer. Fühlt sich nicht gut genug.
Impotenz	Sexueller Druck, Spannung, Schuldgefühle. Trotz gegen einen früheren Partner. Angst vor der Mutter.
Infektionen	Gereiztheit, Wut, Ärger.
Inkontinenz	Überfließende Emotionen. Jahrelanges Unterdrücken der eigenen Gefühle.
Ischias	Scheinheiligkeit. Angst ums Geld und vor der Zukunft.
»Itis«	Wut und Enttäuschung über Zustände, die du in deinem Leben siehst.

Neues Gedankenmuster

Ich bin vollkommen im Gleichgewicht. Ich gehe in meinem eben und in jedem Alter mit Leichtigkeit und Freude voran.

Ich bin geborgen. Aller Druck löst sich auf. Ich bin gut genug.

An jedem Ort im Universums bin ich sicher und geborgen. Ich liebe mich und vertraue dem Prozess des Lebens.

Ich treffe jetzt die Entscheidung, mir mein Leben leicht, einfach und freudig zu machen.

Ich liebe und akzeptiere mich. Ich tue das Beste, was mir möglich ist. Ich bin wunderbar. Ich bin in Frieden.

Ich erlaube jetzt der ganzen Kraft meines sexuellen Prinzips, sich mit Leichtigkeit und Freude Ausdruck zu geben.

Ich beschließe, friedlich und harmonisch zu sein.

Ich bin bereit, zu fühlen. Ich kann meine Gefühle gefahrlos ausdrücken. Ich liebe mich.

Ich gehe auf eine weitere Dimension meines Daseins zu. Gott ist überall auf meiner Seite, und ich bin sicher und geborgen.

Ich bin willens, alle Verhaltensmuster der Kritik zu ändern. Ich liebe und akzeptiere mich.

PROBLEM	Wahrscheinlicher Grund
Juckreiz (Pruritus)	Verlangen, das einem zuwider ist. Unbefriedigt. Reue. Jucken, um hinaus- oder fortzukommen.
Karbunkel	Vergiftender Zorn über persönliche Ungerechtigkeit.
Karpaltunnel-syndrom (s. Handgelenk)	Wut und Frustration angesichts der vermeintlichen Ungerechtigkeit des Lebens.
Kaumuskelkrampf	Wut. Kontrollbedürfnis. Weigerung, Empfindungen auszudrücken.
Kehle	Weg des Selbstausdrucks. Kanal der Kreativität.
Kehlkopfent-zündung	Du bist so außer dir, dass du nicht einmal mehr sprechen kannst. Angst, etwas auszusprechen. Groll gegen Autorität.
Kieferprobleme (TMJ-Syndrom)	Wut. Groll. Rachsucht.
Kinderlähmung	Lähmende Eifersucht. Verlangen, jemandem Einhalt zu gebieten.
Kinderkrankheiten	Glauben an Kalender, gesellschaftliche Maßstäbe und falsche Gesetze. Kindisches Verhalten der Erwachsenen in der Umgebung.

Neues Gedankenmuster

Ich bin in Frieden, wo ich gerade bin. Ich nehme das Gute in mir an und weiß, dass alle meine Bedürfnisse und Wünsche erfüllt werden.

Ich lasse die Vergangenheit los und erlaube der Liebe, jeden Bereich meines Lebens zu heilen.

Ich entscheide mich jetzt für ein erfülltes, freudiges, selbstbestimmtes Leben.

Ich vertraue dem Fluss des Lebens. Es fällt mir leicht, um das zu bitten, was ich will. Das Leben unterstützt mich.

Ich öffne mein Herz und singe von der Freude der Liebe.

Ich bin frei, um das zu bitten, was ich will. Es ist gut, sich zu äußern. Ich bin in Frieden.

Ich bin willens, alle Verhaltensmuster in mir zu ändern, die diesen Zustand erzeugt haben. Ich liebe und akzeptiere mich. Ich bin in Sicherheit.

Es ist genug für alle da. Ich schaffe mir Gutes und Freiheit mit liebevollen Gedanken.

Dieses Kind steht unter göttlichem Schutz und ist in Liebe geborgen. Wir beanspruchen mentale Immunität.

PROBLEM	Wahrscheinlicher Grund
»Kloß im Hals«	Angst. Kein Vertrauen in den Prozess des Lebens.
Knieprobleme	Stures Ego, Stolz. Unbeugsamkeit. Angst. Mangelnde Flexibilität. Unnachgiebigkeit.
Knochen	stehen für die Struktur des Universums.
Knochenprobleme (Brüche)	Auflehnung gegen Autorität.
Knochenprobleme (Deformierungen, s. Osteomyelitis, Osteoporose)	Mentaler Druck, Spannung, Enge. Muskeln können sich nicht strecken. Verlust mentaler Beweglichkeit.
Knochen-wucherungen	Verhärtete Vorstellungen und Begriffe. Verfestigte Angst.
Knöchel (Sprunggelenk)	stehen für die Fähigkeit, Vergnügen zu empfinden. Unbeugsamkeit und Schuld.
Knötchen	Groll, Frustration, Verletztheit wegen dem, was der Karriere des Ego im Weg steht.
Kolik	Mentale Gereiztheit, Ungeduld, verärgert über die Umgebung.
Kolitis	Unsicherheit. Steht für die Leichtigkeit, Dinge der Vergangenheit loszulassen.
Koma	Angst. Flieht vor etwas oder jemandem.

Neues Gedankenmuster

Ich bin geborgen. Ich vertraue darauf, dass mein Leben gut ist. Frei und froh entfalte ich meine Talente.

Vergebungsbereitschaft. Verständnis. Mitgefühl. Ich beuge mich dem Fluss mit Leichtigkeit. Alles ist gut.

Ich bin wohlstrukturiert und ausgeglichen.

In meiner Welt bin ich meine eigene Autorität, denn ich bin der Einzige, der in meinem Kopf denkt.

Ich atme Lebenskraft. Ich entspanne und vertraue dem Fluss des Lebens.

Es ist gut, neue Ideen und Möglichkeiten zu sehen und zu erleben. Ich bin offen und empfänglich für das Gute.

Ich habe Anspruch darauf, mein Leben zu genießen. Ich freue mich an den guten Dingen des Lebens.

Ich glaube nicht länger an Verzögerungen und öffne mich für den Erfolg.

Dieses Kind spricht nur auf Liebe und liebevolle Gedanken an. Alles ist friedlich.

Ich bin Teil des vollkommenen Rhythmus und Flusses des Lebens. Alles ist in göttlicher, richtiger Ordnung.

Wir umgeben dich mit Geborgenheit und Liebe. Wir schaffen dir einen Raum zu heilen. Du wirst geliebt.

PROBLEM	Wahrscheinlicher Grund
Kopfschmerzen	Invalidisiert sich selbst. Kritiksucht gegen sich selbst. Angst.
Körpergeruch	Angst. Abneigung gegen sich selbst. Angst vor anderen.
Krampfadern	Du stehst in einer Situation, die du hasst. Entmutigung. Fühlst dich überarbeitet und überlastet.
Krämpfe	Spannung. Angst. Greifen. Festhalten.
Krätze	Infiziertes Denken. Lässt zu, dass andere unter die Haut gehen.
Krebs	Tiefe Verletzung. Lange bestehender Groll. Tiefes Geheimnis oder Trauer, die am Selbst nagen. Trägt Hass in sich. Empfindet Sinnlosigkeit.
Kropf	Hass wegen etwas Aufgezwungenem. Fühlt sich als Opfer, im Leben bedroht, unerfüllt.
Krupp-Husten (s. Bronchitis)	
Leber-entzündung	Widerstand gegen Veränderung. Angst, Wut und Hass. Die Leber ist der Sitz von Wut und Rage.

Neues Gedankenmuster

Ich liebe und akzeptiere mich. Ich betrachte mich und das was ich tue, mit Augen der Liebe. Ich bin in Sicherheit.

Ich liebe und akzeptiere mich. Ich bin in Sicherheit.

Ich stehe in Wahrheit und Leben und bewege mich in Freude. Ich liebe das Leben und zirkuliere frei.

Ich entspanne mich und gestatte meinem Denken, Frieden zu finden.

Ich bin lebendiger, liebender, freudiger Ausdruck des Lebens. Ich bin ich selbst.

Liebevoll vergebe und löse ich alles Vergangene. Ich beschließe, meine Welt mit Freude zu füllen. Ich liebe und akzeptiere mich.

Ich bin die Macht und Autorität in meinem Leben. Ich bin frei, ich selbst zu sein,

Mein Denken ist geläutert und frei. Ich lasse die Vergangenheit hinter mir und schreite ins Neue weiter. Alles ist gut.

PROBLEM	Wahrscheinlicher Grund
Leberprobleme	Chronische Beschweren. Rechtfertigt Fehlersuche, um sich selbst zu täuschen. Fühlt sich schlecht.
Lepra	Unfähigkeit, mit dem Leben überhaupt fertig zu werden. Lange genährte Überzeugung, nicht gut oder sauber genug zu sein.
Leukämie	Inspiration wird brutal abgewürgt. »Was soll's?«
Linke Körperseite	Steht für Empfänglichkeit, weibliche Energie, Frauen, die Mutter.
Lungenent- zündung	Verzweifelt. Lebensmüde. Emotionale Wunden dürfen nicht heilen.
Lungenprobleme	Depression. Trauer. Angst, Leben aufzunehmen. Fühlt sich nicht wert, ganz zu leben.
Lupus erythe- matodes (Wolf, Hauttuberkulose)	Aufgeben. Besser, zu sterben, als für sich einzustehen. Wut und Bestrafung.
Lymphprobleme	Eine Warnung, dass das Denken sich auf die wesentlichen Dinge im Leben zurückbesinnen muss. Liebe und Freude.
Magen	Birgt die Nahrung. Verdaut Vorstellungen und Ideen.

Neues Gedankenmuster

Ich beschließe, durch den offenen Raum in meinem Herzen zu leben. Ich trachte nach Liebe und finde sie überall.

Ich erhebe mich über alle meine Begrenzungen. Ich werde göttlich geführt und inspiriert. Liebe heilt alles Leben.

Ich lasse die früheren Begrenzungen hinter mir und begebe mich in die Freiheit des Jetzt. Es ist gut, ich selbst zu sein.

Meine weibliche Energie ist wunderbar im Gleichgewicht.

Frei nehme ich göttliche Ideen in mich auf, die mit Odem und Intelligenz des Lebens erfüllt sind. Dies ist ein neuer Augenblick.

Ich vermag die Fülle des Lebens in mich aufzunehmen. In Liebe lebe ich die Fülle des Lebens.

Ich trete frei für mich ein. Ich nehme meine eigene Macht in Anspruch. Ich liebe und akzeptiere mich. Ich bin frei und in Sicherheit.

Ich bin jetzt fest verankert in der Liebe und Freude, am Leben zu sein. Ich gebe mich in den Strom des Lebens. Friede beherrscht mein Gemüt.

Ich verdaue das Leben mit Leichtigkeit.

PROBLEM	Wahrscheinlicher Grund
Magengeschwür	Angst. Glaube, du seist nicht gut genug. Ängstlich darauf bedacht, zu gefallen.
Magenprobleme	Große Furcht. Angst vor dem Neuen. Unfähigkeit, Neues zu verdauen.
Magersucht	Absage an das eigene Leben. Extreme Angst, Selbsthass und Selbstablehnung.
Mandelent-zündung	Angst. Unterdrückte Emotionen. Erstickte Kreativität.
Mastoiditis	Wut und Enttäuschung. Ein Verlangen, nicht zu hören, was geschieht. Gewöhnlich bei Kindern. Angst infiziert das Verstehen.
Menstruations-probleme	Ablehnung der eigenen Weiblichkeit. Schuldgefühle, Angst. Glaube, dass die Geschlechtsorgane sündhaft oder schmutzig seien.
Migräne	Abneigung, getrieben zu sein. Widerstand gegen den Fluss des Lebens. Sexuelle Ängste. (Können meist durch Masturbation aufgelöst werden.)
Milz	Besessen. Verhaftet. Von etwas besessen sein.
Mitesser	Gefühl, schmutzig und ungeliebt zu sein.

Neues Gedankenmuster

Ich liebe und akzeptiere mich. Ich bin mit mir selbst in Frieden. Ich bin wunderbar.

Das Leben stimmt mit mir überein. Ich nehme jeden Augenblick jedes Tages das Neue in mich auf. Alles ist gut.

Es ist gut, ich zu sein. Ich bin wunderbar, so wie ich bin. Ich entscheide mich für das Leben. Ich entscheide mich für Freude und Selbstachtung.

Das Gute in mir fließt nun frei. Göttliche Ideen finden durch mich Ausdruck. Ich bin in Frieden.

Göttlicher Friede und Harmonie umgeben und erfüllen mich. Ich bin eine Oase des Friedens und der Liebe und Freude. Alles ist gut in meiner Welt.

Ich akzeptiere meine ganze Kraft als Frau und alle Vorgänge in meinem Körper als normal und natürlich. Ich liebe und akzeptiere mich.

Ich entspanne mich im Strom des Lebens und lasse das Leben leicht und bequem für alles sorgen, was ich brauche. Das Leben ist für mich.

Ich liebe und akzeptiere mich. Ich bin liebevoll und liebenswert.

Ich liebe und akzeptiere mich. Ich bin liebevoll und liebenswert.

PROBLEM	Wahrscheinlicher Grund
Morbus Huntington	Verbitterung darüber, andere Menschen nicht kontrollieren zu können. Hoffnungslosigkeit.
Mukoviszidose	Der törichte Glaube, das Leben sei nichts für mich. Ich Armer!
Multiple Sklerose	Mentale Härte. Hartherzigkeit, eiserner Wille, Unnachgiebigkeit. Angst.
Mundgeruch	Schlechte Einstellung, übles Nachreden, verdorbenes Denken.
Mundprobleme	Starre Meinungen. Verschlossenheit. Unfähigkeit, neue Ideen aufzunehmen.
Mundschleimhaut-geschwüre	Schwärende Worte, von den Lippen zurückgehalten. Vorwürfe.
Nacken (Halswirbelsäule)	Steht für Flexibilität. Die Fähigkeit, nach hinten zu schauen.
Nackenprobleme	Weigerung, andere Seiten einer Angelegenheit zu betrachten. Sturheit, Unbeweglichkeit, Hartnäckigkeit.
Narkolepsie	Schafft es nicht. Extreme Angst. Möchte vor allem davonlaufen. Will nicht hier sein.
Nase	steht für Selbsterkenntnis.

Neues Gedankenmuster

Ich lasse los und überlasse die Kontrolle dem Universum. Ich bin in Frieden mit mir und dem Leben.

Das Leben liebt mich, und ich liebe das Leben. Ich entschließe mich, das Leben voll, ganz und frei anzusehen.

Durch die Wahl von liebevollen, freudvollen Gedanken erschaffe ich eine liebevolle, freudvolle Welt. Ich bin in Sicherheit und frei.

Ich spreche freundlich und liebevoll. Ich atme nur Gutes aus.

Neue Vorstellungen und Gedanken heiße ich willkommen und bereite sie für die Aufnahme und Verdauung vor.

Ich erzeuge nur freudige Erfahrungen in meiner liebevollen Welt.

Ich lebe friedvoll, flexibel und froh.

Mit Flexibilität und Leichtigkeit betrachte ich alle Seiten einer Sache. Es gibt unendlich viele verschiedene Möglichkeiten, etwas zu tun und zu sehen. Ich bin in Sicherheit.

Ich baue auf die göttliche Weisheit und Führung, die mich jederzeit schützen. Ich bin in Sicherheit.

Ich erkenne meine eigene intuitive Fähigkeit.

PROBLEM	Wahrscheinlicher Grund
Nase (blutet)	Verlangen nach Anerkennung. Fühlt sich übersehen und nicht anerkannt. Schreit nach Liebe.
Nägel	stehen für Schutz.
Nägelkauen	Frustration. Nagt das Selbst ab. Trotz gegen Elternteil.
Nebenhöhlen-probleme (Sinusitis)	Gereiztheit über eine nahestehende Person.
Nebennieren-probleme	Defätismus. Kümmert sich nicht mehr um sich selbst. Furchtsamkeit.
Nerven	stehen für Kommunikation. Empfängliche Berichterstatter.
Nerven-zusammenbruch	Egozentrik. Versperren der Kommunikationswege.
Nervosität	Angst, Furchtsamkeit, Kampf, Hetze. Traut nicht dem Prozess des Lebens.
Nesselausschlag	Kleine, versteckte Ängste. Macht aus einer Mücke einen Elefanten.
Neuralgie	Bestrafung für Schuld. Schmerzvolle Kommunikationsprobleme.

Neues Gedankenmuster

Ich liebe und akzeptiere mich. Ich erkenne meinen
eigenen wahren Wert. Ich bin wunderbar.

Ich greife in Sicherheit aus.

Es ist gut, groß und erwachsen zu werden. Ich nehme
mein Leben jetzt mit Freude und Leichtigkeit in die Hand.

Frieden und Harmonie erfüllen und umgeben mich jederzeit.
Alles ist gut.

Ich liebe und akzeptiere mich. Es ist gut, wenn ich für mich
selbst sorge.

Ich kommuniziere mit Leichtigkeit und Freude.

Ich öffne mein Herz und schaffe ausschließlich liebevolle
Kommunikationsformen. Ich bin in Sicherheit, es geht
mir gut.

Ich bin auf einer endlosen Reise durch die Ewigkeit, und
es steht reichlich Zeit zur Verfügung. Ich kommuniziere
mit meinem Herzen. Alles ist gut.

Ich bringe Frieden in jede Ecke meines Lebens.

Ich vergebe mir. Ich liebe und akzeptiere mich. Ich teile mich
liebevoll mit.

PROBLEM	Wahrscheinlicher Grund
Nierenentzündung	Überreaktion auf Enttäuschung und Versagen.
Nierenprobleme	Kritik, Enttäuschung, Versagen. Scham. Reagiert wie ein kleines Kind.
Nieren- schrumpfung	Gefühl, wie ein Kind etwas »nicht recht« oder »nicht gut genug« zu machen. Versagen. Verlust.
Ohnmachtsanfall	Angst. Schaffe es nicht. Steige aus.
Ohren	stehen für die Fähigkeit zu hören.
Ohrenschmerzen (Otitis)	Wut. Will nicht hören. Zu viel Durcheinander. Eltern streiten.
Osteomyelitis (s. Knochen- probleme)	Wut und Frustration über das Grundgerüst des Lebens. Fühlt sich nicht unterstützt.
Osteoporose (s. Knochen- probleme)	Das Gefühl, im Leben keinerlei Unterstützung mehr zu erfahren.
Ödem	Was oder wen willst du nicht loslassen?
Parkinsonsche Krankheit	Angst und ein starkes Verlangen, über alles und jeden Kontrolle auszuüben.

Neues Gedankenmuster

Nur das Richtige geschieht in meinem Leben. Ich lasse
das Alte los und heiße das Neue willkommen.

Göttlich-Richtiges geschieht überall in meinem Leben.
Nur Gutes erwächst mir aus jeder Erfahrung. Es ist gut,
groß zu werden.

Ich liebe und akzeptiere mich. Ich kümmere mich um
mich selbst. Ich bin jederzeit jeder Situation gewachsen.

Ich habe Kraft, Stärke und Wissen, alles in meinem Leben
zu bewältigen.

Ich höre mit Liebe.

Harmonie umgibt mich. Ich lausche mit Liebe dem
Angenehmen und Guten. Ich bin ein Mittelpunkt der Liebe.

Ich bin in Frieden mit und voll Vertrauen in den Prozess
des Lebens. Ich bin in Sicherheit und geborgen.

Ich stehe für mich selbst ein, und das Leben unterstützt
mich auf überraschende und liebevolle Weise.

Ich lasse die Vergangenheit bewusst los. Es ist gut für mich,
loszulassen. Jetzt bin ich frei.

Ich entspanne mich in dem Wissen, dass ich in Sicherheit
bin. Das Leben sorgt für mich, und ich vertraue auf den
Prozess des Lebens.

PROBLEM	Wahrscheinlicher Grund
Parodontose	Wut über die Unfähigkeit, Entscheidungen zu treffen. Unentschlossenheit.
Pocken, Pusteln	Kleine, versteckte Ängste. Aus einer Mücke einen Elefanten machen.
Polypen	Spannungen und Streit in der Familie. Kind fühlt sich nicht willkommen und meint, den Eltern im Wege zu stehen.
Prämenstruelles Syndrom (PMS)	Überlässt der Verwirrung das Feld. Überlässt äußeren Einflüssen die Macht. Lehnt die weiblichen Lebensprozesse ab.
Prostata	steht für das maskuline Prinzip.
Prostata (Probleme)	Mentale Ängste schwächen die Männlichkeit. Aufgeben. Sexueller Druck und Schuldgefühle. Glaube an das Altern.
Psoriasis	Angst, verletzt zu werden. Abtöten des Selbstempfindens. Weigert sich, die Verantwortung für die eigenen Empfindungen anzunehmen.
Quetschungen	Die kleinen Schläge und Stöße im Leben. Selbstbestrafung.
Rachitis	Emotionale Unterernährung. Mangel an Liebe und Sicherheit.

Neues Gedankenmuster

Ich akzeptiere mich, und meine Entscheidungen sind immer richtig für mich.

Ich schließe Frieden mit den kleinen Dingen des Lebens.

Dieses Kind ist gewollt und willkommen und geliebt.

Ich übernehme jetzt selbst die Verantwortung für mein Denken und Leben. Ich bin eine kraftvolle, dynamische Frau! Jeder Teil meines Körpers funktioniert perfekt. Ich liebe mich.

Ich akzeptiere meine Männlichkeit und freue mich an ihr.

Ich liebe und akzeptiere mich. Ich akzeptiere meine eigene Kraft. Ich bin im Geiste immer jung.

Ich bin offen für die Freuden des Lebens. Ich verdiene und akzeptiere das Allerbeste im Leben. Ich liebe und akzeptiere mich.

Ich liebe und mag mich. Ich bin sanft und freundlich zu mir. Alles ist gut.

Ich fühle mich sicher, und ich werde von der Liebe des Universums genährt.

PROBLEM	Wahrscheinlicher Grund
Rechte Körperseite	Geben, Loslassen, männliche Energie, Männer, der Vater.
Reisekrankheit	Angst. Angst, sich nicht mehr unter Kontrolle zu haben.
Reisekrankheit (im Auto)	Angst. Bindung. Gefühl, gefangen zu sein.
Reisekrankheit (zur See)	Furcht. Todesangst. Verlust der Beherrschung.
Rheumatismus	Fühlt sich schikaniert. Mangel an Liebe. Chronische Verbitterung. Groll.
Ringelflechte	Du lässt zu, dass andere dir unter die Haut gehen. Du fühlst dich nicht gut oder sauber genug.
Rücken	steht für die Unterstützung im Leben.
Rückenprobleme (Mitte)	Schuldgefühle. Bleibt an »all dem Zeug da hinten« hängen.
Rückenprobleme (oben)	Mangel an emotionaler Unterstützung. Fühlt sich ungeliebt, hält selbst Liebe zurück.
Rückenprobleme (unten)	Geldsorgen. Mangel an finanzieller Unterstützung.
Schambein	steht für Schutz.

Neues Gedankenmuster

Ich bringe meine männliche Energie leicht und mühelos ins Gleichgewicht.

Ich habe meine Gedanken immer unter Kontrolle. Ich bin in Sicherheit. Ich liebe und akzeptiere mich.

Ich bewege mich mit Leichtigkeit durch Zeit und Raum, nur Liebe umgibt mich.

Ich bin völlig sicher im Universum. Ich bin überall in Frieden. Ich vertraue dem Leben.

Ich erzeuge meine Erlebnisse selbst. So, wie ich mich selbst und andere liebe und annehme, werden meine Erfahrungen besser und besser.

Ich liebe und akzeptiere mich. Kein Mensch, kein Ort und kein Ding haben Gewalt über mich. Ich bin frei.

Ich weiß, dass das Leben immer hinter mir steht.

Ich lasse die Vergangenheit los. Ich bin frei, mich liebenden Herzens voranzubewegen.

Ich liebe und akzeptiere mich. Das Leben unterstützt und liebt mich.

Ich vertraue dem Prozess des Lebens. Für alles, was ich brauche, ist immer gesorgt. Ich bin in Sicherheit.

Meine Sexualität ist sicher.

PROBLEM	Wahrscheinlicher Grund
Scheidenkatarrh	Wut auf den Partner. Sexuelle Schuldgefühle. Selbstbestrafung.
Schilddrüse	Demütigung. »Ich bekomme nie das zu tun, was ich tun will. Wann komme ich endlich an die Reihe?«
Schilddrüse (Überfunktion)	Wut darüber, zu kurz zu kommen oder übergangen zu werden.
Schilddrüse (Unterfunktion)	Selbstaufgabe. Fühlt sich hoffnungslos am Selbstausdruck gehindert, geradezu erstickt.
Schlaflosigkeit	Angst. Traut nicht dem Prozess des Lebens. Schuldgefühle.
Schlaganfall	Aufgeben. Widerstand. »Lieber sterben, als sich verändern.« Ablehnung des Lebens.
Schleimbeutel- entzündung	Unterdrückte Wut, die jemanden treffen will.
Schmerz	Schuldgefühl. Schuld sucht immer nach Bestrafung.
Schnarchen	Sture Weigerung, alte Verhaltens- und Denkmuster loszulassen.

Neues Gedankenmuster

Andere spiegeln die Liebe und Anerkennung wider, die ich für mich selbst empfinde. Ich freue mich über meine Sexualität.

Ich lasse die alten Begrenzungen hinter mir und gestatte mir einen freien und schöpferischen Selbstausdruck.

Ich bin im Zentrum des Lebens. Ich wertschätze mich selbst und alles, was ich sehe.

Ich erschaffe mir ein neues Leben mit neuen Regeln, die mich selbst perfekt unterstützen.

Liebevoll lasse ich den Tag hinter mir und gleite in friedlichen Schlaf mit dem Wissen, dass der morgige Tag für sich selbst sorgen wird.

Leben ist Wandlung, und ich passe mich leicht dem Neuen an. Ich nehme das Leben an – Vergangenheit, Gegenwart und Zukunft.

Liebe entspannt und löst alles, was ihrem Wesen nicht entspricht.

Liebevoll lasse ich die Vergangenheit los. Die anderen sind frei, und ich bin frei. Alles ist jetzt gut in meinem Herzen.

Ich löse mich von allem Denken, das nicht Liebe und Freude ist. Ich löse mich von der Vergangenheit und bin bereit für Neues, Frisches, Vitales.

PROBLEM	Wahrscheinlicher Grund
Schultern	stehen für unsere Fähigkeit, die Lebenserfahrungen freudig zu tragen.
Schultern hängend	Schwer tragen an der Last des Lebens. Hilf- und hoffnungslos.
Schulterbeschwerden	Tragen einer Last, überlastet.
Schwellung	Im Denkprozess hängen geblieben. Gestaute, schmerzhafte Vorstellungen.
Schwindel	Flüchtige, zerstreute Gedanken. Weigerung, der Realität ins Auge zu blicken.
Selbstmordversuch	Das Leben wird nur schwarz und weiß gesehen. Gefühl der Ausweglosigkeit.
Senilität	Rückkehr in die vermeintliche Sicherheit des Kindesalters. Verlangt Pflege und Aufmerksamkeit. Eine Form der Machtausübung und Kontrolle über die Menschen in der Umgebung. Flucht aus der Wirklichkeit.
Sichelzellanämie	Glaube, dass man nicht gut genug sei, zerstört die Freude am Leben.
Sklerodermie	Versuch, sich vor dem Leben zu schützen. Mangelndes Vertrauen in die eigene Lebensfähigkeit.

Neues Gedankenmuster

Ich wähle es, dass alle meine Erfahrungen freudig und liebevoll sind.

Ich stehe aufrecht und frei. Ich liebe und akzeptiere mich. Mein Leben wird von Tag zu Tag besser.

Das Leben ist freudvoll und frei; alles, was ich annehme, ist gut.

Meine Gedanken fließen frei und leicht. Ich bewege mich durch Ideen frei und ungehindert.

Ich bin ganz in meiner Mitte und lebe in Frieden. Es ist gut, dass ich am Leben und voll Freude bin.

Ich lebe in der Fülle aller Möglichkeiten. Es gibt immer einen anderen Weg. Ich bin sicher und geborgen.

Göttlicher Schutz. Sicherheit. Frieden. Die Intelligenz des Universums wirkt auf jeder Ebene des Lebens.

Dieses Kind lebt und atmet die Freude am Leben; es wird von Liebe genährt und erhalten. Gott wirkt jeden Tag Wunder.

Ich entspanne mich völlig, denn nun weiß ich, dass ich geborgen bin. Ich vertraue auf das Leben und auf mich.

PROBLEM	Wahrscheinlicher Grund
Sodbrennen	Angst, Angst, Angst. Erdrückende Angst.
Soor (s. Candidose, Hefepilz-infektionen)	Wut darüber, falsche Entscheidungen getroffen zu haben.
Steifer Nacken	Unbeugsame Hartnäckigkeit.
Steifigkeit	Steifes, starres Denken.
Stottern	Unsicherheit. Mangel an Selbstausdruck. Darf nicht schreien.
Süchte	Vor sich selbst davonlaufen. Angst. Sich nicht zu lieben wissen.
Syphilis (s. Geschlechts-krankheiten)	Die eigene Macht und Gestaltungskraft an andere abgeben.
Taubheit (Empfin-dungslosigkeit)	Liebe oder Beachtung zurückhalten. Mental absterben.
Taubheit (Ohren)	Zurückweisung, Starrköpfigkeit, Isolation. Was willst du nicht hören? »Lass mich in Ruhe.«
Teilnahmslosigkeit (s. Apathie)	

Neues Gedankenmuster

Ich atme frei und tief. Ich bin sicher. Ich vertraue dem Prozess des Lebens.

Ich akzeptiere meine Entscheidungen liebevoll und weiß, dass ich frei bin, mich zu ändern.

Es ist gut, auch andere Gesichtspunkte zu betrachten.

Ich besitze genug Sicherheit, um in meinem Denken flexibel sein zu können.

Ich habe die Freiheit, für mich selbst zu sprechen.
Ich bin jetzt sicher in meinem Ausdruck. Ich teile mich liebevoll mit.

Ich entdecke jetzt, wie wunderbar ich bin. Ich beschließe, mich zu lieben und Freude zu genießen.

Ich entscheide mich dafür, ich selbst zu sein. Ich akzeptiere mich so, wie ich bin.

Ich teile meine Gefühle und meine Liebe mit. Ich spreche auf die Liebe in jedem an.

Ich lausche dem Göttlichen und freue mich über alles, was ich hören kann. Ich bin eins mit allem.

PROBLEM	Wahrscheinlicher Grund
Tinnitus	Weigerung, zu lauschen. Hört nicht die innere Stimme. Verbohrtheit.
Tollwut	Wut. Überzeugung, dass Gewalt die Lösung sei.
Tuberkulose	Verzehrt sich vor Ichbezogenheit. Besitzergreifend. Gedanken der Grausamkeit und Rache.
Tumore	Pflegt alte Verletzungen und Schocks. Gewissensbisse.
Unfälle	Unvermögen, für sich selbst einzutreten. Auflehnung gegen Autorität. Glaube an Gewalt als Mittel.
Unfruchtbarkeit	Angst und Widerstand gegen den Prozess des Lebens – oder keine Notwendigkeit, durch die Erfahrungen der Elternschaft zu gehen.
Unheilbar krank	Kann in dieser Phase nicht durch äußere Mittel geheilt werden. Wir müssen nach innen gehen, um eine Heilung zu bewirken. Es kam von nirgendwo und wird sich nach nirgendwo zurückziehen.
Übelkeit	Angst. Ablehnung einer Idee oder Erfahrung.

Neues Gedankenmuster

Ich vertraue meinem höheren Selbst. Ich lausche liebevoll
meiner inneren Stimme. Ich lasse alles los, was nicht
der Liebe entspricht.

Ich bin umgeben und erfüllt von Frieden.

Indem ich mich liebe und akzeptiere, erschaffe ich eine
freudige, friedliche Welt, in der ich leben kann.

Liebevoll löse ich mich von der Vergangenheit und
richte meine Aufmerksamkeit auf diesen neuen Tag.
Alles ist gut.

Ich löse mich innerlich von dem Muster, das hierzu
geführt hat. Ich bin in Frieden. Ich bin es wert.

Ich vertraue dem Prozess des Lebens. Ich bin immer
am richtigen Ort und tue das Richtige zur rechten Zeit.
Ich liebe und akzeptiere mich.

Wunder geschehen jeden Tag. Ich gehe nach innen,
um das Muster aufzulösen, das zu diesem Zustand
geführt hat, und ich nehme eine göttliche Heilung an.
So ist es!

Ich bin in Sicherheit. Ich vertraue darauf, dass mir
das Leben nur Gutes bringt.

PROBLEM	Wahrscheinlicher Grund
Übergewicht	Angst. Schutzbedürfnis. Läuft vor seinen Gefühlen davon. Unsicherheit, Selbstablehnung. Sucht Erfüllung.
Venenentzündung	Wut und Frustration. Beschuldigt andere wegen Enge und mangelnder Freude im eigenen Leben.
Verbrennungen	Wut. Entflammt sein, aufgezehrt werden.
Verbrennungen (durch Flüssigkeiten)	Wut, Überkochen.
Verdauungs-störungen	Furcht, Schrecken, Ängstlichkeit auf Bauchebene. Fesselnd und stöhnend.
Verstauchung	Zorn und Widerstand. Will im Leben nicht in eine bestimmte Richtung gehen.
Verstopfung	Weigerung, von alten Vorstellungen abzulassen. Bleibt in der Vergangenheit stecken. Manchmal auch Geiz.
Vitiligo (Weißflecken-krankheit)	Gehöre zu niemandem, fühle mich ganz und gar ausgeschlossen, nicht als Mitglied einer Gruppe.
Vulva	steht für Verletzlichkeit.
Wahnsinn	Flucht vor der Familie. Fluchtversuch, Rückzug. Gewaltsame Lebenstrennung.

Neues Gedankenmuster

Ich bin in Frieden mit meinen Gefühlen und Empfindungen.
Ich bin in Sicherheit, wo ich bin. Ich schaffe mir meine
Sicherheit selbst. Ich liebe und akzeptiere mich.

Freude strömt frei durch mich, und ich bin mit dem Leben
in Frieden.

Ich erzeuge nur Frieden und Harmonie in mir und in
meiner Umgebung. Ich verdiene, mich wohlzufühlen.

Ich lasse alle Wut und allen Ärger los.

Ich kann alle neuen Erfahrungen leicht und freudig in
mich aufnehmen und verdauen.

Ich vertraue darauf, dass das Leben mich dem
höchsten Ziel entgegenführen wird. Ich bin in Frieden.

Wenn ich die Vergangenheit loslasse, kann Neues,
Frisches und Vitales in mein Leben treten. Ich lasse das
Leben durch mich fließen.

Ich bin im Zentrum des Lebens und ganz und gar in Liebe
verbunden.

Es ist gut, verletzlich zu sein.

Dieses Menschen Geist kennt seine wahre Identität und
ist ein schöpferischer Punkt göttlichen Selbstausdrucks.

PROBLEM	Wahrscheinlicher Grund
Warzen	Kleine Ausdrucksformen des Hasses, Glaube an Hässlichkeit.
Wassersucht	Wen oder was möchtest du nicht gehen lassen?
Wechseljahres-probleme	Angst, nicht mehr begehrt zu werden. Selbstablehnung. Angst vor dem Altern.
Weinen	Tränen sind der Bach des Lebens; sie werden aus Freude, aus Traurigkeit und aus Angst vergossen.
Weisheitszahn, impaktiert	Gewährt keinen mentalen Raum, um eine feste Grundlage zu schaffen.
Weißfluss	Überzeugung, Frauen hätten über das andere Geschlecht keine Macht. Wut auf einen Gefährten.
Wirbelsäule (verkrümmt, Skoliose)	Flexible Stütze des Lebens.
Wirbelsäule	Unfähigkeit, sich vom Leben unterstützen zu lassen. Angst und der Versuch, an alten Ideen festzuhalten. Kein Vertrauen ins Leben. Mangel an Integrität. Kein Mut zu Überzeugungen.
Wucherungen	Pflegt alte Verletzungen. Baut Groll auf.

Neues Gedankenmuster

Ich bin vollkommener Ausdruck der Liebe und Schönheit des Lebens.

Ich bin bereit, mich von meiner Vergangenheit zu lösen. Ich bin sicher und frei.

Ich bin bei allen Wechseln der Zyklen ausgeglichen und in Frieden und ich segne meinen Körper mit Liebe.

Ich bin mit allen meinen Emotionen in Frieden. Ich liebe und akzeptiere mich.

Ich öffne mein Bewusstsein der Entfaltung des Lebens. Es gibt genügend Raum für mich, um zu wachsen und mich zu wandeln.

Ich bin es, die alle meine Erfahrungen erschafft. Ich bin die Macht. Ich erfreue mich meiner Weiblichkeit. Ich bin frei.

Das Leben unterstützt mich.

Ich lasse alle Ängste los. Ich vertraue jetzt dem Prozess des Lebens. Ich weiß, dass das Leben auf meiner Seite ist. Voller Liebe stehe ich gerade und aufrecht.

Mit Leichtigkeit vergebe ich. Ich liebe mich und belohne mich mit Lobgedanken.

PROBLEM	Wahrscheinlicher Grund
Wundstarrkrampf	Notwendigkeit, ärgerliche und krank machende Gedanken loszulassen.
Zahnfleischbluten	Mangelnde Entscheidungsfreude.
Zahnfleisch-probleme	Unfähigkeit, zu seinen Entscheidungen zu stehen. Unschlüssigkeit.
Zahnprobleme	Lange bestehende Unentschlossenheit. Unfähigkeit, Ideen in ihre Einzelteile zu zerlegen, um sie zu analysieren und Entscheidungen zu treffen.
Zehen	stehen für die kleineren Einzelheiten der Zukunft.
Zehennagel, eingewachsen	Sorge und Schuldgefühle in Bezug auf dein Recht, voranzuschreiten.
Zellulitis	Aufgestaute Wut und Selbstbestrafung.
Zysten	Eine Wiederholung des alten Schmerzmusters. Verletzungen aus der Kleinkinderzeit. Ein falsches Gewächs.

Neues Gedankenmuster

Ich erlaube der Liebe aus meinem Herzen, mich zu
läutern und jeden Teil meines Körpers und Fühlens
zu reinigen, zu klären und zu heilen.

Ich vertraue darauf, dass in meinem Leben immer das
Richtige unternommen wird. Ich bin in Frieden.

Ich treffe meine Entscheidungen selbst. Ich halte mich
an sie und unterstütze mich selbst durch Liebe.

Ich treffe Entscheidungen aufgrund der Prinzipien von
Wahrheit. Ich bin im Frieden in dem Wissen, dass nur
die richtigen Dinge in meinem Leben passieren.

Alle Details ergeben sich von selbst.

Es ist mein gottgegebenes Recht, meine Richtung im Leben
selbst zu bestimmen. Ich bin sicher. Ich bin frei.

Ich verzeihe anderen. Ich verzeihe mir selbst. Ich bin frei,
zu lieben und das Leben zu genießen.

Die alten Muster meines Denkens sind so mächtig,
weil ich ihnen Macht gebe. Ich liebe mich.

Eine abschließende Bemerkung von Louise

Ich danke Ihnen, liebe Leser, dass Sie mit mir auf diese Reise gegangen sind.

Das Schreiben dieses Buches mit Mona Lisa hat sogar mir reichliche Gelegenheit gegeben, noch mehr über meine eigene Arbeit zu lernen. Ich habe heute ein viel umfassenderes Verständnis dessen, was ich jahrelang gelehrt habe. Ich sehe jetzt, wie tief unsere Muster gehen – bei Wohlbefinden *und* Krankheit – und wie diese Muster sich auf unser Leben auswirken. Und ich sehe noch deutlicher, wie sehr unsere Gedanken mit unseren Emotionen und unserer Gesundheit verbunden sind.

Ich weiß, Sie werden die Informationen aus diesem Buch benutzen, um ein gesundes, glückliches Leben zu schaffen. Ich wünsche Ihnen allen Erfolg bei diesen neuen Möglichkeiten persönlicher Heilung!

Endnoten

Erstes emotionales Zentrum

[1] M. L. Laudenslager teal., »Suppression of Specific Antibody Production by Inescapable Shock«, *Brain, Behaviour, and Immunity* 2, Nr. 2 (Joni 1988): S. 92–101; M. L. Laudenslager teal, »Suppressed Immunes Response in Infant Monkeys Associated with Maternal Separation«, *Behavioural Neural Biology* 36, Nr. 1 (September 1982): S. 40–48; S. Cohen und T. Willis, »Stress, Social Support, and the Buffering Hypothesis«, *Psychological Bulletin* 98, Nr. 2 (September 1985): S. 310–357; J. Midcult-Glaser teal., »Psychosocial Modifiers of Immunocompetence in Medical Students«, *Psychosomatic Medicine* 46, Nr. 1 (Januar 1984): S. 7–14; M. Seligman et al. »Coping Behavior«, *Behaviour Research and Therapy* 18, Nr. 5 (1980): S. 459–512.

[2] M. Mussolino, »Depression and Hip Fractures Risk«, *Public Health Reports* 120, Nr. 1 (Januar bis Februar 2005): S. 71–75; J. Serovich et al., »The Role of Family and Friend Social Support in Reducing Emotional Distress Among HIV-positive Women«, *AIDS Care* 13, Nr. 3 (Juni 2001): S. 335–341; P. Solomon und andere, Hrsgb., *Sensory Deprivation* (Cambridge, Mass.: Harvard University Press, 1961); E. Lindemann, »The Symptomatology and Management of Acute Grief«, *American Journal of Psychiatry* 101 (1944): S. 141–148.

[3] G. Luce, *Biological Rhythms in Psychiatry and Medicine, Public Health Service Publication N. 288* (Washington, D.C.: National Institutes of Mental Health, 1970); J. Vernikos-Danellis und C.M. Wingest, »The Importance of Social Cues in the Regulation of Plasma Cortisol in Man«, in A. Reinberg und F. Halbers, Hrsgb.: *Chromopharmacology* (New York: Pergamon, 1979).

[4] M. Moore-Ede et al., *The Clocks That Time Us* (Cambridge, Mass.: Harvard University Press, 1961).

[5] J. Chiang teal., »Negative and Competitive Social Interactions are Related to Heightened Proinflammatory Cytokine Activity«, *Proceedings of National Academy of Sciences oft the US* 109, Nr. 6 (7. Februar 2012): S. 1878–1882; S. Hayley, »Toward an Anti-Inflammatory Strategy for Depression«, *Frnotiers in Behavioral Neuroscience* 5 (April 2011): S. 19; F. Eskandari et al., »Low Bone Mass in Premenopausal Women With Depression«, *Archives of Internal Medicine* 167, Nr. 21 (26. November 2007): S. 2320–2336.

[6] L. LeShan, »An Emotional Life-History Pattern Associated with Neoplastic Disease«, *Annals of the New York Academy of Sciences* 125, Nr. 3 (21. Januar 1966): S. 780–793.

[7] R. Schuster teal., »The Influence of Depression on the Progression of HIV: Direct and Indirect Effects«, *Behavior Modification* 36, Nr. 2 (März 2012: S. 123–145; J.R Walker et al., »Psychiatric Disorders in Patients with Immune-Mediated Inflammatory Disease: Prevalence, Association with Disease Activity, and Overall Patient Well-Being«, *Journal of Rheumatology Supplement* 88 (November 2011): S. 31–35; D. Umberson und J.K. Montez, »Social Relationships and Health: A Flashpoint for Health Policy«, *Journal of Health and Social Behavior* 51 (2010): S. 54–66; M. Hofer, »Relationships as Regulators«, *Psychosomatic Medicine* 41 (Juni 1979): S. 287–302; C.B. Thomas und K.R. Duszynski, »Closeness to Parents and the Family Constellation in a Prospective Study of Five Disease States: Suicide, Mental Illness, Malignant Tumor, Hypertension and Coronary Heart Disease«, *Johns Hopkins Medical Journal* 134, Nr. 6 (Mai 1974): S. 251–790; C.B. Thomas und R.L. Greenstreet, »Psychobiologocal Characterictics in Youth as Predictors of Five Disease States: Suicide, Mental Illness, Hypertension, Coronary Heart Disease and Tumor«, *Johns Hopkins Medical Journal* 132, Nr. 1 (Januar 1873): S. 16–43; L.D. Egbert und andere, »Reduction of Post-operative Pain by Encouragement and Instruction of Patients«, *New England Journal of Medicine* 270 (16. April 1964): S. 825–827.

[8] E. Poot und andere, »A Case-control Study on Family Dysfunction in Patients with Alopecia Areata, Psoriasis and Atopic Dermatitis«, *Acta Dermato-Venereologica* 91, Nr. 4 (Juni 2011): S. 415–421.

[9] S. Cohen und andere, »Social Ties and Susceptbility to the common Cold«, *Journal of the American Medical Association* 277, Nr. 24 (25. Juni 1997): S. 1940–1944: J. House et al., »Social Relationships and Health«, *Science* 241, Nr. 4865 (29. Juli 1988): S. 540–545; L.D. Egbert et al., »Reduction of Postoperative Pain by Encouragement and Instruction of Patients. A Study of Doctor-Patient Rapport«, *New England Journal of Medicine* 16 (April 1964): S. 825–827.

[10] R.P. Greenberg und P.J. Dattore, »The Relationship Between Dependency and the Development of Cancer«, *Psychosomatic Medicine* 43, Nr. 1 (Februar 1981): S. 35–43.

[11] T.M. Vogt teal., »Social Networks as Predictors of Ischemic Heart Disease, Cancer, Stroke, and Hypertension: Incidence, Survival and Mortality«, *Journal of Clinical Epidemiology* 45, Nr. 6 (Juni 1992): S. 659–666; L.F. Berkman und S.L. Syme, »Social Networks, Host Resistance, and Mortality: A Nine-Year Follow-up Study of Alameda County Residents«, *American Journal of Epidemiology* 109, Nr. 2 (Februar 1979): S. 186–204; S.B. Friedman et al., »Differential Susceptbility to a Viral Agent in Mice Housed Alone or in Groups«, *Psychosomatic Medicine* 32, Nr. 3 (Mai–Juni 1970): S. 285–299,

[12] U. Schweiger, et al, »Low Lumbar Bone Mineral Density in Patients with Major Depression: Evidence of Increased Bone Loss at Follow-Up«, *American Journal of Psychiatry* 157, Nr. 1 (Januar 2000); U. Schweiger et al., »Low Lumbar Bone Mineral Density in Patients with Major Depression«, *American Journal of Psychiatry* 151, Nr. 11 (November 1994): S. 1691–1693.

Zweites emotionales Zentrum

[1] A. Ambresin, et al., »Body Dissatisfaction on Top of Depressive Mood Among Adolescents with Severe Dysmenorrhea«, *Journal of Pediatric and Adolescent Gynecology* 25, Nr. 1 (Februar 2012) S. 19–22.

[2] P. Nepomnaschy, et al., »Stress and Female Reproductive Function«, *American Journal of Human Biology* 16, Nr. 5 (September–Oktober 2004):

S. 523–532; B. Meaning, »The Emotional Needs of Infertile Couples«, *Fertility and Sterility* 34, Nr. 4 (Oktober 1980): S. 313–319; B. Sandler, »Emotional Stress and Infertility«, *Journal of Psychosomatic Research* 12, Nr. 1 (Juni 1968): S. 51–59; B. Eisner, »Some Psychological Differences between Fertile and Infertile Women«, *Journal of Clinical Psychology* 19, Nr. 4 (Oktober 1963): S. 391–395; J. Greenhill, »Emotional Factors in Female Infertility«, *Obstetrics & Gynecology* 7, Nr. 6 (Juni 1956): S. 602–607.

[3] F. Judd teal., »Psychiatric Morbidity in Gynecological Outpatients«, *Journal of Obstetrics & Gynecology Research* 38, Nr. 6 (Juni 2012): S. 905–911; D. Hellhammer, et al., »Male Infertility«, *Psychosomatic Medicine* 47, Nr. 1 (Januar–Februar 1985): S. 58–66; R.L. Urry, »Stress and Infertility«, in A.T.K. Cockett und R.L. Urry, Hrsgb.: *Male Infertility* New York: Grune & Stratton, 1977): S. 145–162.

[4] Niravi Payne, *The Language of Fertility* (New York: Harmony Books, 1997); Christiane Northrup, *Women's Bodies, Women's Wisdom* (New York: Bantam, 1994): S. 353; A. Domar, et al., »The Prevalence and Predictability of Depression in Infertile Women«, *Fertility and Sterility* 58, Nr. 6 (Dezember 1992): S. 1158–1163; P. Kemeter, »Studies on Psychosomatic Implications of Infertility on Effects of Emotional Stress on Fertilization and Implantation In Vitro Fertilization«, *Human Reproduction* 3, Nr. 3 (1988): S. 341–352; S. Segal, et al., »Serotonin and 5-hydroxyindoleacetic Acid in Fertile and Subfertile Men«, *Fertility and Sterility* 26, Nr. 4 (April 1975): S. 314–316; R. Vanden Burgh, et al., »Emotional Illness in Habitual Aborters Following Suturing of Incompetent Os«, *Psychosomatic Medicine* 28, Nr. 3 (1966): S. 257–263; B. Sandler, »Conception after Adoption«, *Fertility and Sterility* 16 (Mai–Juni 1965): S. 313–333; T. Benedek, et al., »Some Emotional Factors in Fertility«, *Psychosomatic Medicine* 15, Nr. 5 (1953): S. 485–498.

[5] H.B. Goldstein teal., »Depression, Abuse und Ist Relationship to Internal Cystitis«, *International Urogynecology Journal and Pelvic Floor Dysfunction* 19, Nr. 12 (Dezember 2008): S. 1683–1686; R. Fry, »Adult Physical Illnes and Childhood Sexual Abuse«, *Journal of Psychosomatic Research* 37, Nr. 2 (1993): S. 89–103; R. Reiter et al., »Correlation bet-

ween Sexual Abuse and Somatization in Women with Somatic and Nonsomatic Pelvic Pain«, *American Journal of Obstetrics and Gynecology* 165, Nr. 1 (Juli 1991): S. 104–109; G. Bachmann und andere, »Childhood Sexual Abuse and the Consequencds in Adult Women«, *Obstetrics and Gynecology* 71, Nr. 4 (April 1988): S. 631–642.

[6] S. Ehrström, et al., »Perceived Stress in Women with Recurrent Vulvovaginal Candidasis«, *Journal of Psychosomatic Obstetrics and Gynecology* 28, Nr. 3 (September 2007): S. 169–176; C. Wira und C. Kauschic, »Mucosal Immunity in the Feminine Reproductive Tract«, in: H. Kiyono und andere, Hrsgb., *Mucosal Vaccines* (New York: Academic Press, 1996); J.L. Herman, *Father-Daughter Incest* (Cambridge, Mass.: Harvard Univesity Press, 1981); R.J. Gross, et al., »Borderline Syndrome and Incest in Chronic Pelvic Pain Patients«, *International Journal of Psychiatry in Medicine,* 10, Nr. 1 (1980–1981): S. 79–96; A. Pereya, »The Relationship of Secual Activity to Cervical Cancer«, *Obstetrics & Gynecology* 17, Nr. 2 (Februar 1961): S. 154–159; M. Tarlan und I. Smalheiser, »Personality Patterns in Patients with Malignant Tumors of the Breast and Cervix«, *Psychosomatic Medicine* 13, Nr. 2 (März–April 1951): S. 117–121.

[7] K. Goodkin und andere, »Stress and Hopelessness in the Promotion of Cervical Intraepithelial Neoplasia to Invasive Squamous Cell Carcinoma of the Cervix«, *Journal of Psychosomatic Research* 30, Nr. 1 (1986): S. 6776; A. Schmale und H. Iker, »Hopelessness as a Predictor of Cervical Cancer«, *Social Science & Medicine* 5, Nr. 2 (April 1971): S. 95–100; M. Antoni und K. Goodkin, »Host Moderator Variables in the Promotion of Cervical Neoplasia-I«, *Journal of Psychosomatic Research* 32, Nr. 3 (19888): S. 327–338; A. Schmale und H. Iker, »The Psychological Setting of Uterine und Cervical Cancer«, *Annals of the New York Academy of Sciences* 125 (1966): S. 807–813; J. Wheeler und B. Caldwell, »Psychological Evaluation of Women with Cancer of the Breast and Cervix«, *Psychosomatic Medicine* 17, Nr. 4 (1955): S. 256–268; J. Stephenson und W. Grace, »Life Stress and Cancer of the Cervix«, *Psychosomatic Medicine* 16, Nr. 4 (1954): S. 287–294.

[8] S. Currie und J. Wang, »Chronic Back Pain & Major Depression in the General Canadian Population«, *Pain* 107, Nr. 1 und 2 (Januar 2004):

S. 54–60; B.B. Wolman, *Psychosomatic Disorders* (New York: Plenum Medical Books, 1988); S. Kasl et al., »The Experience of Losing a Job«, *Psychosomatic Medicine* 37, Nr. 2 (März 1975): S. 106–122, S. Cobb, »Physiological Changes in Men Whose Jobs Were Abolished«, *Journal of Psychosomoatic Research* 18, Nr. 4 (August 1974): S. 245–258; T.H. Holmes und H.G. Wolff, »Life-Situations, Emotions, and Backache«, *Psychosomatic Medicine* 14, Nr. 1 (Januar–Februar 1952): S. 18–32.

[9] S.J. Linton und L.E. Warg, »Attributions (Beliefs) and Job Dissatisfaction Associated with Back Pain in an Industrial Setting«, *Perceptual and Motor Skills* 76, Nr. 1 (Februar 1993): S. 51–62.

[10] K. Matsudaira, et al., »Potential Risk Factors for New Onset of Back Pain in Japanese Workers: Findings from the Japan Epidemiological Research of Occupation-Related Back Pain Study«, *Spine* 37, Nr. 15 (1. Juli 2012): S. 1324–1333; M.T. Driessen, et al., »The Effectiveness of Physical and Organisational Ergonomic Interventions on Low Back Pain and Neck Pain: A Systematic Review«, *Occupational and Environmental Medicine* 67, Nr. 4 (April 2010): S. 227–285; N. Magnavita, »Perceived Job Strain, Anxiety, Depression and Musculo-Skeletal Disorders in Social Care Workers«, *Giornale Italiano di Medicina del Lavoro ed Ergonomia* 31, Nr. 1, Ergänzung A (Januar–März 2009): A24–A29.

[11] S. Saarijarvi et al., »Couple Therapy Improves Mental Well-being in Chronic Lower Back Pain Patients«, *Journal of Psychosomatic Research* 36, Nr. 7 (Oktober 1992): S. 651–656.

Drittes emotionales Zentrum

[1] D. O'Malley, et al., »Do Interactions Between Stress and Immune Responses Lead to Symptom Exacerbations in Irritbale Bowel Syndrome?« *Brain, Behavior, and Immunity* 25. Nr. 7 (Oktober 2011): S. 1333–1334; C. Jansson, et al., »Stressful Psychosocial Factors and Symptoms of Gastroesophageal Reflux Disease: A Population-based Study in Norway«, *Scandinavian Journal of Gastroenterology* 45, Nr. 1 (2010): S. 21–29; J. Sareen, et al., »Disability and Poor Quality of Life Associated

with Comorbid Anxiety Disorders and Physical Conditions«, *Archives of Internal Medicine* 166, Nr. 19 (Oktober 2006): S. 2109–2116; R.D. Goodwin und M.B. Stein, »Generalized Anxiety Disorder and Peptic Ulcer Disease Among Adults in the United States«, *Psychosomatic Medicine Journal of Behavioral Medicine* 64, Nr. 6 (November–Dezember 2002): S. 862–866; P.G. Henke, »Stomach Pathology and the Amygdala«, in J.P. Aggleton (Herausgeber): *The Amygdala: Neurobiological Aspects of Emotion, Memory, and Mental Dysfunction* (New York: Wiley-Liss, 1992): S. 323–338.

[2] L.K. Trejdosiewicz, et al., »Gamma Delta T Cell Receptor-positive Cells of the Human Gastrointestinal Mucosa: Occurence and V Region Expression in Heliobacter Pylori–Accosiated Gastritis, Celiac Disease, and Inflammatory Bowel-Disease«, *Clinical and Experimental Immunology* 84, Nr. 3 (Juni 1991): S. 440–444.

[3] T.G. Digan und J.F. Cryan, »Regulation of the Stress Response by the Gut Microbiota: Implications for Psychoneuroendocrinology«,, *Psychoneuroendocrinology* 37, Nr. 9 (September 2012): S. 1369–1378; G.B. Glavin, »Restraint Ulcer: History, Current Research and Future Implications«, *Brain Research Bulletin* Ergänzung, Nr. 5 (1980): S. 51–58.

[4] J.M. Lackner, et al., »Self Administered Cognitive Behavioral Therapy for Moderate to Severe IBS: Clinical Efficacy, Tolerability, Feasibility«, *Clinical Gastroenterology and Hepatology* 6, Nr. 8 (August 2008): S. 899–906; F. Alexander, »Treatment of a Case of Peptic Ulcer and Personality Disorder«, *Psychosomatic Medicine* 9, Nr. 5 (September 1947): S. 320–330; F. Alexander, »The Influence of Psycholical Factors upon Gastro-Intestinal Disturbances: A Symposium – I. General Principles, Objectives and Preliminary Results«, *Psychoanalytic Quarterly* 3 (1934): S. 501–539.

[5] S.J. Melhorn, et al., »Meal Patterns and Hypothalamic NPY Expression During Chronic Social Stress and Recovery«, *American Journal of Physiology Regulatory, Integrative and Comparative Physiology* 299, Nr. 3 (Juli 2010): R813–R822; I.K. Barker, et al., »Observations on Spontaneous Stress-Related Mortality Among Males of the Dasyurid Marsupial Ant-

chinus Stuartii Macleay«, *Australian Journal of Zoology* 26. Nr. 3 (1978): S. 435–447; J.I. Barnett, »A Stress Response in Som Antechinus Stuartii (Macleay)«, *Australian Journal of Zoology* 21, Nr. 4 (1973): S. 501–513; R. Ader, »Effects of Early Experience and Differential Housing in Susceptibility to Gastric Erosions in Lesion-Susceptible Rats«, *Psychosomativ Medicine Journal of Behavioral Medicine* 32, Nr. 6 (November 1970): S. 569–580.

[6] G.L. Flett, et al., »Perfectionism, Psychosocial Impact and Coping with Irritable Bowel Disease: A Study of Patients with Crohn's Disease and Ulcerative Colitis«, *Journal of Health Psychology* 16, Nr. 4 (ai 2011): S. 561–571; P. Castelnuovo-Tedesco, »Emotional Antecedents of Perforation of Ulcers of the Stomach and Duodenum«, *Psychosomatic Medicine* 24, Nr. 4 (Juli 1962): S. 298–416.

[7] R.K. Gundry, et.al, »Patterns of Gastric Acid Secretion in Patients with Duodenal Ulcer: Correlations with Clinical and Personality Features«, *Gastroenterology* 52, Nr. 2 (Februar 1967). S.176–184; A. Stenback, »Gastric Neurosis, Pre-ulcer Conflict, and Personality in Duodenal Ulcer«, *Journal of Psychosomatic Research* 4 (Juli 1960): S. 282–296: W.B. Cannon, »The Indluence of Emotional States on the Functions of the Alimentary Canal«, *The American Journal of the Medical Sciences* 137, Nr. 4 (April 1909): S. 480–486.

[8] E. Fuller-Thomson, et al., »Is Childhood Physical Abuse Associated with Peptic Ulcer Disease? Findings From a Population–based Study«, *Journal of Interpersonal Violence* 26, Nr. 16 (November 2011): S. 3225–3247; E.J. Pinter, et al., »The Influence of Emotional Stress on Fat Mobilization: The Role of Endogenous Catecholamines and the Beta Adrenergic Receptors«, *The American Journal of the Medical Sciences* 254, Nr. 5 (November 1967): S. 634–651.

[9] S. Minuchin, et al., »Psychosomatic Families: Anorexia Nervosa in Context«, (Harvard University Press, 1978): S. 23–29: G.L. Engel, »Studies of Ulcerative Colitis: V. Psychological Aspects and Their Implications for Treatment«, *The American Journal of Digestive Diseases and Nutrition* 3, Nr. 4 (April 1958): S. 315–337; J.J. Groen und J.M.

Van der Valk, »Psychosomatic Aspects of Ulcerative Colitis«, *Gastroenterologia* 86, Nr. 5 (1956): S. 591–608; G.L: Engel, »Studies of Ulcerative Colitis. III The Nature of the Psychological Process«, *The American Journal of Medicine* 19, Nr. 2 (August 1955): S. 231–256.

10 S.J. Melhorn, et al., »Meal Patterns and Hypothalamic NPY Expression During Chronic Social Stress and Recovery«, *American Journal of Physiology–Regulatoy, Integrative and Comparative Physiology* 299, Nr. 3 (September 2010): R813–R822; P.V. Cardon Jr., und P.S. Mueller, »A Possible Mechanism: Psychogenic Fat Mobilization«, *Annals of the New York Academy of Sciences* 125 (Januar 1966): S. 924–927; P.V. Cardon Jr., und R.S. Gordon, »Rapid Increase of Plasma Unesterified Fatty Acids in Man during Fear«, *Journal of Psychosomatic Research* 4 (August 1959): S. 5–9; M.D. Bogdonoff, et al., »Acute Effect of Psychological Stimuli upon Plasma Non–esterified Fatty Acid Level«, *Experimental Biology and Medicine* 100, Nr. 3 (März 1959): S. 503–504.

11 R.N. Melmed, et al., »The Influence of Emotional States on the Mobilization of Marginal Pool Leukocytes after Insulin–Induced Hypoglycemia. A Possible Role for Eicosanoids as Major Mediators of Psychosomatic Processes«, *Annals of the New York Academy of Sciences* 496 (Mai 1987: S. 467–476; H. Rosen und T. Lidz, »Emotional Factors in the Precipitation of Recurrent Diabetic Acidosis«, *Psychosomatic Medicine Journal of Behavioral Medicine* 11, Nr. 4 (Juli 1949): S. 211–215; A. Meyer, et al., »Correlation between Emotions and Carbohydrate Metabolism in Two Cases of Diabetes Mellitus«, *Psychosomatic Medicine Journal of Behavioral Medicine* 7, Nr. 6 (November 1945): S. 335–341.

12 S.O. Fetissov und P. Déchelotte, »The New Link between Gut–Brain Axis and Neuropsychiatric Disorders«, *Current Opinion in Clinical Nutrition and Metabolic Care* 14, Nr. 5 (September 2011): S. 477–482; D. Giugliano, et al., »The Effects of Diet on Inflammation: Emphasis on the Metabolic Syndrome«, *Journal of the American College of Cardiology* 48, Nr. 4 (August 2006): S. 677–685; G. Seematter, et al., »Stress and Metabolism«, *Metabolic Syndrome and Related Disorders* 3, Nr. 1 (2005): S. 3–8; A.M. Jacobson und J.B. Leibovitch, »Psychological Issues in Diabetes Mellitus«, *Psychosomatics: Journal of Consultation Liaison*

Psychiatry 25, Nr. 1 (Januar 1984): S. 7–15; S.L. Werkman und E.S. Greenberg, »Personality and Interest Patterns in Obese Adolescent Girls«, *Psychosomatic Medicine Journal of Biobehavioral Medicine* 29, Nr. 1 (Januar 1967): S. 72–80.

[13] J.H. Fallon, et al., »Hostility Differentiates the Brain Metabolic Effects of Nicotine«, *Cognitive Brain Research* 18, Nr. 2 (Januar 2004): S. 142–148; R.N. Melmed, et al., »The Influence of Emotional Stress on the Mobilization of Marginal Pool Leukocytes after Insulin-Induced Hypoglycemia. A Possible Role for Eicosanoids as Major Mediators of Psychosomatic Processes«, *Annals of the New York Academy of Sciences* 496 (Mai 1987): S. 467–476; P.V. Cardon Jr., und P.S. Mueller, »A Possible Mechanism: Psychogenic Fat Mobilization«, *Annals of the New York Academy of Sciences* 125 (Januar 1966): S. 924–927; M.D. Bogdonoff, et al., »Acute Effect of Psychologic Stimuli upon Plasma Non-Esterified Fatty Acid Level«, *Experimental Biology and Medicine* 100, Nr. 3 (März 1959): S. 503–504; P.V. Cardon Jr., und R.S. Gordon, »Rapid Increase of Plasma Unesterified Fatty Acids in Man during Fear«, *Journal of Psychosomatic Research* 4 (August 1959): S. 5–9; A. Meyer, et al., »Correlation between Emotions and Carbohydrate Metabolism in Two Cases of Diabetes Mellitus«, *Psychosomatic Medicine Journal of Behavioral Medicine* 7, Nr. 6 (November 1945): S. 335–341.

Viertes emotionales Zentrum

[1] H.P. Kapfhammer, »The Relationship between Depression, Anxiety and Heart Disease – a Psychosomatic Challenge«, *Psychiatr Danubina* 23, Nr. 4 (Dezember 2011): S. 412–424; B.H. Brummett, et al., »Characteristics of Socially Isolated Patients with Coronary Artery Disease at Elevated Risk for Mortality«, *Psychosomatic Medicine Journal of Biobehavioral Medicine* 63, Nr. 2 (März 2001): S. 267–272; W.B. Cannon, *Bodily Changes in Pain, Hunger, Fear and Rage* (New York: A. Appleton & Co., 1929).

[2] K.S. Whittaker, et al., »Combining Psychosocial Data to Improve Prediction of Cardiovascular Disease Risk Factors and Events: The National Heart, Lung, and Blood Institute–Sponsored Women's Ischemia Syndrome Evaluation Study«, *Psychosomatic Medicine Journal of Biobe-*

havioral Medicine 74, Nr. 3 (April 2012): S. 263–270; A. Prasad, et al., »Apical Ballooning Syndrome (Tako-Tsubo or Stress Cardiomyopathy): A Mimic of Acute Myorcardial Infarction«, *American Heart Journal* 155, Nr. 3 (März 2008): S. 408–417; I.S. Wittstein, et al., »Neurohumoral Features of Myocardial Stunning Due to Sudden Emotional Stress«, *The New England Journal of Medicine* 352, Nr. 6 (Februar 2005): S. 539–548; M.A. Mittleman, et al., »Triggering of Acute Myorcardial Infarction Onset of Episodes of Anger«, *Circulation* 92 (1995): S. 1720–1725; G. Ironson, et al., »Effects of Anger on Left Ventricular Ejection Fraction in Coronary Artery Disease«, *American Journal of Cardiology* 70 Nr. 3 (August 1992): S. 281–285; R.D. Lane und G.E. Schwartz, »Induction of Lateralized Sympathetic Input to the Heart by the CNS During Emotional Arousal: A Possible Neurophysiologic Trigger of Sudden Cardiac Death«, *Psychosomatic Medicine,* 49, Nr. 3 (Mai–Juni 1987): S. 278–284; S.G. Haynes, et al., »The Relationship of Psychosocial Factors to Coronary Heart Disease in the Framingham Study. III. Eight–Year Incidence of Coronary Heart Disease«, *American Journal of Epidemiology* 111, Nr. 1 (Januar 1980): S. 37–58.

[3] T.W. Smith, et al., »Hostility, Anger, Aggressiveness, and Coronary Heart Disease: An Interpersonal Perspective on Personality, Emotion, and Health«, *Journal of Personality* 72, Nr. 6 (Dezember 2004): S. 1217–1270; T.M. Dembroski, et al., »Components of Hostility as Predictors of Sudden Death and Myocardial Infarction in the Multiple Risk Factor Intervention Trial«, *Psychosomatic Medicine* 51, Nr. 5 (September–Oktober 1989): S. 514–522; K.A. Matthews, et al., »Competitive Drive, Pattern A, and Coronary Heart Disease«, *Journal of Chronic Diseases* 30, Nr. 8 (August 1977): S. 489–498; I. Pilowsky, et al., »Hypertension and Personality«, *Psychosomatic Medicine* 35, Nr. 1 (Januar–Februar 1973): S. 50–56.

[4] M.D. Boltwood, et al., »Anger Reports Predict Coronary Artery Vasomotor Response to Mental Stress in Atherosclerosic Segmets«, *American Journal of Cardiology* 72, Nr. 18 (15. Dezember 1993): S. 1361–1365; P.P. Vitaliano, et al., »Plasma Lipids and Their Relationship with Psychosocial Factors in Older Adults«, *Journal of Gerontology, Series B, Psychological Sciences and Social Sciences* 50, Nr. 1 (Januar 1995): S. 18–24.

[5] H.S. Versey und G.A. Kaplan, »Mediation and Moderation of the Association Between Cynical Hostility and Systolic Blood Pressure in Low–Income Women«, *Health Education & Behavior* 39, Nr. 2 (April 2012): S. 219–228.

[6] P.J. Mills und J.E. Dimsdale, »Anger Suppression: Its Relationship to Beta-Adrenergic Receptor Sensitivity and Stress Induces Changes in Blood Pressure«, *Psychological Medicine* 23, Nr. 3 (August 1993): S. 673–678.

[7] M.Y. Gulec, et al., »Cloninger's Temperament and Character Dimension of Personality in Patients with Asthma«, *International Journal of Psychiatry and Medicine* 40, Nr. 3 (2010): S. 273–287; P.M. Eng, et al., »Anger Expression and Risk of Stroke and Coronary Heart Disease Among Male Health Professionals«, *Psychosomatic Medicine* 65, Nr. 1 (Januar–Februar 2003): S. 100–110; L. Musante, et al., »Potential for Hostility and Dimensions of Anger«, *Health Psychology* 8, Nr. 3 (1989): S. 343–354; M.A. Mittleman, et al., »Triggering of Acute Myocardial Infarction Onset of Episodes of Anger«, *Circulation* 92 (1995): S. 1720–1725; M. Koskenvuo, et al., »Hostility as a Risk Factor for Mortality and Ischemic Heart Disease in Men«, *Psychosomatic Medicine* 50, Nr. 4 (Juli–August 1988): S. 330–340; J.E. Williams, et al., »The Association Between Trait Anger and Incident Stroke Risk: The Atherosclerosis Risk in Communities (ARIC) Study«, *Stroke* 33, Nr. 1 (Januar 2002): S. 13–19; N. Lundberg, et al., »Type A Behavior in Healthy Males and Females is Related to Physiological Reactivity and Blood Lipids«, *Psychosomatic Medicine* 51, Nr. 2 (März–April 1989): S. 112–122, G. Weidner, et al., »The Role of Type A Behavior and Hostility in an Elevation of Plasma Lipids in Adult Women and Men«, *Psychosomatic Medicine* 49, Nr. 2 (März–April 1987): S. 136–145.

[8] L.H. Powell, et al., »Can the Type A Behavior Pattern be Altered after Myocardial Infarction? A Second-Year Report for the Recurrent Coronary Prevention Project«, *Psychosomatic Medicine* 46, Nr. 4 (Juli–August 1984): S. 293–313.

[9] D. Giugliano, et al., »The Effects of Diet in Inflammation: Emphasis on the Metabolic Syndrome«, *Journal of the American College of Cardio-*

logy 48, Nr. 4 (15. August 2006): S. 677–685; C.M. Licht, et al., »Depression is Associated With Decreased Blood Pressure, but Antidepressant Use Increases the Riks for Hypertension«, *Hypertension* 53, Nr. 4 (April 2009): S. 631–638; G. Seematter, et al., »Stress and Metabolism,« *Metabolic Syndrome and Related Disorders* 3, Nr. 1 (2005); S. 8–13; I. Pilowsky, et al., »Hypertension and Pesonality«, *Psychosomatic Medicine* 35, Nr. 1 (Januar–Februar 1973): S. 50–56; J.P. Henry und J.C. Cassel, »Psychosocial Factors in Essential Hypertension. Recent Epidemiologic and Animal Experimental Evidence«, *American Journal of Epidemiology* 90, Nr. 3 (September 1969): S. 171–200.

[10] P.J. Clayton, »Mortality and Morbidity in the First Year of Widowhood«, *Archives of General Psychiatry* 30, Nr. 6 (Juni1974): S. 747–750; C.M. Parkes und R.J. Brown, »Health After Bereavement: A Controlled Study of Young Boston Widows and Widowers«, *Psychosomatic Medicine* 34, Nr. 5 (September–Oktober 1972): S. 449–461; M. Young, et al., »The Mortality of Widowers«, *The Lancet* 282, Nr. 7305 (August 1963): S. 454–457.

[11] W.T. Talman, »Cardiovascular Regulation and Lesions oft the Central Nervous System«, *Annals of Neurology* 18, Nr. 1 (Juli 1985): S. 1–13; P.D. Wall und G.D. Davis, »Three Cerebral Cortical Systems Affecting Autonomic Function«, *Journal of Neurophysiology* 14, Nr. 6 (November 1951): S. 507–517; G.R. Elliot und C: Eisdorfer, *Stress and Human Health: Analysis and Implications of Research* (New York: Springer, 1982).

[12] R.J. Tynan, et al., »A Comparative Examination of the Anti–Inflammatory Effects of SSRI and SNRI Antidepressants on LPS Stimulated Microglia«, *Brain, Behavior, and Immunity* 26, Nr. 3 (März 2012): S. 469–479; L. Mehl–Madrona, »Augmentation of Conventional Medical Management of Moderately Severe or Severe Asthma with Acupuncture and Guided Imagery/Meditation«, *The Permanente Journal* 12, Nr. 4 (Herbst 2008): S. 9–14.

[13] A.C. Ropoteanu, et al., »The Level of Emotional Intelligence for Patients with Bronchial Asthma and a Group Psychotherapy Plan in 7 Steps«,

Romanian Journal of Internal Medicine 49, Nr. 1 (2011): S. 85–91; C. Jasmin, et al., »Evidence for a Link Between Certain Psychological Factors and the Risk of Breast Cancer in a Case-Control Study. Psycho-Oncologic Group (P.O.G.)«, *Annals of Oncology* 1, Nr. 1 (1990): S. 22–29, M. Tarlau und I. Smalheiser, »Personality Patterns in Patients with Malignant Tumors of the Breast and Cervix«, *Psychosomatic Medicine* 13, Nr. 2 (März 1951): S. 117–121; L. LeShan, »Psychological States as Factors in the Development of Malignant Disease: A Critical Review«, *Journal of the National Cancer Institute* 22, Nr. 1 (Januar 1959): S. 1–18; H. Becker, »Psychodynamic Aspects of Breast Cancer. Differences in Younger and Older Patients«, *Psychotherapy and Psychosomatics* 32, Nr. 1 bis 4 (1979): S. 289–296; H. Snow, *The Proclivity of Women to Cancerous Diseases and to Certain Benign Tumors* (London: J. & A. Churchill, 1891); H. Snow, *Clinical Notes on Cancer* (London; J. & A. Churchill, 1883).

[14] C. Jasmin et al., »Evidence for a Link Between Certain Psychological Factors and the Risk of Breas Cancer in a Case–Control Study. Psycho-Oncologic Group (P.O.G.)«, *Annals of Oncology 1*, no.1 (1990): 22–29; M. Tarlau and I.Smalheiser, »Personality Patterns in Patients with Malignant Tumors of the Breas and Cervix«, Psychosomatic Medicine 13, no.2 (March 1951): 117–121; L.LeShan, »Psychological States as Factors in the Development of Malignant Disease: A Critical Review«, *Journal of the National Cancer Institute* 22, no.1 (January 1959): 1–18; H. Becker, »Psychodynamic Aspects of Breast Cancer. Fifferences in Younger and Older Patients«, *Psychotherape and Psychosomatics* 32, nos.1–4 (1979): 287–296; H. Snow, *The Proclivity of Women to Cancerous Diseases and to Certain Benign Tumors* (London: J.& Churchill, 1891); H. Snow, *Clinical Notes on Cancer* (London: J.& A. Churchill, 1883).

[15] D. Razavi, et al., »Psychosocial Correlates of Oestrogen and Progesterone Receptors in Breast Cancer«, *The Lancet* 335, Nr. 3695 (21. April 1990): S. 931–933; S.M. Levy, et al., »Perceived Social Support and Tumor Estrogen/Progesterone Receptor Status as Predictors of Natural Killer Cell Activity in Breast Cancer Patients«, *Psychosomatic Medicine* 52. Nr. 1 (Januar–Februar 1990): S. 73–85; L. Levy, et al., »Cor-

relation of Stress Factors with Sustained Depression of Natural Killer Cell Activity and Predicted Prognosis in Patients with Breast Cancer«, *Journal of Clinical Oncology* 5, Nr. 3 (März 1987): S. 348–353; A. Brémond, et al., »Psychosomatic Factors in Breast Cancer Patients: Results of a Case Controlled Study«, *Journal of Psychosomatic Obstetrics & Gynecology* 5, Nr. 2 (Januar 1986): S. 127136; K.W. Pettingale, et al., »Mental Attitudes to Cancer: An Additional Prognostic Factor«, *The Lancet* 1, Nr. 8431 (März 1985): S. 750; M. Wirsching, et al., »Psychological Identification of Breast Cancer Patients before Biopsy«, *Journal of Psychosomatic Research* 26, Nr. 1 ((1982): S. 1–10; K.W. Pettingale, et al., »Serum IgA and Emotional Expression in Breast Cancer Patients«, *Journal of Psychosomatic Research* 21, Nr. 5 (1977): S. 359–399.

[16] M. Eskelinen und P. Ollonen, »Assessment of ,Cancer–prone Personality' Characteristics in Healthy Study Subjects and in Patients with Breast Disease and Breast Cancer Using the Commitment Questionnaire: A Prospective Case–Control Study in Finland«, *Anticancer Research* 31, Nr. 11 (November 2011): S. 4013–4017.

[17] J. Giese–David, et al., »Emotional Expression and Diurnal Cortisol Slope in Women with Metastatic Breast Cancer in Supportive–Expressive Group Therapy: A Preliminary Study«, *Biological Psychology* 73, Nr. 2 (August 2006): S. 190–198; D. Spiegel, et al., »Effect of Psychosocial Treatment on Survival of Patients with Metastatic Breast Cancer«, *The Lancet* 2, Nr. 8668 (14. Oktober 1988): S. 888–891; S.M. Levy, et al., »Prognostic Risk Assessment in Primary Breast Cancer by Behavioral and Immunological Parameters«, *Health Pschology* 4, Nr. 2 (1985): S. 99–113, S. Greer, et al., »Psychological Response to Breast Cancer: Effect of Outcome«, *The Lancet* 314, Nr. 8146 (13. Oktober 1979): S. 785–787.

Fünftes emotionales Zentrum

[1] A.W. Bennett und C.G. Gambor, »Clinical Study of Hyperthyroidism: Comparison of Male and Female Characteristics«, *Archives of General Psychiatry* 4, Nr. 2 (Februar 1961): S. 160–165.

[2] American Association of University Women, *Shortchanging Girls, Shortchanging America* (Washington, D.C.: American Association of University Women, 1991); G. Johansson, et al., »Examination Stress Affects Plasma Levels of TSH and Thyroid Hormones Differently in Females and Males«, *Psychosomatic Medicine* 49, Nr. 4 (Juli–August 1987): S. 390–396; J.A. Sherman, *Sex-Related Cognitive Difference: An Essay on Theory and Evidence* (Springfield, Ill.: Charles C. Thomas, 1978).

[3] K. Yoshiuchi, et al., »Stressful Life Events and Smoking Were Associated With Graves' Disease in Women, but Not in Men«, *Psychosomativ Medicine* 60, Nr. 2 (März–April 1998): S. 182–185; J.L. Griffith und M.E. Griffith, *The Body Speaks: Therapeutic Dialogues für Mind-Body Problems* (New York: Basic Books, 1994); D. Kimura, »Sex Differences in Cerebral Organization for Speech and Praxic Functions«, *Canadian Journal of Psychology* 37, Nr. 1 (März 1983): S. 19–35.

[4] G. Johansson, et al., »Examination Stress Affects Plasma Levels of TSH and Thyroid Hormones Differently in Females and Males«, *Psychosomatic Medicine* 49, Nr. 4 (Juli–August 1978): S. 390–396.

[5] S.K. Gupta, et al., »Thyroid Gland Response to Intermale Aggression in an Inherently Aggressive Wild Rat«, *Endokrinologie* 80, Nr. 3 (November 1982): S. 350–352.

[6] American Association of University Women, *Shortchanging Girls, Shortchanging America* (Washington, D.C.: American Association of University Women, 1991).

[7] American Association of University Women, *Shortchanging Girls, Shortchanging America* (Washington, D.C.: American Association of University Women, 1991).

[8] H. Glaesmer, et al., »The Association of Traumatic Experiences and Posttraumatic Stress Disorder with Physical Morbidity in Old Age: A German Population-Based Study«, *Psychosomatic Medicine* 73, Nr. 5 (Juni 2011): S. 401–406; T. Mizokami, et al., »Stress and Thyroid Autoimmunity«, *Thyroid* 14, Nr. 12 (Dezember 2004): S. 1047–1055, V.R.

Radosavljev und andere, »Stressful Life Events in the Pathogenesis of Graves' Disease«, *European Journal of Endocrinology* 134, Nr. 6 (Juni 1996): S. 699–701; N. Sonino, et al., »Life Events in the Pathogenesis of Graves' Disease: A Controlled Study«, *Acta Endocrionologica* 1287, Nr. 4 (April 1993): S. 293–296; T. Harris, et al., »Stressful Life Events and Graves' Disease«, *The British Journal of Psychiatry* 161 (Oktober 1992: S. 533–541; B. Winsa, et al., »Stressful Life Events and Graves' Disease«, *The Lancet* 338, Nr. 8781 (14. Dezember 1991) S. 1475–1479; S.A. Weisman, »Incidence of Thyrotoxicosis among Refugees from Nazi Prison Camps«, *Annals of Internal Medicine* 48, Nr. 4 (April 1958): S. 747–752.

[9] I.J. Cool, et al., »Upper Esophageal Sphincter Tone and Reactivity to Stress in Patients with a History of Globus Sensation«, *Digestive Diseases and Sciences* 34, Nr. 5 (Mai 1989): S. 672–676; J.P. Glaser und G.I. Engel, »Psychodynamics, Psychophysiology and Gastrointestinal Symptomatology«, *Clinics in Gastroenterology* 6. Nr. 3 (September 1977): S. 507–531.

[10] B. Rai, et al., »Salivary Stress Markers, Stress, and Periodontitis: A Pilot Study«, *Journal of Periodontology* 82, Nr. 2 (Februar 2011): S. 287–292; A.T. Merchant, et al., »A Prospective Study of Social Support, Anger Expression and Risk of Periodontitis in Men«, *Journal of the American Dental Association* 134, Nr. 12 (Dezember 2004): S. 1591–1596; R.J. Genco, et al., »Relationship of Stress, Distress and Inadequate Coping Behaviors to Periodontal Disease«, *Journal of Periodontology* 70, Nr. 7 (Juli 1999): S. 711–723.

Sechstes emotionales Zentrum

[1] I. Pilowsky, et al., »Hypertension and Personality«, *Psychosomatic Medicine* 35, Nr. 1 (Januar–Febrar 1973): S. 50–56; H.O.Barber, »Psychosomatic Disorders of Ear, Nose and Throat«, *Postgraduate Medicine* 47, Nr. 5 (Mai 1970): S. 156–159.

[2] K. Czubulski, et al., »Psychological Stress and Personality in Ménière's Disease«, *Journal of Psychosomatic Research* 20, Nr. 3 (1976): S. 187–191.

[3] A. Brook und P. Fenton, »Psychological Aspects of Disorders of the Eye: A Pilot Research Project«, *The Psychiatrist* 18 (1994): S. 135–137, J. Wiener, »Looking Out and Looking In: Some Reflections on ‚Body Talk' in the Consulting Room«, *The Journal of Analytic Psychology* 39, Nr. 2 (Juli 1994): S. 331–350; L. Yardley, »Prediction of Handicap and Emotional Distress in Patients with Recurrent Vertigo Symptoms, Coping Stretegies, Control Beliefs and Reciprocal Causation«, *Social Science and Medicine* 39, Nr. 4 (1994): S. 573–581; C. Martin, et al., »Ménière's Disease: A Psychosomatic Disease?«, *Revue de Laryngologie, Otologie, Rhinologie* 112, Nr.2 (1991): S. 109–111; C. Martin, et al., »Psychologic Factor In Ménière's Disease«, *Annales d'Oto-laryngologie et de Chirurgie Cervico Faciale* 107, Nr. 8 (1990): S. 526–531; M. Rigatelli, et al., »Psychosomatic Study of 60 Patients with Vertigo«, *Psychotherapy and Psychosomatics* 41, Nr. 2 (1984): S. 91–99; F.E. Lucente, »Psychiatric Problems in Otolaryngology«, *Annals of Otology, Rhinology, and Laryngology* 82, Nr. 3 (Mai–Juni 1973): S. 340–346.

[4] V. Raso, et al., »Immunological Parameters in Elderly Women: Correlations with Aerobic Power, Muscle Strength and Mood State«, *Brain, Behavior, and Immunity* 26, Nr. 4 (Mai 2012): S. 597–606; O.M. Wolkowitz, et al., »Of Sound Mind and Body: Depression, Disease, and Accelerated Aging«, *Dialogues in Clinical Neuroscience* 13, Nr. 1 (2011): S. 25–39; M.F. Damholdt, et al., »The Parkinsonian Pesonality and Concomitant Depression«, *The Journal of Neupsychiatry and Clinical Neurosciences* 23, Nr. 1 (Herbst 2011): S. 48–55; V. Kaasinen, et al., »Personality Traits and Brain Dopaminergic Function in Parkinson's Disease«, *Proceedings of the National Academy of Sciences* 98, Nr. 23 (6. November 2001): S. 13272–13277; M.A. Menza und M.H. Mark, »Parkinson's Disease and Depression: The Relationship to Disability and Personality«, *The Journal of Neuropsychiatry and Clinical Neurosciences* 6, Nr. 2 (Frühjahr 1994): S. 165–169; G.W. Paulson und N. Dadmehr, »Is There a Premorbid Personality Typical for Parkinson's Disease?« *Neurology* 41, Nr. 5, Ergänzung 2 (Mai 19191): S. 73–76; P. Mouren, et al., »Personality of the Parkinsonian: Clinical and Psychometric Approach«, *Annales Medico-Psychologiques (Paris)* 141, Nr. 2 (Februar 1983): S. 153–167; R.C. Duvoisin, et al., »Twin Study of Parkinson Disease«, *Neurology* 31, Nr. 1 (Januar 1981): S. 77–80; C.R. Cloi-

ninger, »A Systematic Method for Clinical Description and Classification of Personality Variants«, *Archives of General Psychiatry* 44, Nr. 6 (Juni 1987): S. 573–588.

Siebtes emotionales Zentrum

[1] A.M. De Vries, et al., »Alexithymia in Cancer Patients: Review of the Literature«, *Psychotherapy and Psychosomatics* 81, Nr. 2 (2012): S. 79–86; S. Warren, et al., »Emotional Stress and Coping in Multiple Sclerosis (MS) Exacerbations«, *Journal of Psychosomatic Research* 38, Nr. 1 (1991): S. 37–47; V. Mei–Tal, et al., »The Role of Psychological Process in a Somatic Disorder: Multiple Sclerosis. 1. The Emotional Setting of Illness Onset and Exacerbation«, *Psychosomatic Medicine* 32, Nr. 1 (Januar–Februar 1970): S. 67–86; S. Warren, et al., »Emotional Stress and the Development of Multiple Sclerosis: Case-Control Evidence of a Relationship«, *Journal of Chronic Diseases* 35, Nr. 1 (1982): S. 821–831.

[2] A. Stathopoulou, et al., »Personality Characteristics and Disorders in Multiple Sclerosis Patients: Assessment and Treatment«, *International Review of Psychiatry* 22, Nr. 1 (2010): S. 43–54; G.S. Philippopoulos, et al., »The Etiologic Significance of Emotional Factors in Onset and Exacerbations of Multiple Sclerosis; a Preliminary Report«, *Psychosomatic Medicine* 20, Nr. 6 (November–Dezember 1958): S. 458–474; O.R. Langworthy, et al., »Disturbances of Behavior in Patients with Disseminated Sclerosis«, *American Journal of Psychiatry* 98, Nr. 2 (September 1941): S. 243–249.

[3] X.J. Liu, et al., »Relationship Between Psychosocial Factors and Onset of Multiple Sclerosis«, *European Neurology* 62, Nr. 3 (2009): S. 130–136, O.R. Langworthy, »Relationship of Personality Problems to Onset and Progress of Multiple Sclerosis«, *Archives of Neurology Psychiatry* 59, Nr. 1 (Janaur 1948): S. 13–28.

[4] C.M. Conti, et al., »Relationship Between Cancer and Psychology: An Updated History«, *Journal of Biological Regulators and Homeostatic Agents* 25, Nr. 3 (Juli–September 2011): S. 331–339; J.A. Fidler, et al., »Disease Progression in a Mouse Model of Amyotrophic Lateral Sclerosis: The

Influence of Chronic Stress and Corticosterone«, *FASEB Journal* 25. Nr. 12 (Dezember 2011): S. 4369–4377.

[5] E.R. McDonald, et al., »Survival in Amyotrophic Lateral Sclerosis. The Role of Psychological Factors«, *Archives of Neurology* 51, Nr. 1 (Januar 1994): S. 17–23.

[6] H. Glaesmer, et al., »The Association of Traumatic Experiences and Posttraumatic Stress Disorder with Physical Morbidity in Old Age: A German Population-Based Study«, *Psychosomatic Medicine* 73. Nr. 5 (Juni 2011): S. 401–496.

[7] L. Cohen, et al., »Presurgical Stress Management Improves Postoperative Immune Function in Men with Prostate Cancer Undergoing Radical Protestectomy«, *Psychosomatic Medicine* 73, Nr. 3 (April 2011): S. 218–225.

Bibliografie

Erstes emotionales Zentrum

Bennette, G., »Psychic and Cellular Aspects of Isolation and Identity Impairment in Cancer: A Dialectic Alienation«, *Annals of the New York Academy of Sciences* 164 (Oktober 1969) S. 352–363.

Brown, G.W., et al., »Social Class and Psychiatric Disturbance Among Women in an Urban Population«, *Sociology* 9, Nr. 2 (Mai 1975): S. 225–254.

Cobb, S., »Social Support as Moderator of Life Stress«, *Psychosomatic Medicine* 38, Nr. 5 (September–Oktober 1976): S. 300–314.

Cohen, S., »Social Supports and Physical Health«, in E.M. Cummings, et al., (Herausgeber): Life–Span Developmental Psychology: Perspectives on Stress and Coping (Hllsdale, N.J.: Erlbaum, 1991): S. 213–234.

Goodkin, K., et al., »Active Coping Style is Associated with Natural Killer Cell Cytotoxicity in Asymptomatic HIV–1 Seropositive Homosexual Men«, *Journal of Psychosomatic Research* 36, Nr. 7 (1992): S. 635–650.

Goodkin, K., et al., »Life Stresses and Coping Style are Associated with Immune Measures in HIV Infection – A Preliminary Report«, *International Journal of Psychiatry in Medicine* 22, Nr. 2 (1992): S. 155–172.

Jackson, J.K., »The Problem of Alcoholic Tuberculous Patients«, in P.J. Sparer: *Personality Stress and Tuberculosis* (New York: International Universities Press, 1956).

Laudenslager, M.L., et al., »Coping and Immunosuppression: Inescapable but not Escapable Shock Suppresses Lymphocyte Proliferation«, *Science* 221, Nr. 4610 (August 1983): S. 568–570.

Sarason, I.G., et al., »Life Events, Social Support, and Illness,« *Psychosomatic Medicine* 47, Nr. 2 (März–April 1985): S. 156–163.

Schmale, A.H., »Giving up as a Final Common Pathway to Changes in Health«, *Advances in Psychosomatic Medicine* 8 (1972): S. 20–40.

Spilken, A.Z., und M.A. Jacobs, »Predicition of Illness Behavior from Measures of Live Crisis, Manifest Distress and Maladaptive Coping«, *Psychosomatic Medicine* 33, Nr. 3 (1. Mai 1971): S. 251–264.

Temoshok, L., et al., »The Relationship of Psychosocial Factors to Prognostic Indicators in Curaneous Malignant Melanoma«, *Journal of Psychosomatic Research* 29, Nr. 2 (1985): S. 139–153.

Thomas, C.B., und K.R. Duszynski, »Closeness to Parents and Family Constellations in a Prospective Study of Five Disease States«, *The Johns Hopkins Medical Journal* 134 (1974): S. 251–270.

Weiss, J.M, et al., »Effects of Chronic Exposure to Stressors on Avoidance-Escape Behavior and on Brain Norepinephrine«, *Psychosomatic Medicine* 37, Nr. 6 (November–Dezember 1975): S. 522–534.

Zweites emotionales Zentrum

Hafez, E., »Sperm Transport«, in S.J. Behrman und R.W. Kistner (Herausgeber): *Progress in Infertility,* 2. Ausgabe (Boston: Little, Brown, 1975).

Havelock, E., *Studies in the Psychology of Sex* (Philadelphia: Davis, 1928).

Jeker, L., et al., »Wish for a Child and Infertility: Study on 116 Couples«, *International Journal of Fertility* 33, Nr. 6 (November–Dezember 1988): S. 411–420.

Knight, R.P., »Some Problems in Selecting and Rearing Adopted Children«, *Bulletin of the Menninger Clinic* 5 (Mai 1941): S. 65–74.

Levy, D.M., »Maternal Overprotection«, *Psychiatry* 2 (1939): S. 99–128.

Mason, J.M., »Psychological Stress and Endocrine Function«, in E.J. Sachar (Herausgeber): *Topics in Psychoendocrinology* (New York: Grune & Stratton, 1975) : S. 1–18.

Rapkin, A.J., »Adhesions and Pelvic Pain: A Retrospective Study«, *Obstetrics and Gynecology* 68, Nr. 1 (Juli 1986): S. 13–15.

Reiter, R.C., »Occult Somatic Pathology in Women with Chronic Pelvic Pain«, *Clinical Obstetrics and Gynecology* 33, Nr. 1 (März 1990): S. 154–160.

Reiter, R.C., und J.C. Gambore, »Demographic and Historic Variables in Women with Idiopathic Chronic Pelvic Pain«, *Obstetrics and Gynecology* 75, Nr. 3 (März 1990): S. 428–432.

Slade, P., »Sexual Attitudes and Social Role Orientations in Infertile Women«, *Journal of Psychosomatic Research* 25, Nr. 3 (1981): S. 183–186.

Van de Velde, T.H., *Fertility and Sterility in Marriage* (New York: Covici Friede, 1931).

Van Keep, P.A., und H. Schmidt-Elmendorff, »Partnerschaft in der Sterilen Ehe«, *Medizinische Monatsschrift* 28, Nr. 12 (1974): S. 523–527.

Weil, R.J., und C. Tupper, »Personality, Life Situations, and Communication: A Study of Habitual Abortion«, *Psychosomatic Medicine* 22, Nr. 6 (November 1960): S. 448–455.

Drittes emotionales Zentrum

Alvarez, W.C., *Nervousness, Indigestion, and Pain* (New York: Hoeber, 1943).

Bradley, A.J., et al., »Stress and Mortality in a Small Marsupial (*Antechinus stuartii*, Macleay)«, *General and Comparative Endocrinology* 40, Nr. 2 (Februar 1980): S. 188–200.

Draper, G., und G.A. Touraine, »The Man–Environment Unit and Peptic Ulcers«, *Archives of Internal Medicine* 49, Nr. 4 (April 1932): S. 616–662.

Dunbar, F., *Emotions and Bodily Changes,* 3. Ausgabe (New York: Columbia University Press, 1947).

Henke, P.G., »The Amygdala and Restraint Ulcers in Rats«, *Journal of Comparative Physiology and Psychology* 94, Nr. 2 (April 1980): S. 313–323.

Mahl, G.F., »Anxiety, HCI Secretion, and Peptic Ulcer Etiology«, *Psychosomatic Medicine* 12, Nr. 3 (Mai–Juni 1950): S. 158–169.

Sen, R.N., und B.K. Anand, »Effect of Electrical Stimulation of the Hypothalamus on Gastric Secretory Activity and Ulceration«, *Indian Journal of Medical Research* 45, Nr. 4 (Oktober 1957): S. 507–513.

Shealy, C.N., und T.I. Peele, »Studies on Amygdaloid Nucleus of Cat«, *Journal of Neurophysiology* 20 (März 1957): S. 125–139.

Weiner, H., et al., »I. Relation of Specific Psychological Characteristics to Rate of Gastric Secretion (Serum Pepsinogen)«, *Psychosomatic Medicine* 19, Nr. 1 (Januar 1957): S. 1–10.

Zawolski, E.J., »Gastric Secretory Response of the Unrestrained Cat Following Electrical Stimulation of the Hypothalamus, Amygdala, and Basal Ganglia«, *Experimental Neurology* 17, Nr. 2 (Februar 1967): S. 128–139.

Viertes emotionales Zentrum

Alexander, F., *Psychosomatic Medicine* (London: George Allen & Unwin, Ltd., 1952).

Bacon, C.L., et al., »A Psychosomatic Survey of Cancer of the Breast«, *Psychosomatic Medicine* 14. Nr. 6 (November 1952): S. 453–460.

Dembroski, T.M., et al., *Proceedings of the Forum on Coronary-Prone Behavior* (Washington, D.C.: U.S. Government Printing Office, 1978).

Derogatis, L.R., et al., »Psychological Coping Mechanisms and Survival Time in Metastatic Breast Cancer«, *Jurnal of the American Medical Association* 242, Nr. 14 (Oktober 1979): S. 1504–1508.

Friedman, M., und R.H. Rosenman, »Association of Specific Overt Behavior Pattern with Blood and Cardiovascular Findings«, *Journal of the American Medical Association* 169, Nr. 12 (März 1959): S. 1286–1296.

Helmers, K.F, et al., »Hostility and Myocardial Ischemia in Coronary Artery Disease Patients«, *Psychosomatic Medicine* 55, Nr. 1 (Januar 1993): S. 29–36.

Henry, J.P., et al., »Force Breeding, Social Disorder and Mammary Tumor Formation in CBA/USC Mouse Colonies: A Pilot Study«, *Psychosomatic Medicine* 37, Nr. 3 (Mai 1975): S. 277–283.

Jansen, M.A., und L.R. Muenz, »A Retrospective Study of Personality Variables Associated with Fibrocystic Disease and Breast Cancer«, *Journal of Psychosomatic Research* 28, Nr. 1 (1984): S. 35–42.

Kalis, B.L., et al., »Personality and Life History Factors in Persons Who Are Potentially Hypertensive«, *The Journal of Nervous and Mental Disease* 132 (Juni 1961): S. 457–468.

Kawachi, I., et al., »A Prospective Study of Anger and Coronary Heart Disease«, *Circulation* 94 (1996), S. 2090–2095.

Krantz, D.S., und D.C. Glass, »Personality, Behavior Patterns, and Physical Illness«, in W.D. Gentry (Herausgeber): *Handbook of Behavioral Medicine* (New York: Guilford, 1984).

Lawler, K.A., et al., »Gender and Cardiovascular Responses: What Is the Role of Hostility?« *Journal of Psychosomatic Research* 37, Nr. 6 (September 1993): S. 603–613.

Levy, S.M., et al., »Survival Hazards Analysis in First Recurrent Breast Cancer Patients; Seven-Year Follow-up«, *Psychosomatic Medicine* 50, Nr. 5 (September–Oktober 1988): S. 520–528.

Lorenz, K., *On Aggression* (London: Methuen & Co., 1966).

Manuck, S.B., et al., »An Animal Model of Coronary-Prone Behavior«, in M.A. Chesney und R.H. Rosenman (Herausgeber): *Anger and Hostiliy in Cardiovascular and Behavioral Disorders* (Washington, D.C.: Hemisphere Publishing Corp., 1985).

Marchant, J., »The Effects of Different Social Conditions on Breast Cancer Induction in Three Genetic Types of Mice by Dibenz(a,h)anthracene and a Comparison with Breast Carcinogenesis by 3–methycholanthrene«, *British Journal of Cancer* 21, Nr. 3 (September 1967): S. 576–585.

Muhlbock, O., »The Hormonal Genesis of Mammary Cancer«, *Advances in Cancer Research* 4 (1956): S. 371–392.

Parkes, C.M., et al., »Broken Heart: A Statistical Study of Increased Mortality among Widowers«, *British Medical Journal* 1, Nr. 5646 (März 1969): S. 740–743.

Rees, W.D., und S.G. Lutkins, »Mortality of Bereavement«, *British Medical Journal* 4 (Oktober 1967): S. 13–16.

Reznikoff, M., »Psychological Factors in Breast Cancer: A Preliminary Study of Some Pesonality Trends in Patients with Cancer of the Breast«, *Psychosomatic Medicine* 17, Nr. 2 (März–April 1955): S. 96–108.

Seiler, C., et al., »Cardiac Arrhythmias in Infant Pigtail Monkeys Following Maternal Separation«, *Psychophysiology* 16, Nr. 2 (März 1979): S. 130–135.

Shaywitz, B.A., et al., »Sex Differences in the Functional Organization of the Brain for Language«, *Nature* 373, Nr. 6 (16. Februar 1995): S. 607–609.

Shekelle, R.B., et al., »Hostility, Risk of Coronary Heart Disease, and Mortality«, *Psychosomatic Medicine* 45, Nr. 2 /(1983): S. 109–114.

Smith, W.K., »The Functional Significance of the Rostral Cingular Cortex as Revealed by its Responses to Electrical Excitation«, *Journal of Neurophysiology* 8, Nr. 4 (Juli 1945): S. 241–255.

Tiger, L, und R. Fox, *The Imperial Animal* (New York: Holt, Rinehart & Winston, 1971).

Van Egeron, L.F., »Social Interactions, Communications, and the Coronary-Prone Behavior Pattern: A Psychophysiological Study«, *Psychosomatic Medicine* 41, Nr. 1 (Februar 1979): S. 2–18.

Fünftes emotionales Zentrum

Adams, F., *Genuine Works of Hippocrates* (London: Sydenham Society, 1849).

Brown, W.T., und E.F. Gildea, »Hyperthyroidism and Personality«, *American Journal of Psychiatry* 94, Nr. 1 (Juli 1937): S. 59–76.

Morillo, E, und L.I, Gardner, »Activation of Latent Graves' Disease in Children: Review of Possible Psychosomatic Mechanisms«, *Clinical Pediatrics* 19, Nr. 3 (März 1980): S. 160–163.

—, »Bereavement as an Antecedent Factor in Thyrotoxicosis of Childhood: Four Case Studies with Survey of Possible Metabolic Pathways«. *Psychosomatic Medicine* 41. Nr. 7 (1979): S. 545–555.

Voth, H.M., et al., »Thyroid ›Hot Spots‹: Their Relationship to Life Stress«, *Psychosomatic Medicine* 32, Nr. 6 (November 1970): S. 561–568.

Wallerstein, R.S., et al., »Thyroid ›Hot Spots‹: A Psychological Study«, *Psychosomatic Medicine* 7, Nr. 6 (November 1865): S. 508–523.

Sechstes emotionales Zentrum

Booth, G., »Psychodynamics in Parkinsonism«, *Psychosomatic Medicine* 10, Nr. 1 (Januar 1948): S. 1–14.

Camp, DC.D., »Paralysis Agitans and Multiple Sclerosis and Their Treatment«, in W.A. White and S.E. Jelliffe (Herausgeber): *Modern Treatment of Nervous and Mental Diseases,* Vol. II (Philadelphia· Lea & Febiger, 1913): S. 651–671.

Cloninger, C.R., »Brain Networks Underlying Pesonality Development«, in B.J. Carroll und J.E. Barrett (Herausgeber): *Psychopathology and the Brain* (New York: Raven Press, 1991): S. 183–208.

Coker, N.J., et al., »Psychological Profile of Patients with Ménière's Disease«, *Archives of Otolaryngology–Head & Neck Surgery* 115, Nr. 11 (November 1989): S. 1355–1357.

Crary, W.G., und M. Wexler, »Ménière's Disease: A Psychosomatic Disorder?« *Psychological Reports* 41, Nr. 2 (Oktober 1977): S. 603–645.

Eatough, V.M., et al., »Premorbid Personality and Idiopathic Parkinsons's Disease«, *Advances in Neurology* 53 (1990): S. 335–337.

Erlandsson, S.I., et al., »Psychological and Audiological Correlates of Perceived Tinnitus Severity«, *Audiology* 31, Nr. 3 (1992): S. 168–179.

—, »Ménière's Disease: Trauma, Disease, and Adaptation Studied through Focus Interview Analyses«, *Scandinavian Audiology*, Ergänzung 43 (1996): S. 45–56.

Groen, J.J., »Psychosomatic Aspects of Ménière's Disease«, *Acta Otolaryngologica* 95, Nr. 5–6 (Mai–Juni 1983): S. 407–416.

Hinchcliffe, R., »Emotion as a Precipitating Factor in Ménière's Disease«, *The Journal of Laryngology & Otology* 81, Nr. 5 (Mai 1967): S. 471–475.

Jelliffe, S.E., »The Parkinsonian Body Posture: Some Considerations on Unconscious Hostility«, *Psychoanalytic Review* 27 (1940): S. 467–479.

Martin, M.J., »Functional Disorders in Othorhinolaryngology«, *Archives of Otolaryngology–Head & Neck Surgery* 91, Nr. 5 (Mai 1970): S. 457–459.

Menza, M.A., et al., »Dopamine–Related Personality Traits in Parkinson's Disease«, *Neurology* 43, Nr. 3, Teil 1 (März 1993): S. 505–508.

Minnigerode, B., und M. Harbrecht, »Othorhinolaryngologic Manifestations of Masked Mono- or Oligosymptomatic Depressions«, *HNO* 36, Nr. 9 (September 1988): S. 383–385.

Mitscherlich, M. »The Psychic State of Patients Suffering from Parkinsonism«, *Advances in Psychosomatic Medicine* 1 (1960): S. 317–324.

Poewe, W., et al., »Premorbid Personality of Parkinson Patients«, *Journal of Neural Transmission, Ergänzung* 19 (1983): S. 215–224.

—, »The Premorbid Personality of Patients with Parkinson's Disease: A Comparative Study with Healthy Controls and Patients with Essential Tremor«, *Advances in Neurology* 53 (1990): S. 339–342.

Robins, A.H., »Depression in Patients with Parkinsonism«, *British Journal of Psychiatry*, 128 (Februar 1976): S. 141–145.

Sands, I., »The Type of Personality Susceptible to Parkinsons's Disease«, *Journal of the Mount Sinai Hospital*, 9 (1942): S. 792–794.

Siirala, U., und K. Gelhar, »Further Studies on the Relationship between Ménière, Psychosomatic Constitution, and Stress«, *Acta Oto-laryngologica* 70, Nr. 2 (August 1970): S. 142–147.

Stephens, S.D., »Personality Tests in Ménière's Disorder«, *The Journal of Laryngology and Otology* 89, Nr. 5 (Mai 1975): S. 470–490.

Siebtes emotionales Zentrum

Adams, D.K., et al., »Early Clinical Manifestations of Disseminated Sclerosis«, *British Medical Journal* 2, Nr. 4676 (19. August 1950): S. 431–436.

Allbut, T.C., und H.D. Rolleston (Herausgeber): *A System of Medicine* (London: Macmillan and Co., 1911).

Charcot, J.M., *Lectures on the Diseases of the Nervous System*, George Sigerson (Übers.), (London: The New Sydenham Society, 1881).

Firth, D., »The Case of Augustus d'Este (1794–1848): The First Account of Disseminated Sclerosis«, *Proceedings of the Royal Society of Medicine* 34, Nr. 7 (Mai 1941): S. 381–384.

McAlpine, D., und N.D. Compston, »Some Aspects of the Natural History of Disseminated Sclerosis«, *The Quarterly Journal of Medicine* 21, Nr. 82 (April 1952): S. 135–167.

Moxon, W., »Eight Cases of Insular Sclerosis of the Brain and Spinal Cord«, *Guy's Hospital Reports* 20 (1875): S. 437–478.

—, »Case of Insular Sclerosis of Brain and Spinal Cord«, *The Lancet* 1, Nr. 2581 (Februar 1873): S. 236.

Danksagungen

Um ein Buch dem Leser anvertrauen zu können, sind viele Menschen nötig, die es »zusammenstellen«. Und es gibt viele Personen und Unternehmen, die entscheidend bei diesem Prozess mitgewirkt und es mir ermöglicht haben, das in diesem Buch enthaltene Material überall in den USA zu lehren. Manche dieser Personen und Unternehmen mögen naheliegend sein, und manche werden vielleicht eine Überraschung für Sie sein, doch alle sind enorm hilfreich gewesen.

Ich habe – natürlich gemeinsam mit der wundervollen Louise Hay, die größte Legende im Bereich Körper-Geist-Medizin – viel Zeit und Arbeit in dieses Buch investiert. Die Stunden, die ich via Skype mit Louise bezüglich der Patientenstudien verbracht habe, gehören zu den wichtigsten Momenten meines Lebens. Ich habe 35 Jahre damit verbracht, mir Wissen in Klassenzimmern, Krankenhäusern, Büchereien und Labors anzueignen, um nach und nach die Verbindung zwischen Emotion, Intuition, Gehirn, Körper und Gesundheit herauszufinden. Louise saß in einem Raum, hörte sich die Geschichten ihrer Klienten an und kam zu demselben Ergebnis. Was sagt man dazu!?! Ich fühle mich geehrt, mit dieser wunderbaren, großartigen Frau zusammenzuarbeiten.

Den Personen, bei denen ich mir Rat hole, wann immer ich ihn brauche – Hay House Geschäftsführer Reid Tracy und COO Margarete Nielsen: Danke, dass Sie diesem Kitz eine Chance gegeben haben. Und ich würde nie, nie, nie meine wundervollen Lektoren vergessen, die mir im Hinblick auf meine mangelhaft ausgebildete linke Gehirnhälfte zur Seite stehen. Patty Gift (gift = Geschenk) ist – wie ihr Name schon sagt – tatsächlich ein Geschenk und auf dem besten Weg, eine Legende im Buch-/Verlagswesen zu werden. Wir kennen uns seit Urzeiten. Und Laura Gray, ich habe Ihren Namen als Empfehlung zur Heiligsprechung an den Vatikan weitergeleitet für alles, was Sie für dieses Buch getan haben, vor allem bezüglich der Fußnoten. Sie sind brillant, geduldig und immer ein Pol der Ruhe. Und zuweilen halten Sie diesen ausgeglichenen Zustand auch dann bei, wenn Sie den Anforderungen und dem Druck der Umwelt schutzlos ausgeliefert sind. Wie kriegen Sie das hin, ohne Valium? Die Leute wollen es wissen.

Und Danke an Rockstar Donna Abate, all den Personen im Bereich Öffentlichkeitsarbeit und Produktion, plus Nancy Levin und dem ganzen Kofferenzteam – Sie sind es, die Hay House zu einer Legende in der Verlagswelt machen, getreu den Worten der *New York Times*.

Ich danke meiner Familie aus dem Süden, Miss Naomi, Mr. Larry und alle anderen in und um Peaceful Valley. Ihr habt für mich gebetet, mein Leben lang, und dann zurück ins Leben, als ich krank war. Wir haben zusammen gelacht, geweint und eine Menge gelernt. Bei Überschwemmungen, nationalen und Naturkatastrophen und in all den guten Zeiten seid ihr immer da mit diesem herrlichen südlichen Slang und sagt mir: »Honey, wir lieeeben dich!« Ich lieeebe euch auch, und danke für alles. Und wo wir gerade vom Süden reden: Mein Dank geht überdies an Helen Snow für jene wundervollen pseudo-obszönen »Cheep Cheerios« Hühner-Grafiken. Sie bringen mich jeden Tag zum Lachen.

Danke Caroline Myss – mein siamesischer Zwilling, bei der Geburt getrennt und zur Adoption freigegeben. Neben anderen biologischen »Voraussetzungen« kann sie außerdem wunderbar mit Montblancstiften und der Kunst der Animation umgehen – du gibst mir immer das Gefühl, total geliebt zu werden. Wie wäre es mit einer Runde Portugiesen-Poker? Deine Mom, Delores, die Falschspielerin, kann mischen.

Was würde ich ohne meine Sepharden-Schwester Laura Day tun? Wochenenden in der »City« mit total verrückten Abenteuern. Ich liebe dich über alles. Danke meiner portugiesischen Kusine Barbara Carellas, einem echten Genie auf ihrem Feld. Du bist immer für mich da, wenn ich dich brauche. Und danke meiner australischen Tante Georgia, die während meiner kürzlich stattgefundenen Operation für einen Skandal im Krankenhaus gesorgt hat, indem sie mir Schokolade in Form von Genitalien mitgebracht hat. Die Schlange der Leute, die sie probieren wollten, war schier endlos. Was für ein herrliches Original, meine

Tante Georgia, mit einem großen Herzen und dazu passendem Verstand.

Avis Smith ist eine jener seltenen Hebräisch-Lehrer und Torah-Gelehrten, die mir geholfen hat, meiner Vision treu zu bleiben. Ich bin stolz, sie meine »Chavrusa« nennen zu dürfen. Und ich danke Artscroll, dass ihr keine einstweilige Verfügung gegen mich erlassen habt wegen der vielen Bücher, die ich bestellt habe.

Danke meinen ehemaligen Mentoren. Jeder Augenblick, den ich mit diesen Menschen verbringen durfte, hat entscheidend zu diesem Buch beigetragen: Dr. Margaret Naeser, Deepak Pandya, M.D., Edith Kaplan, Ph.D., Norman Geschwind, M.D., Chris Northrup. M.D. und John Borysenko, Ph.D.

Ich wäre nicht in der Lage, meine Arbeit zu tun, ohne meine Boxenmannschaft. Tune-up des Elektrosystems: Neurologe Dr. David Perlmutter. Reparatur des Fahrgestells: Dr. Kumar Kakarla. Scheinwerfer-Instandhaltung: Brustchirurgin Dr. Rosemary Duda. Meridian-Management, um den Motor am Laufen zu halten: Dr. Fern Tsao, Dr. Dean Deng und Colleen Tetzloff, R.N., N.P.

Danke den Ärzten Drs. Janie und Gerald LeMole, dass sie in Pheonix, Arizona, waren als ich – wie es so schön heißt – beinahe den Löffel abgegeben habe. Sie haben mein Leben gerettet und mir geholfen, wieder gehen zu können. Ich danke Ihnen.

Ein Kunstwerk zu entwickeln ist leicht – es zu finanzieren nicht. Danke meinem Finanzteam: George Howard, Paul Chabot und Peter der Buchhalter. Und dann sind da noch die Web-Experten, die die Dinge durch den Äther schwirren lassen. Danke Mr Jeffrey und Wanda Bowring. Ich weiß nicht, wie Sie tun, was Sie tun, doch tun Sie es bitte weiter. Das Gleiche gilt für meine Sekretärin, Karen Kinne. Wie könnte ich ohne Sie leben? Sie können die Stimme in meinem Kopf in den Computer tippen. Und Marshall Bellovin, danke für Ihren fachkundigen, ausgewogenen juristischen Rat. Sie sind mein Perry Mason.

Wenn es die überaus fähigen Leute bei Hay House Radio nicht gäbe, hätte ich keine Radio-Show. Danke der zauberhaften Diane Ray und all den Männern und Frauen, die die Anrufe entgegennehmen. Ihr behaltet stets einen kühlen Kopf, selbst wenn diese komischen elektrischen Unfälle passieren, die sich vor allem dann zu ereignen scheinen, wenn ich in der Nähe bin. Vielen Dank.

Ich fühle mich gesegnet, mich der Loyalität so vieler Menschen erfreuen zu können. Mein Dank geht an Omega und Susie »Debbie« Arnett, die einfach erstaunlich ist, genau wie Martha bei Kripalu. Dank auch an Marlene und meine TV-Crew bei Kundali Productions.

Und jetzt möchte ich den Menschen im Orchestergraben danken – den Menschen, die dafür sorgen, dass mein tägliches Leben problemlos verläuft, damit ich an Dingen arbeiten kann wie an diesem Buch. Die größeren Instrumente draußen werden von dem wundervollen Mike Brewer gespielt. Er kümmert sich das ganze Jahr zuverlässig um den Rasen, den Garten und meine Außenwerbung und sorgt jedes Jahr zu Weihnachten dafür, dass meine Rentierbeleuchtung festlich funkelt. Holly Doughty ist auf die kleineren Instrumente im Inneren des Hauses spezialisiert. Mein Haus ist noch nie so sauber gewesen. Ich brauche nicht länger einen Inhalator für Asthma; auch Ihnen meinen ewigen Dank. Ich danke Custom Coach, der mich zu jeder noch so verbotenen Stunde abholen und oft viel mehr tut, als er tun müsste.

Danke meinem »Auftritts«-Team: Joseph Saucier bei Boston's Escada, der dafür sorgt, das ich immer gut gekleidet bin und nicht billig aussehe. Darry, der im Acari Salon meine Haare frisiert: Sie haben Verständnis für meine Haar-Neurose. Danke. Und ich möchte nicht versäumen, den Herstellern von *Spanx* meinen Dank auszusprechen. Wunderbar, wie Sie Frauen das Gefühl geben, einen normalen Bauchumfang zu haben und nicht schwanger auszusehen, wenn sie es gar nicht sind. Das musste einfach mal gesagt werden. Und wo wir gerade dabei sind: Danke Cecilia Romanucci im Montblanc-Shop auf Chicagos O'Hare Airport, die dafür sorgt, dass mir diese Füller nie ausgehen.

Und weiter geht's … das Harraseeket Inn half mir am Leben zu bleiben mit biologisch-dynamischen Köstlichkeiten, Mumm, Ambience und der richtigen Gesinnung. Danke den Besitzern Rodney »Chip« Gray und Nancy Gray, Barkeeper Ronda Real, Chefköchin Mary Ann McAllister, Managerin Marsha und dem Service-Team. Wenn irgendjemand von Ihnen, werte Leser, das